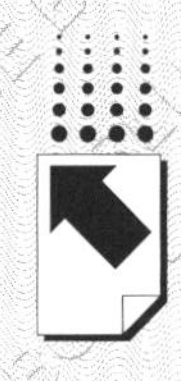

权威·前沿·原创

皮书系列为

“十二五”“十三五”国家重点图书出版规划项目

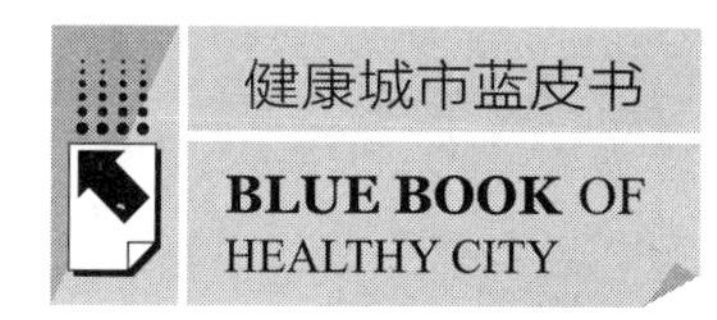


编委会主任／王彦峰　杜英姿　杨利明

# 中国健康城市建设研究报告（2018）

ANNUAL REPORT ON HEALTHY CITY CONSTRUCTION IN CHINA (2018)

主　编／王鸿春　盛继洪

社会科学文献出版社
SOCIAL SCIENCES ACADEMIC PRESS (CHINA)

图书在版编目(CIP)数据

中国健康城市建设研究报告. 2018 / 王鸿春，盛继洪主编. -- 北京：社会科学文献出版社，2018. 11
（健康城市蓝皮书）
ISBN 978 - 7 - 5201 - 3936 - 6

Ⅰ. ①中…　Ⅱ. ①王…　②盛…　Ⅲ. ①城市卫生 - 研究报告 - 中国 - 2018　Ⅳ. ①R126

中国版本图书馆 CIP 数据核字（2018）第 254053 号

健康城市蓝皮书
中国健康城市建设研究报告（2018）

主　　编 / 王鸿春　盛继洪

出 版 人 / 谢寿光
项目统筹 / 曹义恒
责任编辑 / 曹义恒

出　　版 / 社会科学文献出版社 · 社会政法分社（010）59367156
地址：北京市北三环中路甲 29 号院华龙大厦　邮编：100029
网址：www. ssap. com. cn
发　　行 / 市场营销中心（010）59367081　59367083
印　　装 / 三河市龙林印务有限公司

规　　格 / 开 本：787mm × 1092mm　1/16
印 张：22. 25　字 数：333 千字
版　　次 / 2018 年 11 月第 1 版　2018 年 11 月第 1 次印刷
书　　号 / ISBN 978 - 7 - 5201 - 3936 - 6
定　　价 / 98. 00 元

皮书序列号 / PSN B - 2016 - 564 - 2/2

# 《中国健康城市建设研究报告（2018）》编辑委员会

# 组织编写单位

中国城市报·中国健康城市研究院
中国医药卫生事业发展基金会
首都社会经济发展研究所
北京健康城市建设促进会
北京健康城市建设研究中心

# 主要编撰者简介

**王彦峰**　中国医药卫生事业发展基金会原理事长，中国城市报·中国健康城市研究院名誉院长，北京师范大学北京文化发展研究院兼职教授，曾长期在中央理论宣传等部门工作。编著有《世界动荡之源》《民族复兴之路》《中国国情辞书》《中国健康城市建设研究》《中国健康城市建设实践之路》《健康是生产力》《北京健康城市建设研究》《健康城市蓝皮书：北京健康城市建设研究报告（2015）》《健康城市蓝皮书：北京健康城市建设研究报告（2016）》《健康城市蓝皮书：中国健康城市建设研究报告（2016）》《健康城市蓝皮书：北京健康城市建设研究报告（2017）》《健康城市蓝皮书：中国健康城市建设研究报告（2017）》等。曾在发起和推动的“健康奥运、健康北京”全民健康活动中做出突出贡献，并在2008年底被北京市人民政府及北京奥组委授予“特殊功勋奖”；在2009年8月北京市启动的“健康北京人——全民健康促进十年行动规划”活动中，被聘为总顾问；2011年12月19日，荣获联合国友好协会、国际孤儿组织颁发的“人类健康贡献奖”及“年度慈善家奖”；2016年12月荣获第九届健康中国“年度十大人物”称号。自2005年中国医药卫生事业发展基金会成立以来，其提出的“健康是生产力”这一科学理念相继在国家重要期刊、报纸、网站上发表，引起了广泛的社会反响。

**杜英姿**　人民日报·中国城市报社总编辑，研究方向为城市管理、企业管理和产业经济，长期致力于国内外城市与经济发展新闻报道和决策应用研究。主持编写《聚焦中国省委书记》《聚焦中国省（部）长》《觉醒的中国》《人品与官品》《岁月河山》等著作十余部，发表专业文章1000余篇。

所撰写或组织撰写的长篇纪实通讯《温家宝总理民勤纪行》《民勤之殇》《铁腕治污洞庭湖》得到中央领导的关注，引起了很大的社会反响。

**杨利明** 现任中国医药卫生事业发展基金会会长。先后担任健康大数据产业技术创新战略联盟执行理事长，《中华医学百科全书》工作委员会名誉主任，“国际健康与环境组织”副秘书长，“国际健康论坛”暨《中华医学百科全书》2013总编年会组委会副主席、执行秘书长。曾担任《健康城市蓝皮书：中国健康城市建设研究报告（2016）》《健康城市蓝皮书：中国健康城市建设研究报告（2017）》编委会副主任。有丰富的国际项目工作经验，并热心于社会公益慈善事业，积极投身于各种社会活动，大胆创新，政绩显著。

**王鸿春** 首都社会经济发展研究所原所长，现任中国城市报·中国健康城市研究院院长、北京健康城市建设促进会理事长、北京健康城市建设研究中心主任、首席专家，研究员、高级经济师，北京师范大学北京文化发展研究院兼职教授。近年来主持完成决策应用研究课题40余项，其中世界卫生组织委托课题、省部级项目共9项，主编或合作主编决策研究书籍21部。主持决策研究课题获国家及北京市领导批示20余项，“转变医疗模式政策研究”等课题获北京市第九届优秀调查研究成果一等奖等市级奖项共11项。著有《凝聚智慧——王鸿春主持决策研究成果文集》《有效决策》，并先后主编《人文奥运研究》《北京健康城市建设研究》《2012北京健康城市建设研究报告》《2013北京健康城市建设研究报告》《健康城市蓝皮书：北京健康城市建设研究报告（2015）》《健康城市蓝皮书：北京健康城市建设研究报告（2016）》《健康城市蓝皮书：中国健康城市建设研究报告（2016）》《健康城市蓝皮书：北京健康城市建设研究报告（2017）》《健康城市蓝皮书：中国健康城市建设研究报告（2017）》等，其中《健康城市蓝皮书：北京健康城市建设研究报告（2017）》获得中国社会科学院第五届皮书学术委员会颁发的第九届“优秀皮书奖”一等奖。

**盛继洪**　首都社会经济发展研究所所长、北京市决策学学会常务副理事长，中国城市报·中国健康城市研究院特约研究员，高级政工师，曾担任《2013北京健康城市建设研究报告》《首都安全战略研究》副主编，《首都全面深化改革政策研究》《建设国际一流的和谐宜居之都研究》《健康城市蓝皮书：中国健康城市建设研究报告（2016）》《健康城市蓝皮书：中国健康城市建设研究报告（2017）》《健康城市蓝皮书：北京健康城市建设研究报告（2017）》主编，其中《健康城市蓝皮书：北京健康城市建设研究报告（2017）》获得中国社会科学院第五届皮书学术委员会颁发的第九届"优秀皮书奖"一等奖。长期在北京市委从事决策应用研究工作，为市委、市政府领导科学决策服务。近年来主持课题24项，其中省部级课题9项，获北京市调查研究成果奖二等奖3次、三等奖1次，曾参与组织起草北京市第十一次党代会报告。

# 序

党的十九大报告指出："实施健康中国战略。""完善国民健康政策，为人民群众提供全方位全周期健康服务。"早在 2016 年 8 月，习近平总书记就在全国卫生与健康大会上发表重要讲话，提出新时期卫生与健康工作方针，强调"将健康融入所有政策"，发出了建设"健康中国"的伟大号召。同年 10 月，国务院发布了《"健康中国 2030"规划纲要》，正式提出把健康城市和健康村镇建设作为推进健康中国建设的重要抓手，把健康融入城乡规划、建设、治理的全过程，促进城市与人民健康协调发展。"健康中国""健康城市"已上升为国家战略，不仅成为中国家喻户晓的口号，更成为各级政府工作议程的重要组成部分。

健康城市是人类文明发展到现阶段的必然产物，是城市化高速发展的自然衍生品，其核心是以人为本，通过城市整体的规划、建设到管理的有机运转，全面整合、调配各项资源，实现健康环境、健康社会、健康服务、健康人群、健康文化等一系列健康指标，最终实现人的健康。历史和实践都证明，只有健康的人才能创造更大的财富，才是世界发展进步的根本力量，而在城市化高度发达的今天，没有健康的城市，健康的人也就无从谈起。所以，开展健康城市建设逐渐成为全世界普遍认同的城市发展理念，是一项回报率极高的战略投资。

健康城市的概念形成于 20 世纪 80 年代，是世界卫生组织为面对 21 世纪城市化给人类健康带来的挑战而倡导的行动战略。在加拿大多伦多市首先响应实施"健康城市项目"后，进而传入美国、欧洲，后来在日本、新加坡、新西兰和澳大利亚等国家掀起了热潮，逐渐形成全球各城市的国际性运动。健康城市的源头其实是一项被动开启的运动，是人类面对"城市病"

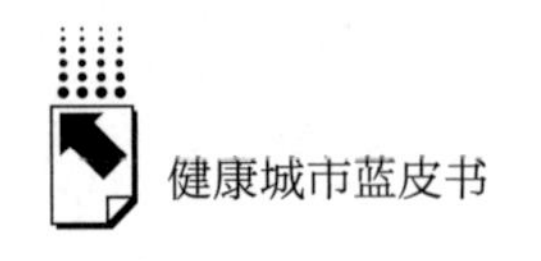


危机而采取的应对措施。

2016 年 11 月，国家卫生计生委疾病预防控制局（全国爱卫办）发布《全国爱卫办关于开展健康城市试点工作的通知》（下称《通知》）。根据《通知》，经各省（区、市）推荐，全国爱卫办确定了北京市西城区等 38 个国家卫生城市（区）作为全国健康城市建设首批试点城市。各试点城市开始探索可推广的健康城市建设模式、开展理论创新、实践探索和承担全国健康城市试点工作。《通知》要求，全国试点城市要将健康城市建设作为政府优先发展战略，制定健康城市发展规划，将健康融入城市规划、建设、管理全过程，持续改进自然环境、社会环境和健康服务。

为深入贯彻党的十九大精神，落实全国卫生与健康大会部署及《"健康中国 2030"规划纲要》，深入推进健康城市、健康乡村建设取得实效，按照国务院《关于进一步加强新时期爱国卫生工作的意见》中关于"建立适合我国国情的健康城市建设指标和评价体系"的要求，在多次征求成员单位及有关部门、各地爱卫办及各领域专家的意见和建议的基础上，2018 年 3 月，全国爱国卫生运动委员会发布《全国健康城市评价指标体系（2018 版）》。该指标体系紧扣中国健康城市建设的目标和任务，旨在引导各城市改进自然环境、社会环境和健康服务，全面普及健康生活方式，满足居民健康需求，实现城市建设与人的健康协调发展。该指标体系共包括 5 个一级指标，20 个二级指标，42 个三级指标，能比较客观地反映各地健康城市建设工作的总体进展情况。该指标体系同时给出了每个指标的定义、计算方法、口径范围、来源部门等信息，确保健康城市评价的数据收集工作能够按照统一标准开展。这标志着中国健康城市建设正式迈入了新的发展阶段。

健康城市评价指标体系是科学评价健康城市发展水平的基础，为健康城市发展提供导向，使其更好地契合健康中国建设的要求和人民群众的健康需要。运用健康城市指标体系进行评价，有利于及时总结健康城市建设工作的成效经验，发展薄弱环节，可以实现城市之间的比较，促进城市之间相互学习和借鉴。

健康城市建设自引入中国以来，凭借其与爱国卫生运动的天然契合，加上国家各项政策的全面支持，没有“水土不服”，取得了更加出色的成绩，从一项“运动”，逐步走上了标准化、科学化、常态化的发展道路。这充分体现了中华民族几千年来积淀的智慧和创造性，体现了新时代中国特色社会主义的新要求，也体现了我们对实现全民健康的不懈努力。

《健康城市蓝皮书：中国健康城市建设研究报告（2018 年）》的编撰，是对健康城市建设发展新阶段的新总结，通过对国内外健康城市建设最新政策和资讯的研究和解读，为中国健康城市的进一步发展建言献策，为全球健康城市贡献中国智慧和中国方案。《中国健康城市建设研究报告》已经连续出版了三年，可以说也进入了常态化阶段，我欣赏和感谢为此而努力工作的编撰团队，并谨在此对本书的出版表示热烈祝贺。

中华医学会名誉会长

2018 年 7 月 12 日

# 摘　要

本书由总报告、健康环境篇、健康社会篇、健康服务篇、健康文化篇、健康产业篇、健康人群篇、案例篇、国际借鉴篇九个部分组成。

总报告重点分析在实施健康中国战略的背景下，健康城市建设面临的新机遇与新挑战。总结多年开展健康城市建设研究的根本经验，强调优化健康城市建设研究的基本方略；提出要重点把握“七个注重”，抓好“七个环节”；加快研究成果转化，更好地服务于健康中国发展；凝聚智慧，为中国政府建言献策，助力健康城市建设全面展开。

健康环境篇介绍《大气污染防治行动计划》的实施情况，总结大气污染防治工作的成功经验；通过研究分析中国人群暴露参数，推导出能基本代表中国人群环境暴露特征的水质健康基准。

健康社会篇着力于精准健康扶贫的生动实践，提出改善农村健康水平的三大策略与实施路径；对中国食品安全进行分析研究，建议通过加大违法惩处力度、着力解决突出问题、鼓励民众参与等方式将食品安全隐患降到最低。

健康服务篇深入剖析健康服务供给体系发展不均衡的内在原因，提出推动健康服务需求供给均衡发展的对策与建议；围绕健康北京建设大局，通过创新模式推动由“治已病”向“治未病”的转变、以疾病为中心向以健康为中心的转变。

健康文化篇介绍中国健康文化的现实状况，为推动健康文化生态的构建提出五点针对性建议；以海南省为例，探讨健康文化的基本概念、主要特性和重要作用等。

健康产业篇对主动健康生态建设与健康产业发展进行探讨，为健康价值创造提供“中国方案”；分析中国节能环保产业发展的现状与存在的问题，为中国节能环保产业的发展提出政策建议。

健康人群篇介绍“将健康融入所有政策”的内涵和理论基础，提出进一步加强在健康城市实施“将健康融入所有政策”的政策建议；研究分析北京市全民健身与冬奥会之间的互动关系以及相互的影响，总结出冬奥会对北京市社区、企业、学校三类全民健身场地的互动策略。

案例篇选取海南省三亚市、四川省成都市蒲江县、浙江省杭州市、海南省琼海市博鳌镇、新疆维吾尔自治区克拉玛依市和四川洪雅林场玉屏山景区六个典型，对这些地方在健康城市建设方面的经验、存在的问题进行深入分析并提出针对性政策建议。

国际借鉴篇首先介绍日本健康产业的发展与相关政策；然后对世界长寿人口聚集区域进行研究，分析得出世界长寿人口聚集区域的地理环境特征、长寿人口的特点以及长寿的秘诀；最后探讨英国伦敦中心城区治理停车难的经验。

**关键词：** 健康中国　健康城市　健康环境　健康社会　健康服务

# 目　录

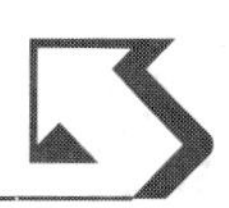

## Ⅳ 健康服务篇



## Ⅴ 健康文化篇



## Ⅵ 健康产业篇



## Ⅶ 健康人群篇

## Ⅷ 案例篇



## Ⅸ 国际借鉴篇



皮书数据库阅读**使用指南**

# 总 报 告

General Report

# B.1 推进中国健康城市建设研究的方略、路径与对策

王鸿春　郝中实　夏昊雪*

**摘　要：** 本报告重点分析在实施健康中国战略的背景下，健康城市建设面临的新挑战、新机遇。健康目标将是我们各级主管部门和健康事业工作者的努力方向、发力基点，加强健康城市建

* 王鸿春，中国城市报·中国健康城市研究院院长、北京健康城市建设促进会理事长、北京健康城市建设研究中心主任、首席专家、研究员、高级经济师，北京师范大学北京文化发展研究院兼职教授，主要研究方向为健康城市、决策应用研究，近年来主持的课题获国家和北京市领导批示20余项，主编的《健康城市蓝皮书：北京健康城市建设研究报告（2017）》获中国社会科学院第九届"优秀皮书奖"一等奖；郝中实，北京日报社机关党委原专职副书记，高级记者，中国健康城市研究院特约研究员，近年主要研究方向为健康城市建设，参加多项健康城市建设课题研究，参与编辑出版决策研究和健康城市建设图书十余部，其中6部担任副主编；夏昊雪，北京健康城市建设促进会宣传部副主任，助理工程师，主要研究方向为健康城市，参与多项健康城市相关课题研究，是2017年、2018年两年的《健康城市蓝皮书：中国健康城市建设研究报告》主编助理。

设研究恰逢其时。总结多年开展健康城市建设研究的根本经验，强调优化健康城市建设研究的基本方略，要把握“七个注重”；在新时代，健康城市、健康乡村建设将步入快车道，要重点抓好“七个环节”。其中，特别要重视并建设一批有专业化优势的健康城市新型智库，坚持以健康城市领域重大现实问题为主攻方向，加快研究成果转化，更好地服务于健康中国发展。

**关键词：** 健康城市　健康中国　智库

习近平总书记在党的十九大报告中明确指出：“实施健康中国战略……要完善国民健康政策，为人民群众提供全方位全周期健康服务。”[①] 这是新时代健康卫生工作的纲领，体现了对健康公平的关注和新的发展理念，符合国际发展潮流，符合人民群众对美好生活的新期盼。在健康城市研究中，我们应顺应新时代的新要求，抓住契机顺势而上，紧紧围绕政府关注、人民期盼、社会渴望的健康城市建设热点、难点问题，确定选题、深入调研，不断形成立意高、挖掘深、接地气、可实施的研究成果，既为各级政府部门决策提供参考，又为相关单位部门制订具体建设和整改方案提出建议。我们的目标是：以全球健康城市建设视野，为各级政府部门建言献策；以中国健康城市的建设经验，为全球推进健康城市发展贡献智慧。

## 一　加速健康城市研究恰逢其时

加快健康城市建设步伐，已经成为世界许多国家的共识。2015 年 9 月，

① 习近平：《决胜全面建成小康社会　夺取新时代中国特色社会主义伟大胜利——在中国共产党第十九次全国代表大会上的报告》，人民出版社，2017，第 48 页。

来自世界各国的领导人相聚联合国，共同探讨世界可持续发展问题，最后通过《改变我们的世界——2030 年可持续发展议程》，承诺要在 2030 年前实现 17 项全球可持续发展目标和 169 项具体目标。这项计划反映了全世界所有人对有尊严、和平且安全地生活在一个健康的地球上的憧憬。其中包括确保所有人过上“健康的生活”，让城市变得安全，降低国家内部及国家之间的贫富不均，促进经济增长和良治，普及高质量的教育，等等。中国建设健康城市的目标与联合国是协调一致的，中国方案、中国经验在世界上获得了广泛认同。联合国副秘书长兼环境规划署执行主任埃里克·索尔海姆表示：“中国推动生态文明建设与联合国的目标协调一致，中国在生态文明建设方面提出了许多宝贵理念，值得世界各国借鉴。”① 世界卫生组织总干事谭德赛也指出：“健康是通往和平的桥梁。健康有力量改变一个人的生活，同样有力量改变家庭、社区和国家。”② 用健康理念和健康行动推动城市健康发展恰逢其时，加大对健康城市的研究也恰逢其时。

同时，人类加速推进健康城市建设的愿望，也从来没有像今天这样迫切。2017 年，全球顶级医学杂志《柳叶刀》发表研究报告称，环境污染已经成为发展中国家的“夺命杀手”。报告显示，2015 年因空气、水和土壤污染而早逝者大约有 900 万人，全球每 6 个死亡的人中就有 1 人死于污染，且 92% 发生在发展中国家。科学家的研究成果显示，长期暴露在被严重污染的空气之中可能会损害人的呼吸系统和免疫系统，增大罹患心脏病、中风和肺癌的概率。的确，工业化、城市化和全球化等人类活动加剧了污染，环境污染和人们的不良情绪、不健康的生活方式等一道，对人的生存和健康构成了严重威胁。在这个问题上，没有人能独善其身。

2017 年 5 月，在第 70 届世界卫生大会上，谭德塞表示：“世界卫生组织在 1948 年成立之初承诺的‘全民健康’今天仍具有现实意义。健康是一

---

① 《中国能够成功解决生态环境问题》，《人民日报》2018 年 5 月 25 日。

② 《谭德塞博士闭幕讲话——第 71 届世界卫生大会》，世界卫生组织网站，http://www.who.int/dg/speeches/2018/Closing-71st-World-Health-Assembly/zh/，最后访问日期：2018 年 9 月 28 日。

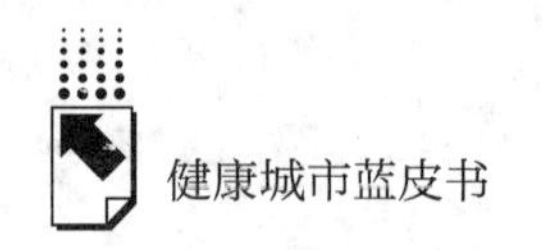


个权利问题，也是发展的手段，所有道路都应该指向全民健康覆盖，这也应该是我们的工作重心。”①《2018—2030 年促进身体活动全球行动计划草案》明确提出，推动各年龄人群积极参与体育锻炼，增强抵御非传染性疾病能力，改善心理健康并提高生活质量。

“人民健康是民族昌盛和国家富强的重要标志。”② 进入新时代，立足新方位，健康中国战略如何实施？我们健康城市的管理者和建设者怎样更好地为人民群众提供全方位、全周期的健康服务？

研究成果显示，在健康中国的国家战略布局中，健康中国的内涵，不仅仅指确保人民的身体健康，更是指涵盖健康环境、健康社会、健康服务、健康文化、健康产业在内的全方位大健康，而且覆盖到每个人从出生到死亡全生命周期、公平可及、系统连续的健康服务。“健康中国”是目标，“健康城市”是抓手。我们应该不断完善国民健康政策，把健康中国的目标分解为健康城市的政策指标加以落实。要建设好健康城市、健康乡村、健康细胞，构建好健康中国的微观基础。概括起来就是一句话：健康目标将是各级主管部门和健康事业工作者的努力方向、发力基点。

## 二　优化健康城市研究的基本方略

健康城市建设涉及领域多、部门多、学科多，工作协调难度大，是一项系统工程。在健康城市研究中，我们的体会是：要使应用决策研究的每一个项目做到更有价值，除了研究者的执着之外，更重要的是要使研究以问题为导向，围绕实际应用，为健康城市建设把好脉、开好方，提出切实可行的推进健康城市建设的方案。北京具有高端研究单位和研究人员云集的优势，在健康城市课题研究中，通过整合资源、搭建平台、创新机制，将各个学科的

① 《世卫组织候任总干事：努力实现所有人的健康权利是未来工作重心》，凤凰网，http：//news. ifeng. com/a/20170525/51162591_ 0. shtml，最后访问日期：2018 年 9 月 28 日。

② 习近平：《决胜全面建成小康社会　夺取新时代中国特色社会主义伟大胜利——在中国共产党第十九次全国代表大会上的报告》，人民出版社，2017，第 48 页。

专家学者聚集起来，运用他们的智慧和才能，形成各种优化方案，为党和政府以及相关决策者提供决策咨询服务。在这个过程中，要始终坚持以下七个注重。

1. 注重国际视野

健康城市建设起源于20世纪七八十年代，是世界卫生组织发起并关注的项目，先从欧洲、美洲、亚太地区开始，后被引入中国，现在全球已有4000多个城市参加到健康城市建设项目，并且还在不断拓展。那么，为什么要开展健康城市建设项目呢？资料显示，200年前，全世界有3%的人居住在城市，2007年这一比例已达到了50%，预计到2050年将超过70%。工业化、城市化的发展在促进经济繁荣和社会发展的同时，也给城市的资源环境带来新的问题，引发了令人头疼的“城市病”，如人口膨胀与环境污染相伴、住房紧张与交通拥堵共生、资源短缺与资源浪费同在等，这对人类健康生活带来了新的挑战。

特别是20世纪70年代以后，慢性病患病人数大大增加，国外大中型城市不断对慢性病人群迅速扩大蔓延的趋势发出警示，国内多个城市也相继对慢性病发展趋势发出警示。北京市人民政府编写的《北京市2017年度卫生与人群健康状况报告》显示，2017年北京市居民的主要死亡原因仍为慢性非传染性疾病，前三位死因分别为恶性肿瘤、心脏病和脑血管病，占全部死亡的71.7%，而恶性肿瘤死亡率中肺癌的占比达到了30.7%。追根溯源，传统的城市化模式使自然环境和社会环境发生不利于人们生活的变化难辞其咎。因此，转变发展模式，将“以人的健康为中心”贯彻到城市发展的各个方面，建设健康城市，成为世界各国的迫切要求。

2014年5月20日，联合国秘书长潘基文在出席亚信峰会期间接受新华社专访时表示：“大自然正向我们发出信号：地球生病了，如果我们再不重视，地球就会病入膏肓。这是我们和我们子孙后代居住的地方，我们必须让这个星球环境宜人，可持续发展。”①

① 《联合国公益动画短片〈绿〉世界环境日在线首发》，美通社网站，https://www.prnasia.com/story/98563-1.shtml，最后访问日期：2018年9月28日。

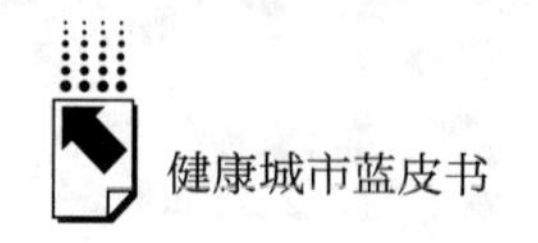


在健康城市建设上先行一步的国家，已经在创建健康城市的多个领域积累了丰富经验。因此，研究和借鉴其做法可以让我们少走或不走弯路。注重国际视野，打开封闭思路，才能急起直追，实现跨越式发展。近年来，研究国际经验成为健康城市研究领域的重点，我们相继对加拿大健康城市规划、澳大利亚悉尼城市建设、英国伦敦中心城区停车难治理、日本养老制度与社区建设、日本的健康产业等课题进行深入调研，同时对新加坡、东京、哥本哈根、墨尔本、摩纳哥等城市在健康城市建设方面的做法进行综合研究，提炼其共性、找寻其亮点、探索其规律，形成了一批专题报告，助力中国健康城市研究。其中对国际供水和环境卫生十年历程的分析研究，对中国改水改厕、安全供水等方面进行深入思考，对可持续生态文明建设及制定科学标准、培养市场机制都有借鉴作用。

2. 注重顶层设计

2018 年 5 月 26 日，第 71 届世界卫生大会通过了“3 个 10 亿”的健康目标，即在 2019 ~ 2030 年要实现以下目标：全民健康福利覆盖人口新增 10 亿人，发生冲突卫生事件时受到更好保护人口新增 10 亿人，健康得到改善人口新增 10 亿人。这意味着，健康城市建设在世界范围内将承担新的责任，否则“3 个 10 亿”目标就难以顺利实现。其中，作为最大的发展中国家的中国自然责无旁贷。

从 20 世纪 80 年代开始，中国健康城市建设起步，从国家层面有多项政策陆续出台，标志着中国健康城市建设顶层设计不断深化、完善，这是我们进行健康城市研究的依据：

——2007 年 12 月，全国爱卫办正式启动全国健康城市（区、镇）试点；

——2012 年，发布《“健康中国 2020”战略研究报告》；

——2015 年 10 月，党的十八届五中全会将建设健康中国上升为国家战略；

——2016 年 10 月，《“健康中国 2030”规划纲要》提出“把健康城市和健康村镇建设作为推进健康中国建设的重要抓手”；

——2016 年 11 月，《全国爱卫办关于开展健康城市试点的工作通知》

发布；

——2018年3月，《全国健康城市评价指标体系（2018版）》发布。

特别是，习近平总书记在党的十九大报告中明确指出："实施健康中国战略。""要完善国民健康政策，为人民群众提供全方位全周期健康服务。"①这为蓬勃兴起的健康城市、健康乡村建设指明了前进方向，也为我们进行健康城市建设研究提供了根本遵循。关注顶层设计，围绕顶层设计，有针对性地研究、探索健康城市建设的最新成果，挖掘健康城市、健康乡村建设的先进典型、成功范例，就成为我们最重要的实践。

经过多年研究，我们形成了一个结论：

——"健康中国"是总目标；

——健康城市、健康乡村、健康细胞是"三个抓手"；

——健康环境、健康社会、健康服务、健康文化、健康产业、健康人群是"六大领域"。

围绕这些关键词、关节点，厘清研究思路，明确问题导向，紧扣顶层设计，我们的研究方向就能够不越界、不跑偏。在研究过程中，不是简单地去挖掘健康城市建设中的常规做法、规定动作，而是努力发现适合中国国情、富有时代特征、凝聚创新智慧的生动实践，经过提炼总结，更便于在更大范围内宣传推广，为顶层设计提供丰富的实践范例。

3. 注重选好课题

世界上一流智库的首要特征，是能够围绕政府的需要确定研究选题或直接承接政府交办的项目，在形成对决策有价值的对策研究报告中提升自身的影响力。我们决策研究的选题，是党和政府关心、人民群众关注的重点、热点、难点问题，也是躲不开绕不过的难题。5年来，我们开展了70多项课题研究，其中2项受世界卫生组织驻华代表处委托开展，1项研究成果被全国爱卫办转化为全国健康城市指标体系制定的重要参考，另有19项课题研

① 习近平：《决胜全面建成小康社会　夺取新时代中国特色社会主义伟大胜利——在中国共产党第十九次全国代表大会上的报告》，人民出版社，2017，第48页。

究先后获得国家部委和北京市委、市政府领导的批示。

例如，2017 年 4 月，习近平总书记对海南博鳌镇做出重要批示，指出博鳌“应保持和展现小镇的田园风光特色”①，为小镇建设指明了方向。我们选取海南省琼海市博鳌镇对其健康乡村实践进行调研，迅速形成了海南省博鳌镇健康乡村的实践探索研究报告，既为海南琼海健康乡村建设总结了创建经验，又为其他省份的健康乡村创建活动提供了可资借鉴的实例。

再如，在健康城市方面，京津冀乃至华北地区大气污染问题一直广受关注，空气质量起伏幅度很大，常常成为舆情热点。其重要污染源何在？治理着力点何在？我们邀请了环境保护部环境科学研究院原副院长柴发合教授对京津冀大气污染传输通道——“2 + 26”城市“散乱污”企业进行调查，提出对策性建议，之后，又对“大气十条”实施效果做专题研究并且形成报告，引起了省市领导和相关企业的高度重视。

另外，世界卫生组织的调查报告显示，全世界有 23% 的成年人和 81% 的 11 ~ 17 岁的青少年，达不到世界卫生组织关于身体活动量的建议量。为此，我们开展了关于北京市全民健身休闲产业发展的研究，完成了课题研究报告《北京市全民健身休闲产业发展研究》，并收入由中共北京市委研究室编撰的《决策参考》中，获得北京市主管副市长的批示。北京冬奥会的日益临近，极大地激发了广大市民的健身热情，冰雪运动迅速升温，我们及时与北京市体育局合作，组织“北京市全民健身与冬奥会互助研究”，比较早地将全民健身与冬奥会互动关联起来，为领导决策服务。

4. 注重典型培育

要打开眼界，抓住典型，总结经验，以点带面，推进健康城市建设。我们始终围绕健康城市、健康乡村、健康细胞“三个抓手”，健康环境、健康社会、健康服务、健康文化、健康产业和健康人群“六大领域”，有针对性地进行典型培育，5 年多来，总结了典型案例共计 59 个。

---

① 《谱写美丽中国的海南篇章——以习近平同志为核心的党中央关心海南发展纪实》，玉溪网，http：//www. yuxi. cn/xw/gnxw/4331906_ 2. shtml，最后访问日期：2018 年 9 月 28 日。

例如，2018年5月，课题组深入海南三亚亚龙湾玫瑰谷调研，那里依托千亩玫瑰园，以玫瑰文化为载体，以玫瑰产业为核心，创造了“公司+合作社+农户”的健康产业发展模式。习近平总书记视察时充分肯定了他们带动农民增收致富的做法，并强调：“小康不小康，关键看老乡。”① 课题组在实地亲身感受到，健康城市、健康乡村建设落到基层，落到农户，就会激发出巨大的创造力量。在“创卫巩卫”中成绩斐然的三亚，正抓住全面深化改革开放、建设自由贸易试验区和中国特色自由贸易港的机遇，全面推进健康城市、健康乡村建设，我们的调研形成了《三亚从建设卫生城市到建设健康城市实践研究》的课题研究报告。

再如，国家“一带一路”有机衔接的重要门户城市南宁，坚持把增进群众健康福祉作为出发点，秉承“大健康”的理念，营造优美环境，实现城市建设与人的健康协调发展，以“健康细胞工程”为工作重点，扎实推进“健康南宁”建设，很有代表性。我们及时发现这一典型，着力宣传，不仅收入《健康城市蓝皮书：中国健康城市建设研究报告（2017）》，还在相关会议上大力推介，引起了良好反响。健康养生近年来广受瞩目，康养结合的项目很受青睐，我们在调研中发现安徽大别山区域的天悦湾已经建设成为国际化的康养胜地，又是当地脱贫致富的产业基地，我们及时总结他们的创建经验，将他们作为“健康细胞”建设的实践案例，也得到了良好的反馈。

5. 注重整合资源

健康城市研究涉及多个部门，必须凝聚多方智慧，这就要求决策研究机构注重和善于整合资源。例如，《北京健康城市建设研究报告（2017）》就是在“三个抓手”“六个领域”中涉及环境、社会、文化、产业、服务、人群等各个方面。该项目共涉及30个单位的近百位专家学者和执笔人，课题参与人员既包括北京大学、北京交通大学、北京工商大学、北京市水科学技术研究院、首都社会经济发展研究所等高等院校和研究机构的一流专家，也包括国家发展和改革委员会、北京市卫计委、北京市统计局、北京市园林绿

① 中央农村工作领导小组办公室：《小康不小康关键看老乡》，人民出版社，2013。

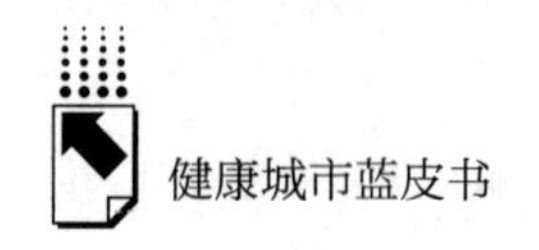


化局、北京疾控中心、北京电视台、中共北京市委前线杂志社等政府部门和文化事业单位的相关研究人员。我们调动多种力量，凝聚多方智慧，搭建起一个多样化的研究平台，发挥不同学科的优势，努力实现优势互补，资源共享。

在编撰《中国健康城市建设研究报告（2018）》的过程中，我们继续坚持这一做法，在健康社会篇中收入北京市统计局调查总队姚芳的《北京食品安全满意度调查分析报告（2015～2017）》；在健康产业篇中收入中国环境科学研究院教授级高工冯慧娟的《中国节能环保产业发展思考》；在健康服务篇中，收入国家卫生健康委发展研究中心公共卫生与风险管理研究室主任郝晓宁的《中国居民健康服务需求与供给均衡性研究》、北京市中医药局局长屠志涛的《中医治未病实践探索与健康北京建设》等。这些成果都鲜明体现了整合资源的优势。

6. 注重创新机制

决策应用研究的创新在一定意义上就是靠“整合”碰撞出火花、出新意。在原有的机制下，研究人员只为部门、单位所有，承担研究任务大多只是上级和单位委派，而在创新机制下，我们常常会拓展选择研究课题领军人物的范围，与相关研究机构、高校合作，求得人才支持和智力支持，以新的机制把具有不同特长的研究人员，按照每个课题的不同要求，组合成责权利相结合的研究团队，让这些研究团队再到组织外去寻找他们为实现自己目标所需要的优秀人才，同时在整合团队时又注意互相选择对方，注重“心理可兼容性”，并对课题实行简单的“扁平化”管理的组织管理形式。

完成复杂的研究工作，只有最优的组合才能创造性地达到最佳的效果。在课题组组建和论证时，我们经常会问：谁才是这方面的顶尖人才？谁既有专业知识，又务实，能提出党和政府用得上的对策思路？通过判断，我们提出一个专家组的名单来，再分析这些专家的特点和优长，有针对性地发挥他们的智慧，整合出一个最佳团队，最大限度地发挥集体智慧。

7. 注重媒体传播

我们体会到，影响力是智库的生命力和核心竞争力，也是智库存在的价值所在。注重媒体传播，加强与媒体合作，是多年来我们开展健康城市建设实践活动和宣传健康城市建设成果的重要方面。与媒体的合作也收到了事半功倍的效果。

每年的两本健康城市蓝皮书宣传有突出体现。2017 年 10 月，《中国健康城市建设研究报告（2017）》和《北京健康城市建设研究报告（2017）》在凤凰网、中国新闻网、《光明日报》等全国性一类媒体报道。两本蓝皮书共获网络报道 78 篇。其中全国性一类媒体报道 30 篇，其他媒体报道 45 篇，还被安徽、海南、广西 3 个省份的政府网站进行权威报道。

我们在组织健康城市建设活动的过程中，非常注重请媒体关注报道，广泛宣传健康城市的理念和实践探索。近几年的健康城市高层论坛、北京自行车日、世界无车日、冬泳大会、“健康城市　美丽北京”百家社区行等活动，在《人民日报·中国城市报》、《北京日报》、《北京晚报》、《健康时报》、北京电视台新闻频道、北京电视台科教频道“健康北京”栏目、北京电视台体育频道等媒体上广泛报道。同时，我们非常注重新媒体宣传平台的建设与维护，“北京健康城市建设促进会官网”的传播方式、平台模块建设、动态更新时效、资料上传审核等都在逐步升级完善，“健康城市”微信公众号将作为首要宣传媒介，增强公众认知度，丰富宣传内容，使其受到更广泛关注。另外，我们每年定期编辑的《北京健康城市》会刊，也是宣传健康城市建设的重要载体，已经累计出版 17 期，很受各界读者欢迎。

## 三　推进健康城市建设的路径与对策

推进健康中国建设是国家战略，是党对人民的郑重承诺，是重大的民心工程。习近平总书记在全国卫生与健康大会上讲话指出：“没有全民健康，就没有全面小康。要把人民健康放在优先发展的战略地位，以普及健康生活、优化健康服务、完善健康保障、建设健康环境、发展健康产业为重点，加快推进健康中国建设，努力全方位、全周期保障人民健康，为实现‘两个一百年’奋斗目标、实现中华民族伟大复兴的中国梦打下坚实健康

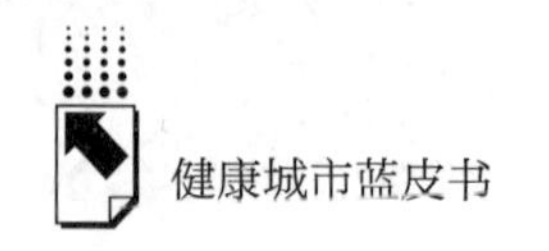


基础。”① 习近平总书记为健康中国建设指明了奋斗方向。在新时代，健康城市、健康乡村建设将步入快车道。根据多年研究中国健康城市实践路径的体会，我们认为，在建设健康城市、健康乡村的建设中要抓好以下几个环节。

1. 继续落实党委政府领导工作机制，搞好健康城市、健康乡村工作关键在于领导力

不同于西方国家以社会组织为主推动健康城市建设的做法，中国建立的是党委政府分管领导牵头的组织管理体系，形成了爱卫会组织协调、多部门协作配合的工作机制。有些城市成立了有多个部门参加的健康城市建设领导小组（有的地方称健康促进工作委员会），由市政府相关领导担任领导小组组长或主管领导，统筹协调各部门分工以及相互之间的协作。

调研发现，因涉及多个部委办局，有些城市的健康城市工作推行不顺畅，爱卫办很着急，工作布置不下去；有些城市比较顺畅，如海南琼海市就是一个生动的例子。课题组在琼海调研时参加过两次会议，一次是工作推动会，另一次是工作调研会，都是市委主管副书记主持会议，主管副市长具体部署，部委办局各乡镇有关部门一把手参会。这样以市政府名义下发通知至各部委办局、各乡镇，政府统一布置，市爱卫办具体操办，健康城市的各项工作就能有声有色地开展起来了。

2. 制定健康城市、健康乡村发展规划，以问题为导向，实施目标管理

健康城市和健康乡村建设是推进健康中国建设的重要抓手。在建设过程中应有四个步骤：①所有城市都应以问题为导向，研究编制适应本地区的健康城市、健康乡村发展规划；②按照健康城市建设的总体规划，制订和细化健康城市建设行动方案，确定健康城市建设的路线图和时间表；③按照目标管理的原则，把任务分解落实到各委办局、各区县、各乡村；④按照行动方案的轻重缓急进行实施和评估，明确先干什么、再干什么，全面推进健康城市建设。

① 《习近平谈治国理政》第2卷，外文出版社，2017，第370页。

在健康乡村建设方面，不能采取大拆大改的方式，而要更多地让专业人员下乡做“微介入式”改造，根据农民的需要来因地制宜做好规划。例如，①针对村里老龄人口不断增多的情况，建设贴心服务的养老驿站；②针对一些村落大家各有经营业务，日常关系疏离，就需要建设社区活动站，以便促进乡亲间的交流；③一些村庄地处偏远看病不方便，就需要建立健康小屋，提供血压血糖测量、中医治未病、健康教育等服务；④有的村庄历史文化积淀较厚重，有代表性的老建筑、老景物、老井、老树等已经成为老百姓的乡愁寄托，就应该尽可能保留。健康乡村建设应该因势利导，突出特色，切忌千村一面、城市景观“克隆搬家”。

3. 抓好“健康细胞”为重点，构建健康中国的微观基础

“健康细胞”包括健康社区、健康学校、健康单位和健康家庭等。“健康细胞”虽然大小不一、形态各异，但都是构建健康中国不可或缺的基础。以健康家庭为例，通过扎实有效的工作和活动，倡导团结和睦的人际关系，同时向家庭和个人提供生理、心理和社会等服务，不断提高家庭健康水平，就是在打造“健康细胞”。在创建“健康细胞”实践中，社区、学校、企业、机关和家庭无疑应该作为工作重点，以往在基层开展的普及健康教育、全民健身运动、落实安全管理制度等，都是在营造相互尊重、和谐包容的基层文化，创造有益于身心健康的社会环境，努力形成构建健康中国的微观基础。

4. 在“六大健康”领域继续发力，全面开展健康城市建设

健康城市是一个系统工程，涉及经济社会的各个方面，要将健康融入所有政策，就要在“六大健康”领域发力：每个领域都应根据自己城市、乡村的具体情况，如工作内容、目标、具体指标、完成时间等。营造健康环境：不断改善城市的水体、环境、大气、交通状况；构建健康社会：以“人人享有健康”为目标，为市民提供更公平的教育、住房、就业环境以及更加公平的社会保障制度；优化健康服务：支持个人、社区和社会管理健康问题，建立全民健康管理体系；促进健康文化：努力实现从重点疾病防治转向健康能力构建，群众健康素养逐步提升；发展健康产业：要优化办医格局，

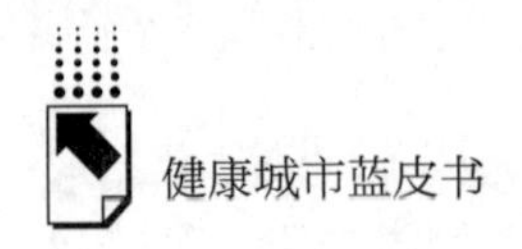


多元拓展，积极探索健康服务新业态，着力扶持健身休闲运动产业，促进医药产业健康有序提升；培育健康人群：广泛开展健康教育、慢性病防控、全民健身、心理健康、无烟环境和中医特色医疗等有针对性的健康促进行动。

5. 打开眼界，抓住典型，总结经验，以点带面，推进健康城市建设

推动任何工作都必须抓住典型。例如，2013 年，我们受世界卫生组织驻华代表处委托，将 2011 年出版的《北京健康城市建设研究》和 2012 年出版的《中国健康城市建设研究》由人民出版社译成英文版，向全球发送，让世界了解中国健康城市建设发展情况和达到的水平，产生了很大的影响。2015 年以来，健康城市蓝皮书相继推出五本，列入“十二五”“十三五”国家重点图书出版规划项目。以上这七本健康城市研究图书均被国家图书馆收藏。在五本健康城市蓝皮书中，我们围绕健康城市、健康乡村、健康细胞三个抓手，总结典型案例，其中北京、上海、杭州、苏州、琼海、大别山地区、黄山等多地贡献了他们在健康城市、健康乡村、健康细胞方面的生动案例。

《中国健康城市建设研究报告（2018）》同样围绕“三个抓手”“六大领域”筹划选题。例如，《“健康中国 2030”规划纲要》指出，“共建共享、全民健康”是建设健康中国战略主题。核心是以人民健康为中心。课题组因此在“健康人群篇”中收入中国人口宣传教育中心副主任石琦的文章《“将健康融入所有政策”在中国健康城市中的应用初探》；在“案例篇”选取四川成都以“三全健康”为核心，推动全域“健康蒲江”建设的蒲江典型；再如，在“健康产业篇”中，收录清华大学公共卫生管理学院研究员李蔚东等人撰写的《主动健康生态建设与健康城市发展》，提出对策性建议；又如，党的十九大再次提出坚决打赢脱贫攻坚战，因此课题组在“健康社会篇”中收入中国扶贫开发协会副秘书长张继承博士撰写的《精准健康扶贫的生动实践——践行健康中国，助力脱贫攻坚》一文。

6. 组织开展建设效果评价工作，推动健康城市建设持续改进、良性发展

健康城市建设效果如何，需要评价和检验，这既是对建设成果的客观肯定，又是对建设进展的有力督促。具体方法是：①按照健康城市规划，以问

题为导向，对照《全国健康城市评价指标体系（2018 版）》找差距，实行目标管理；②注意用好这个评价指标体系，定期组织自评考评检查，同时借助社会力量参与，定期开展第三方评价；③形成本地特色，不断创新，争当健康城市建设的示范城市。建议全国爱卫办把评价方法、打分原则对外公布，各地可自测、自评，推动工作向纵深发展。例如，新疆克拉玛依市爱卫办主任吴德就“实施监测与评价，促进健康校园建设、提升健康教育意识”进行了深入研究和总结，对推广健康校园建设经验发挥很好的作用。再如，海南省爱卫办主任刘学军及时调研总结海南多个城市健康文化建设状况，撰写《健康文化的实施路径研究——基于海南省的实践探索》报告，对促进海南及全国各城市健康文化建设提供了样本。

7. 重视并建设一批有专业化优势的健康城市新型智库

坚持以健康城市领域重大现实问题为主攻方向，重点加强健康城市建设全局性、战略性、前瞻性问题的分析研究，加快健康城市研究成果转化为决策应用，以更好地服务于健康中国的发展。近年来，我们涉及的研究范围从北京市发展到其他省份、国家部委和国际组织等，说明具有专业化优势的健康城市新型智库具有广泛的社会需求和广阔的发展空间。建议全国爱卫办在全国鼓励成立若干个健康城市建设研究基地，为全国爱卫办建言献策。课题组认为，一个好的智库必须把握好以下几个关键环节。

一是注重选好课题。在未来的选题中，应该坚持与健康城市和健康中国有关的重点难点热点问题立项。例如，党的十九大报告强调：“加快生态文明体制改革，建设美丽中国。”[①] 基于此，应该加强生态文明建设方面的研究。“地球皮肤”——草原的资源生态保护，草原与森林、农田共同构筑起内陆绿色生态空间，中国天然草原面积近 60 亿亩，占国土面积的 41.7%，草原是中国生态文明建设的主战场、主阵地之一，所以，可以将有关草原生态的研究作为主攻项目之一。又如，中国慢性病患者有约 3 亿人，占总人口

① 习近平：《决胜全面建成小康社会　夺取新时代中国特色社会主义伟大胜利——在中国共产党第十九次全国代表大会上的报告》，人民出版社，2017，第 50 页。

的约21%，在死亡人口中近九成为慢性病所致，且呈逐年增长趋势。故此，应该加强防治慢性病的研究工作，通过扎实深入的研究，提出相应对策。再如，健康城市建设在全国各大中城市方兴未艾，包括一些基础比较好的中小城市的积极性都很高，但发展水平不一，创建规划各异，实际上各地都需要一个“健康城市规划编制指南”，以避免一哄而起。为此，应该加强规划方面的研究，拿出高质量的研究成果，为健康城市规划编制提供参考。

二是注重持续学习。健康城市研究涉及领域十分广泛，而且研究成果既需要有针对性、指导性，还需要有时效性、可操作性，这决定健康城市研究人员必须具有较强的创新能力和较高的综合素质。而提高创新能力和综合素质，根本途径在于加强学习，防止故步自封。近年来，国家和各省份都相继出台有关健康城市建设的文件、政策，顶层设计不断完善，需要研究人员及时学习，吃透精神，准确掌握，才能使研究工作少走弯路，提高课题研究的针对性和决策参考价值。

三是注重团队建设。健康城市研究的组织机构能否发展壮大，能否在健康城市研究中不断取得高质量成果，从根本上说取决于整个研究团队的素质和能力。我们强调注重团队建设，倡导团队合作，建设团队文化，提高团队的向心力、凝聚力。团队人数不一定需要很多，但一定要团结、精干、高效，特别是核心团队，要重点培养领军人物，个个都能身先士卒、独当一面，都能领衔完成重大选题、重点课题研究任务。这样，面对重要任务、急难项目，就能够勇担重任，务求必胜。

四是注重整合资源。健康城市研究涉及多个部门，必须凝聚多方智慧，集合多方人才，这就要求决策研究机构注重和善于整合资源。例如，北京健康城市建设促进会在多年的合作实践中，高端专家库中会聚了上百名各方面的专家学者，他们在各自研究领域都有相当大的成就和影响力，将他们引入重点研究课题项目，就保证了研究的水准和质量。在日常研究工作中，要注意与多个政府部门建立长期联系，及时了解政府部门的需求，掌握相关领域的难点、热点问题，有效地发挥本领域专家学者的智慧，确定主攻选题，拿出高质量的研究成果。

五是注重创新机制。创新是决策研究的灵魂，只有不断推进体制机制创新，完善各种制度，才能真正促进决策研究发展。要采用扁平化管理模式，即在专业团队的基础上，组建一支虚拟团队，充分利用组织柔性，借助外部丰富的人力资源，不断凝聚集体智慧，提升自身的竞争优势。将发挥个人优势与团队优势结合起来，将研究机构的利益与客户的利益结合起来，将实现个人价值追求、团队发展目标与合作伙伴服务需求结合起来，实现合作共赢。

建设健康中国是国家战略，作为健康城市建设的实践者和研究者，任重道远、大有可为。健康城市的实践已经并将继续为我们提供研究课题和创新经验。全国的大健康应用决策研究者应该积聚力量，砥砺奋进，精耕细作，为健康城市这一系统工程贡献智慧和力量，共同推动健康中国建设事业蓬勃发展。

# 健康环境篇

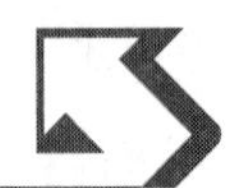

**Healthy Environment**

# B.2
## “大气十条”实施效果研究

柴发合　邹天森　许耀中*

**摘　要：** 为有效应对中国严峻复杂的大气污染形势，2013年9月国务院颁布实施《大气污染防治行动计划》。经过五年努力，该计划目标如期达成。研究显示，全国空气质量总体显著改善，重点区域空气质量突出改善。在政策措施方面，加强顶层设计，统筹推进大气污染综合治理；突出重点行业，在重点领域全面实施减排工程；完善法制法规，加强大气污染防治法制建设；加强督查力度，推动重点工作落实。在科技支撑方面，科学施策，推动大气污染防治精细化管理；成立大气攻关联合中心，启动大气攻关项目；建立“2+26”城市跟踪研

* 柴发合，研究员，博士生导师，中国环境科学研究院原副院长，主要研究方向为大气污染防治综合决策；邹天森，硕士，中国环境科学研究院工程师，主要研究方向为大气污染过程与风险评价；许耀中，硕士，中国环境科学研究院助理工程师，主要研究方向为大气污染过程演变。

究机制，为中国未来的大气污染防治工作积累了丰富的经验。

**关键词：** "大气十条"　空气质量　$PM_{2.5}$　污染防治

"大气环境保护事关人民群众根本利益，事关经济持续健康发展，事关全面建成小康社会，事关实现中华民族伟大复兴中国梦。"[①] 大气污染防治既是关乎老百姓健康的重大问题，也是经济转型升级的重要催化剂。2013 年 9 月，国务院颁布实施《大气污染防治行动计划》（以下简称"大气十条"），明确要求，到 2017 年，全国地级及以上城市可吸入颗粒物（$PM_{10}$）浓度比 2012 年下降 10% 以上。京津冀、长三角、珠三角等区域细颗粒物（$PM_{2.5}$）浓度分别下降 25% 左右、20% 左右、15% 左右，其中北京市 $PM_{2.5}$年均浓度控制在 60 微克/立方米左右[②]，全力消除人民群众的"心肺之患"。五年来，通过全国各地区、各部门的共同努力、全社会的积极参与，"大气十条"目标如期实现。

## 一　全民共治，"大气十条"任务全面完成

近年来，中国大气污染形势更加严峻复杂。尤其是在 2013 年，京津冀区域 $PM_{2.5}$重度污染以上的天数占全年的比例高达 19.0%；长三角区域 $PM_{2.5}$重度污染以上的天数占全年的比例达 6.0%；珠三角区域 $PM_{2.5}$重度污染以上的天数占全年的比例为 0.4%；74 个重点城市 $PM_{2.5}$重度污染以上的天数占全年的比例高达 8.0%（见图 1）。京津冀地区已成为中国大气污染最严重的区域。

自"大气十条"颁布实施以来，经过五年的努力，全国空气质量总体改善，重污染天气较大幅度减少；京津冀、长三角、珠三角等区域空气质量明显好转。

---

① 中共中央文献研究室编《十八大以来重要文献选编》（上卷），中央文献出版社，2014，第 373 页。

② 《国务院〈关于印发大气污染防治行动计划〉的通知》（国发〔2013〕37 号）。

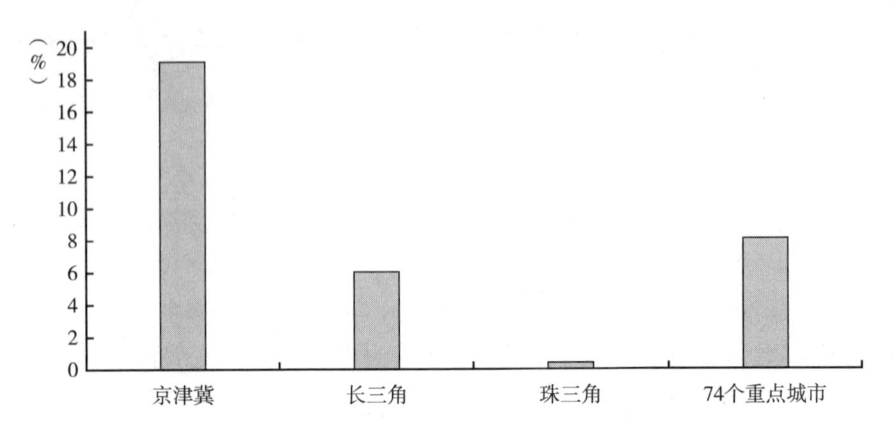


**图1　2013 年重点区域 $PM_{2.5}$ 重度污染天数占全年的比例**

## (一)全国空气质量总体显著改善

生态环境部发布的《2017 中国生态环境状况公报》显示，2017 年，全国 338 个地级及以上城市 $PM_{10}$ 平均浓度为 75 微克/立方米，比 2013 年下降了 22.7%；二氧化硫、二氧化氮年均浓度分别为 19 微克/立方米、31 微克/立方米，分别较 2013 年下降了 47.0% 和 3.0%（见图 2）；全国 74 个重点城市优良天数比例为 73.4%，比 2013 年上升了 7.4 个百分点，重污染天数比 2013 年减少了一半。酸雨区面积占国土面积的比例由 2013 年的 10.6% 下

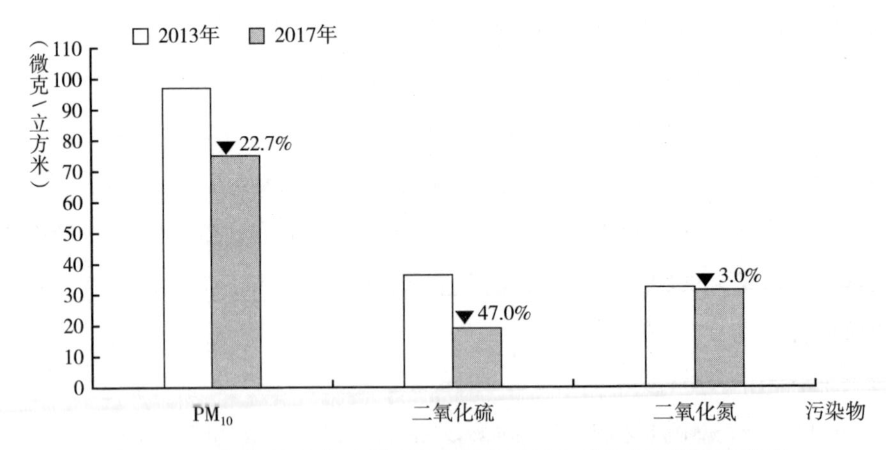


**图2　2013 年和 2017 年全国 338 个地级及以上城市主要污染物浓度**

降至2016年的7.2%，酸雨污染程度已降低到20世纪90年代的水平。[①] 大气污染防治取得了阶段性明显进展，“大气十条”确定的各项空气质量改善目标得到实现，全国空气质量总体改善。

## （二）重点区域空气质量突出改善

由图3可见，2017年，京津冀、长三角、珠三角等重点区域 $PM_{2.5}$ 平均浓度分别为64微克/立方米、44微克/立方米、34微克/立方米，分别比2013年下降39.6%、34.3%、27.7%，珠三角区域 $PM_{2.5}$ 平均浓度连续三年达标。北京市 $PM_{2.5}$ 年均浓度从2013年的89.5微克/立方米下降至58微克/立方米。[②] 在优良天数方面，京津冀、长三角、珠三角区域2017年优良天数比例分别比2013年增加19个百分点、11个百分点和8个百分点；2017年京津冀区域重污染天数比例由2013年的21%降低至8%左右，重点区域空气质量改善突出。

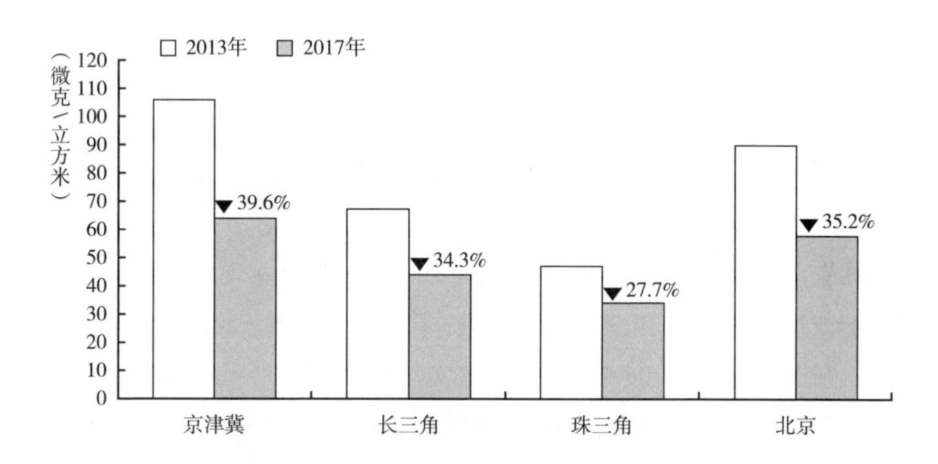


**图3　2013年和2017年全国重点区域及城市 $PM_{2.5}$ 浓度**

① 《2017中国生态环境状况公报》，生态环境部网站，http://www.mee.gov.cn/hjzl/zghjzkgb/lnzghjzkgb/201805/P020180531534645032372.pdf，最后访问日期：2018年5月22日。

② 王金南、雷宇、宁淼：《改善空气质量的中国模式：“大气十条”实施与评价》，《环境保护》2018年第2期。

### （三）“大气十条”任务全面完成

截至2017年底，全国74个重点城市重污染天数比2013年减少50.0%，全国重点区域$PM_{2.5}$平均浓度均比2013年下降27.0%以上，均超额完成了国家的既定目标。特别是，京津冀区域消减散煤消耗约1000万吨[①]，$PM_{2.5}$平均浓度更是下降了高达39.6%，实现了重污染天气应对的联防联控。可见，无论是全国重点区域还是74个重点城市，“大气十条”确定的45项重点工作任务都已经全部按期完成。

## 二　多措并举，综合防治大气污染

### （一）加强顶层设计，统筹推进大气污染综合治理

针对中国目前大气污染防治领域存在的“分散、重复、封闭”等问题，“大气十条”实施以来，中国有针对性地加强了顶层设计。特别是，在国家层面成立了京津冀及周边地区大气污染防治协作小组（后调整为京津冀及周边地区大气污染防治领导小组），强化了组织领导，有力地领导了区域大气污染防治工作。

在省市层面，为全面发挥“大气十条”的实效，实现大气污染防治任务目标，根据中国行政管理的制度特点，国务院与地方人民政府签订目标责任书，开展实施情况年度考核，全面落实“党政同责、一岗双责”，恰当地将地方党委、政府和部门的责任落实到位。同时，各省市又结合实际制订具体的“大气十条”实施方案，将目标任务层层分解落实到基层人民政府，层层压实责任和任务，避免了部门之间推诿扯皮情况的发生，各级部门上下联动、协调分工，大大提高了地方大气污染防治的效率，助力“大气十条”

① 《2017中国生态环境状况公报》，生态环境部网站，http：//www.mee.gov.cn/hjzl/zghjzkgb/lnzghjzkgb/201805/P020180531534645032372.pdf，最后访问日期：2018年5月22日。

任务全面实现。

在科研层面，成立了国家大气污染防治攻关联合中心，打破了部门和科技计划之间的壁垒，使大气污染防治科研工作在国家层面成为一个整体，统筹推进了多部门的大气污染防治工作，建立了高效的资源共享和信息公开机制，积极引导社会舆论，解答社会关心的科学问题，大气污染防治领域逐步形成了全国“一盘棋”的格局。

## （二）突出重点行业，在重点领域全面实施减排工程

工业企业、燃煤和移动源是中国大气污染最主要的来源。自 2013 年“大气十条”发布实施以来，中国在重点领域和重点行业方面采取了很多强有力的措施，集中力量推进减排工程开展，起到了积极有效的作用。

“大气十条”实施以来，基本完成地级及以上城市建成区燃煤小锅炉淘汰，全国累计淘汰城市建成区 10 蒸吨以下燃煤小锅炉 20 余万台，累计完成燃煤电厂超低排放改造 7 亿千瓦。全国实施国Ⅴ机动车排放标准和油品标准；黄标车淘汰基本完成，新能源汽车累计推广超过 180 万辆；推进实施船舶排放控制区方案等具有针对性降低大气污染物浓度的措施。[①] 特别是在京津冀及周边地区开展秋冬季大气污染综合治理攻坚行动，清理整治涉气“散乱污”企业 6.2 万家，完成以气代煤、以电代煤年度工作任务，削减散煤消耗约 1000 万吨；落实清洁供暖价格政策，在 12 个城市开展首批北方地区冬季清洁取暖试点；实施工业企业采暖季错峰生产；天津、河北、山东环渤海港口煤炭集疏港全部改为铁路运输。[②]

① 《2017 中国生态环境状况公报》，生态环境部网站，http：//www.mee.gov.cn/hjzl/zghjzkgb/lnzghjzkgb/201805/P020180531534645032372.pdf，最后访问日期：2018 年 5 月 22 日。

② 《2017 中国生态环境状况公报》，生态环境部网站，http：//www.mee.gov.cn/hjzl/zghjzkgb/lnzghjzkgb/201805/P020180531534645032372.pdf，最后访问日期：2018 年 5 月 22 日；王金南、王慧丽、雷宇：《京津冀及周边地区秋冬季大气污染防治重点及建议》，《环境保护》2017 年第 21 期。

### （三）完善法律法规，加强大气污染防治法制建设

“大气十条”的成功实施以及任务目标的圆满完成，离不开法制建设的强力保障。近年来，中国逐步完善并推行大气污染防治领域的各项法律法规，为开展大气污染防治工作提供了有力武器。特别是“大气十条”实施以来，2014 年十二届全国人大常委会第八次会议通过的新《环境保护法》、2015 年修订的《大气污染防治法》都进一步强化了地方政府的责任，成为贯彻落实推进“大气十条”的着力点，让环境法律法规成为开展大气污染防治工作的利剑。

新《环境保护法》为提升执法效能奠定了基础。全国环保系统以新法实施为契机，开展了一系列执法行动，形成了强有力打击环境违法行为的高压态势。《大气污染防治法》的出台，梳理整合了燃煤和其他能源污染、工业污染、机动车船等污染、扬尘污染、农业和其他污染五个方面，提出具体治理措施。同时，规划提出了重点区域大气污染联合防治、重污染天气应对等具体指导措施。赋予地方政府更多的权力来管理施策，对不符合规定、不达标的企业形成威慑。以北京、石家庄、济南等为代表的城市也积极运用地方立法权，根据当地需求制定了更高标准、更为严格的管理制度和相应的行政处罚制度，出台了各自的《大气污染防治条例》，有力地补齐了当地大气污染防治工作缺少法律法规的短板，大气污染防治法律制度不断健全。

同时，十三届全国人大常委会成立后，也把《大气污染防治法》执法检查作为监督工作的重中之重，严厉打击超标排放大气污染物等环境违法行为，大大提高了环境执法力度，为环境执法提供了坚实后盾。2017 年，全国实施行政处罚案件 23.3 万件，罚没款数额达 115.8 亿元，比新《环保法》实施前的 2014 年增长了 265%，其中山东、河北、广东罚没款数额均超过 10 亿元。

### （四）加强督查力度，推动重点工作落实

督查检查工作是党的工作的重要组成部分，是推动党的决策落实的重要

手段。开展大气污染防治强化督查，是落实地方党委政府和有关部门大气污染防治责任以及企业环保守法责任必不可少的环节。

通过重拳出击，层层传导大气污染防治压力，确保工作分工落地见效；加大打击环境违法行为力度，实现守法常态化。2018 年，生态环境部将共动用约 1.8 万人（次）对“2 +26”城市总体安排 200 个左右的督查组，汾渭平原 11 个城市总体安排 90 个左右的督查组进行督查，全力推动落实大气污染防治重点工作。

## 三　以科技为支撑，推动污染防治精细化

### （一）科学施策，推动大气污染防治精细化管理

第一，初步建成天地空大气环境综合立体观测网，形成重污染天气预测预报、全过程监测和成因快速分析的基础能力。目前，中国重污染天气预报的空间精细化、预报时长等能力大幅提升，重污染过程预报准确率接近 100%。整合环保、气象、高校、中国科学院等方面的科研资源，初步建成中国最大规模的多要素、天地空大气环境综合立体观测网，包括 252 个空气质量常规监测站、38 个颗粒物组分站、4 个超级观测站、5 台走航观测车、28 台地基激光雷达站以及观测卫星等。预报技术精细化发展，为科学指导各地分级、分时有序启动预警应急奠定了基础。

一是预测预报更加精细。中国重污染天气预报的空间精细化、预报时长等能力大幅提升，重污染过程预报准确率接近 100%。预报技术精细化发展，为科学指导各地分级、分时有序启动预警应急奠定了基础。各地提前 1 ~2 天采取应急减排措施，降低污染累积起点，抓住了应对重污染天气的黄金期。

二是应对措施更加精准。最新确定的应急预案管控企业数量从不足 1 万家增加到近 5 万家，主要污染物减排比例大幅提升；应急响应措施更加科学可行，执行率显著提高，督查巡查发现应急措施不落实的企业低于 1%。以

2017年11月4~7日的重污染过程为例，由于提前启动应急减排措施，北京市进入重污染的时间推迟、过程缩短，$PM_{2.5}$实际浓度降低25%~30%；再以2018年1月12~22日的重污染过程为例，由于启动更加精准的应对措施，相关城市主要大气污染物减排15%~35%，$PM_{2.5}$浓度下降15%~25%。

三是科学解读更加及时有效。针对每次重污染过程，及时组织专家会商并编写污染过程分析报告、发布解读文章，通过专家解读，及时向公众说清污染过程、来源成因及应对效果，获得社会各界的广泛理解和支持。

第二，摒弃过去大气污染防治"一刀切"的粗放措施，以各地污染源排放清单为基础，通过科学分析，在重点地区、重点领域、重点行业精准发力，着力提升精细化水平。

### （二）成立大气攻关联合中心，启动大气攻关项目

自2013年"大气十条"实施以来，在"973计划"、"863计划"、国家科技支撑计划、国家重点研发计划、国家自然科学基金、公益性行业科研专项和中国科学院先导专项等一批国家科技计划的支持下，中国大气复合污染的基础研究和治理技术研发取得了积极进展。

为进一步强化组织领导，创新工作机制，推动解决大气重污染的突出难点，打好"蓝天保卫战"，国务院常务会议确定，组织开展大气重污染成因与治理集中攻关。以生态环境部牵头，在多部委、多省份的大力支持下，攻关工作取得积极的阶段性进展。组建了国家大气污染防治攻关联合中心和28个跟踪研究专家团队，实现科研组织机制的重大创新。针对京津冀及周边地区秋冬季大气重污染成因、重点行业和污染物排放管控技术、大气污染对人群的健康影响及公众健康防护等难题开展攻坚，推动京津冀及周边地区空气质量持续改善，降低大气污染相关人群健康风险，为全国和其他重点区域大气污染防治提供经验和借鉴。

### （三）建立"2+26"城市跟踪研究机制

逐步形成边研究、边产出、边应用、边反馈、边完善的科研工作模式，

着力解决科研与实际脱节、科研成果不落地的问题，响应习近平总书记"把科学论文写在祖国大地上"[①]的号召，全面支持一些地方突破大气污染防治工作"有想法、没办法"的技术瓶颈。

一是构建了精细化的"2+26"城市大气污染源排放清单。加大对规模以下企业以及散煤燃烧、餐饮油烟和工地扬尘等面源的调查摸排力度，构建并细化完善了"2+26"城市2016年、2017年的精细化大气污染物排放清单，梳理了各城市污染源构成及排放特征。

二是科学评估了治理措施的有效性。2017年各地落实各项冬防措施，共同发力促成$PM_{2.5}$浓度下降。经专家评估，2017年秋冬季"2+26"城市采取的燃煤锅炉整治和取缔、民用散煤治理、环渤海港口禁止公路运输煤炭和油品质量提升、工业企业错峰生产和应急措施四类大气环境综合整治措施的减排效果显著。其中，针对散煤排放贡献大、管理薄弱的状况，建成上万平方公里的京津保廊散煤禁燃区，治理力度大、成效显著，但京津冀及周边地区散煤治理工作仍有提升空间。

三是初步提出了重点行业治理方案。提出冶金行业"一市一策"和钢铁企业"一厂一策"的治理方案，实施分类管理。在交通运输方面，采集7万多条路段货运车大数据，建立全路网货运通道强度分布图，识别出192条高强度货运通道，提出无轨电车货运系统替代柴油车、排放遥感监测方案。在农业氨气排放方面，建立了氨气排放清单（种植业和畜牧业约占氨气排放总量的90%），提出种植业和畜牧业氨气减排措施。

四是建成重污染天气应对技术体系。构建了污染预测预报、会商分析、预警应急、跟踪评估和专家解读等全流程的应对技术体系，形成重污染事前预判、事中跟踪、事后评估的科学应对工作模式，"2+26"城市应对秋冬季重污染天气的能力显著提升。

---

① 《习近平关于科技创新论述摘编》，中央文献出版社，2016，第109页。

## 四　砥砺前行，打赢“蓝天保卫战”

2017 年，“大气十条”目标的如期实现有力推动了产业、能源和交通运输等重点领域结构优化，大气污染防治的新机制、新格局基本形成。但是，大气污染形势仍然不容乐观，以 $PM_{2.5}$ 污染为主的大气环境形势仍然十分严峻。京津冀地区仍然是全国环境空气质量最差的地区，河北、山西、天津、河南、山东 5 省市优良天气比例仍不到 60%，汾渭平原近年来大气污染不降反升，反弹比较厉害。上述地区大气污染的根本原因是二氧化硫、氮氧化物、挥发性有机物等大气污染物年排放量仍然都处于千万吨级的高位，远远超过环境容量，因而持续减排的压力仍十分巨大。

### （一）提高战略意识

党的十八大以来，以习近平同志为核心的党中央把生态文明建设作为统筹推进“五位一体”总体布局和协调推进“四个全面”战略布局的重要内容。全国生态环境保护大会深刻回答了为什么建设生态文明、建设什么样的生态文明、怎样建设生态文明的重大理论和实践问题。党中央、国务院高度重视生态环境保护工作。李干杰部长多次强调，打好污染防治攻坚战，重中之重是要打赢“蓝天保卫战”。

习近平总书记指出：“生态文明建设正处于压力叠加、负重前行的关键期，已进入提供更多优质生态产品以满足人民日益增长的优美生态环境需要的攻坚期，也到了有条件有能力解决生态环境突出问题的窗口期。”① 因此，我们要提高战略意识，更加深刻地认识中国大气污染防治面临的严峻形势，建设一支政治强、本领高、作风硬、敢担当，特别能吃苦、特别能战斗、特别能奉献的生态环境保护铁军。

① 习近平：《坚决打好污染防治攻坚战　推动生态文明建设迈上新台阶》，《人民日报》2018 年 5 月 20 日。

### （二）切实压实责任

生态环境各级管理部门应进一步贯彻落实“党政同责、一岗双责”的要求，认真学习贯彻党中央、国务院的指导方针，落实生态环境部的有关部署，做好压力传导工作。上级环境管理部门应用好督查巡查手段，地方政府应及时处理督查发现的各类涉气问题。对巡查中仍发现同样问题的地方政府主要领导要进行约谈，对约谈后仍未采取有力措施，甚至大气污染指标不降反升的地方，要动用中央环保专项督查手段组织处理。自此，在全国范围内自上而下逐步形成强大的舆论压力，真正让付出了环境治理成本的企业放心生产，让环境成本外部化的企业举步维艰。

### （三）细化行业管控

有序推进散煤治理，宜气则气、宜电则电，因地制宜，采取多种方式实现清洁取暖。深入推进“散乱污”企业整治，加强统筹规划，分类管理，结合地方实际情况对企业采取关停或搬迁到园区等措施，进一步提升保留企业的生产工艺和污染控制技术水平，减少污染物排放。强化督查，对名义上是环保示范工业园区，实际上是“散乱污”的集中地等弄虚作假情况依法加以查处。

### （四）强化科技支撑

在取得阶段性研究成果的基础上，下一步将全面深入推进大气专项、大气攻关等科研项目的组织实施。加大攻关工作力度，进一步深化对京津冀及周边地区大气污染成因的科学认知，深入推进“2＋26”城市 $PM_{2.5}$ 精细化来源解析、高分辨率排放清单编制、重点行业治理、人体健康影响与防护措施研究等工作，深入分析“2＋26”城市污染特征和减排潜力，指导“2＋26”城市“一市一策”的三年作战计划和京津冀区域中长期环境空气质量改善路线图，为大气污染防治提供强有力的科技支撑。要固化成功经验，形成规范性指导文件，逐步向全国推广。

## （五）深化环保理念

大气污染防治不仅仅是政府管理部门和从事环保行业的科技工作者的职责，也是关乎我们每个人切身利益的一件大事。《中共中央国务院关于全面加强生态环境保护坚决打好污染防治攻坚战的意见》明确提出，要完善公众监督、举报反馈机制，保护举报人的合法权益，鼓励设立有奖举报基金。2017年“六五环境日”的主题是“美丽中国，我是行动者”，旨在进行广泛的社会动员，推动从意识向意愿转变，从抱怨向行动转变，从简约适度、绿色低碳生活方式做起，积极参与生态环境保护。① 未来，我们要进一步深化环保理念，动员公众参与大气污染防治工作，推进全民治污，对违法的排污行为进行监督举报，逐步在全社会形成崇尚生态文明的氛围，让建设美丽中国的理念深入人心，让“绿水青山就是金山银山”的理念得到深入认识和实践，结出丰硕成果。

“大气十条”的发布实施，有力推动了中国大气污染防治工作的改革创新，改变了大气污染防治理念，调整了能源、产业、交通运输结构，促进了相关法律、法规和标准的修订完善，整合了生态环境保护领域科研管理资源，为中国未来的大气污染防治工作积累了丰富的经验。

① 李干杰：《大力宣传习近平生态文明思想　推动全民共同参与建设美丽中国》，《中国环境报》2018年6月7日。

# B.3

# 基于中国人群暴露参数的水质环境健康基准研究

赵秀阁　陶 燕　王丹璐　李政蕾*

**摘　要：** 为了填补中国人群水质健康基准的空白并补充中国水质基准系统，本文利用中国人群暴露参数，采用美国水质健康基准中致癌物线性推导公式，对砷、多氯联苯和苯并（a）芘的水质健康基准进行推导，用非致癌推导公式对汞和镍的水质健康基准进行推导。基于中国人群暴露参数的汞、镍、砷、苯并（a）芘和多氯联苯的水质健康基准值分别为0.028微克/升、374微克/升、0.011微克/升、0.003微克/升和0.000033微克/升。由于水环境质量、人群暴露参数及人群暴露条件不同，中国的水质健康基准与美国、日本、欧盟和世界卫生组织的水质健康基准有所不同。本文推导得到的水质健康基准能基本代表中国人群的环境暴露特征，可在无权威数据的情况下为相关部门和相关研究提供参考。

**关键词：** 暴露参数　水质健康基准　环境健康

* 赵秀阁，中国环境科学研究院，硕士，副研究员，主要从事环境污染的人体暴露测量、评价与健康风险评估研究；陶燕，兰州大学资源环境学院，博士，教授、博士生导师，甘肃省化学会环境化学会理事，主要从事环境污染与健康、环境健康风险评价、气候变化与健康和大气化学等方面的研究；王丹璐，中国环境科学研究院，硕士，工程师，主要从事环境污染与健康方面的研究；李政蕾，兰州大学，硕士研究生，主要从事环境与健康风险评价研究。

环境基准是环境污染物对特定受体（人或其他生物等）不产生不良或者有害影响的最大剂量（无作用剂量）或者浓度，是通过科学实验即污染物与特定受体之间的剂量—反应关系确定的，不随经济和技术等人为因素改变。环境基准不仅是制定和修订环境标准的重要基础，而且是进行环境质量评价和风险防控的重要科学依据。环境基准依据环境介质的不同可分为水环境质量基准、土壤环境质量基准、空气环境质量基准等；依据保护对象的不同可分为保护人体健康的人体健康基准、保护生物的生物基准（如水生生物基准、陆生生物基准/土壤生态筛选值等）、保护生态系统的生态基准、影响能见度和气候等的物理基准以及防止不愉快异味的感官基准等；根据基准制定的方法学原理不同分为毒理学基准（包括健康基准和生态基准）和生态学基准（包括营养物基准）。①

水环境质量基准简称水质基准（Water Quality Criteria，WQC），是指水环境中的污染物质或有害因素对人体健康、水生态系统与使用功能不产生有害效应的最大剂量或水平。② 水质基准可分为保护水生生物及其使用功能基准（简称水生生物基准）、保护人体健康基准、营养物基准、沉积物质量基准和生物学基准等，其中人体健康水质基准是只考虑饮水和（或）摄入水生生物的暴露途径时，以保护人体健康免受致癌物和非致癌物的毒性作用为目的而制定的。水质基准的基础研究始于20世纪中期③，经过很长时期的探索，20世纪80年代美国最先发布了保护人体健康水质基准的指南（1980年方法学）。④ 以此为出发点，经过近40年的发展，目前已经形成较完备的水质健康基准。韩国、日本、澳大利亚、加拿大以及欧盟等经过深入研究也

---

① 冯承莲、赵晓丽、侯红等：《中国环境基准理论与方法学研究进展及主要科学问题》，《生态毒理学报》2015年第1期。

② 《人体健康水质基准制定技术指南》，生态环境部网站，http：//kjs. mep. gov. cn/hjbhbz/bzwb/shjbh/xgbzh/201706/t20170614_ 416015. shtml，最后访问日期：2018年9月8日。

③ US Department of the Interior，*Report of the Subcommittee or Water Quality Criteria*，Washington D. C.：US Department of the Interior，1968.

④ US EPA，*Ambient Water Quality Criteria*（series），Washington D. C.：Office of Regulation and Standard，1980.

已相继构建了本国的水质健康基准体系。影响水质健康基准的主要因素包括区域环境特征、水体的理化性质、水生生物结构、污染物的浓度、剂量效应、生物富集及人群暴露参数等，其中不同国家或地区的人群暴露参数不同，水质健康基准可能存在较大差异。目前，水质健康基准研究已经成为国际环境保护领域发展的关键环节，并被纳入环境安全发展战略的重要任务，因此，制定基于中国人群暴露参数的水质健康基准，对于完善中国水质环境质量基准和标准体系具有重要的现实意义。

## 一　水质健康基准研究现状

### （一）国外水质健康基准研究现状

1. 水质健康基准的发展状况

美国是最早开展水质基准研究和制定工作的国家，并对其他国家和地区的基准研究产生了较为深远的影响。20 世纪初，对水质基准的研究仅仅停留在对一些污染物的生物毒性效应的研究，并获得毒性效应数据。直至 1952 年，加利福尼亚州首次发布水质基准。[①] 从 60 年代开始，应《清洁水法》的要求，开展了长期系统的研究，相继发布了水质基准文件，如“绿皮书”“蓝皮书”“红皮书”等。[②] 美国环境保护局（US EPA）成立后，出版并不断修订了水质基准，初步制定了水质基准的技术指南，经过 1983 年和 1985 年两次修订，于 1986 年颁布了“金皮书”即水质基准指南[③]，并要

① California State Water Pollution Control Board, *Water Quality Criteria*, Sacramento: California State Water Control Board, 1952.

② US Department of the Interior, *Report of the Subcommittee or Water Quality Criteria*, Washington D. C. : US Department of the Interior, 1968; NAS, NAE, *Water Quality Criteria*, Washington D. C. : National Academy Press, 1972; US EPA, *Quality Criteria for Water*, Washington D. C. : Office of Water Regulations and Standards, 1976.

③ Stephan C. E. , Mount D. I. , Hansen D. J. , et a1. , *Guidelines for Deriving Numerical National Water Quality Criteria the Protection of Aquatic Organisms and the US*, Washington D. C. : US EPA, 1985.

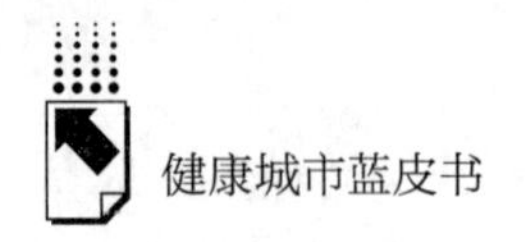


求各州针对当地水环境特点，制定本区域的水质标准。经过长期研究，形成了以保护人体健康和/或水生生物为核心的、较为完整的水环境基准体系，并不断地对其进行完善。自2000年开始，美国环境保护局陆续颁布了《推导保护人体健康的水质基准方法学》及其相关技术支持文件，规定了推导人体健康基准的步骤，并对风险评价、国家生物蓄积因子和地方生物蓄积因子进行了详细说明。① 2002年，美国发布了推荐保护人体健康的两类水质基准限值，并分别于2002年、2004年、2006年和2009年对人体健康水质基准进行多次修订。② 2015年，美国对人体健康水质基准进行了最新修订，主要补充了64种新污染物的基准值，同时更新了94种化学污染物的基准值，涉及生物积累、饮用水量、体重、水产品摄入量等多类参数。新修订的人体健康水质基准涵盖了13种金属或类金属基准值和110种有机化合物指标的基准值，此外还有病原体指标、pH值、溶解性盐浓度等项目的基准值。③

世界卫生组织对水质健康基准并没有明确的技术指南及关于基准值的规定，但早在1958年就发布了《饮用水国际标准（第1版）》，并于1963年

---

① US EPA, *Methodology for Deriving Ambient Water Quality Criteria for the Protection of Human Health*, Washington D. C.: Office of Water, Office of Science and Technology, 2000; US EPA, *Methodology for Deriving Ambient Water Quality Criteria for the Protection of Human Health (2000) Technical Support Document Volume 1: Risk Assessment*, Washington D. C.: Office of Water, Office of Science and Technology, 2000; US EPA, *Methodology for Deriving Ambient Water Quality Criteria for the Protection of Human Health Technical Support Document Volume 2: Development of National Bio-accumulation Factors*, Washington D. C.: Office of Water, Office of Science and Technology, 2003; US EPA, *Methodology for Deriving Ambient Water Quality Criteria for the Protection of Human Health (2000) Technical Support Document Volume 3: Development of Site-specific Bio-accumulation Factors*, Washington D. C.: Office of Water, Office of Science and Technology, 2009.

② US EPA, *National Recommended Water Quality Criteria*, Washington D. C.: Office of Water, Office of Science and Technology, 2002; US EPA, *National Recommended Water Quality Criteria*, Washington D. C.: Office of Water, Office of Science and Technology, 2004; US EPA, *National Recommended Water Quality Criteria*, Washington D. C.: Office of Water, Office of Science and Technology, 2006; US EPA, *National Recommended Water Quality Criteria*, Washington D. C.: Office of Water, Office of Science and Technology, 2009.

③ US EPA, *National Recommended Water Quality Criteria*, Washington D. C.: Office of Water, Office of Science and Technology, 2015.

和1971年更新后相继发布了第2版和第3版，1976年出版了《饮用水质量监督》。1984～1985年出版了3卷本的《饮用水水质准则（第1版）》，具有健康意义的化学指标为27项（无机物9项，有机物18项）；1993～1997年陆续出版了3卷本的《饮用水水质准则（第2版）》，具有健康意义的化学指标增加到131项，1998～2002年出版了准则的附录部分；2004年出版了《饮用水水质准则（第3版）》，具有健康意义的化学指标增至148项，重点修订了保证微生物安全性的方法，2008年补充了相应的附录；2011年发行了第4版《饮用水水质准则》，制定了新出现的污染物的准则值，并通过建立以健康为基础的目标，详细阐述风险识别和管理的实施办法等。[①] 准则的不断修订和完善主要为各国制定与水有关的卫生管理办法以及编制国家水质健康基准和标准提供参考。

欧盟水质基准是以一系列指令形式发布的，与人体健康基准相关的指令是由欧共体于1980年制定的EC饮用水指令（80/778/EC），对多数参数给出指导值（Guidelines）和最大允许浓度（Maximum Acceptable Concentration，MAC）两种不同的指标值；1995年进行了修订，1998年颁布实施新的指令98/83/EC，对指标参数进行了调整，强调指令的科学性；2000年欧盟颁布的"欧盟水框架指令"2000/60/EC，提出在2015年以前实现欧洲良好水环境的目标以及一系列配套标准和规定。"欧盟水框架指令"内容丰富，包含对33种对人体有害物质的浓度限值[②]，对各成员的水质基准和标准体系发展起了一定的指导作用。

日本对水质基准的相关研究始于1955年首次颁布的日本饮用水水质标准，并于1957年、1959年进行了两次修改，于1985年颁布了饮用水水质国家标准，沿用至1992年。1993年对其进行了大幅度修改，1998年、1999年和2000年进行了修订。2003年5月30日颁布了新的饮用水水质标准，其

---

① 世界卫生组织：《饮用水水质准则》，上海市供水调度监测中心、上海交通大学译，上海交通大学出版社，2014。

② EEA, *Council Directive 98/83/EC on the Quality of Water Intended for Human Consumption*, Copenhagen, E. C. , 1998.

中涵盖了水质健康基准。以此为基础，从2008年开始，几乎每年进行修订，并于2015年4月1日正式实施最新的饮水用水质基准，包括51项法定标准、26个水质目标管理项目，还有尚未确定毒性评价的需要检讨的47项，其中包括50项与人体健康相关的水质健康基准。①

除此之外，其他国家或地区也开展并制定了相应的水质基准。例如，加拿大早在1987年就制定了《加拿大水质指南》，经过多次修订，于2017年出版最新的《加拿大饮用水水质基准》，每个基准建立在与健康效应、感官效应和处理运行相关的当前已经出版的科学研究成果的基础之上，其中水质健康基准包含74项，化学指标有65项。② 韩国利用2004～2005年对4条主要河流83～113个站点进行的水质监测结果，对候选化学物质进行人体健康风险和生态风险评价，筛选出优先化学物质名单，利用美国人体健康水质基准推导方法计算出本国的人体健康水质基准。③ 2007年，韩国在已发布的砷、镉、六价铬、有机磷和多氯联苯等9项保护人体健康的水质标准基础上增加了6项，2009年又增加了2项，至2015年增加至30项，并颁布了新的标准。④ 由此可见，各国均在不断地努力研究和制定本国的水质基准和人体健康水质基准，以期更有效地管理本国的水质，保护人群健康。

2. 水质健康基准推导方法的研究进展

制定水质健康基准的目的主要是保护人体健康免受致癌和非致癌物的毒性作用，主要考虑摄入饮用水和水生生物（主要为鱼类和贝类等）带来的健康影响。早期，在研究和制定水质基准时并未对水质健康基准的制定和推导单独颁布相关技术指南等文件，但很多国家和地区的水质基准中包含与人体健康相关的基准，即早期的水质健康基准。从水质基准的推导方

---

① 日本環境省，人の健康の保護に関する環境基準，東京都千代田区，環境庁。

② Federal-Provincial-Territorial Committee, *Guidelines for Canadian Drinking Water Quality*, Federal-Provincial-Territorial Committee, 2017.

③ Youn-Joo An, Jae-Kwan Lee, Soon Cho, *The 2nd International WEPA Forum on Water Environmental Governance in Asia*, *Korean Water Quality Standards for the Protection of Human Health and Aquatic Life*, *Beppu*, Japan: Oita Prefecture, 2007-12-3 (4).

④ Ministry of Environment, *Environmental Review 2015*, *Korea*, ECOREA, 2015.

法来看，基本分为两类，即评估因子法和统计外推法，其中以统计外推法为主。

致癌物的水质健康基准推导基于人群暴露参数（体重、鱼贝类和饮水消费量等因素）、致癌潜力（化学物质的致癌风险值，一般由动物试验获取）和致癌风险水平（暴露于化学物质后导致癌症发生率的增量）。美国环境保护局在 1980 年估算致癌污染物保护人体健康的水质基准时，以 $10^{-5}$ 为终生致癌风险水平，采用线性推导方法，考虑了体重、饮水摄入量、水产品摄入量和生物富集因子（BCF）等暴露参数。在 2000 年前后更新水质基准时，仍然采用 1980 年的推导方法，但由于暴露参数的差异，计算结果略有不同。① 其中，在计算致癌污染物水质健康基准时，规定致癌风险水平为 $10^{-7} \sim 10^{-5}$，建议以 $10^{-6}$ 作为保护所有暴露人群的终生致癌风险水平。而且，美国环境保护局颁布的《致癌物风险评估指南》，提出量化低剂量致癌风险的修订方法，从而取代之前使用的线性多阶段模型，使得致癌风险评估结果更加合理。与此同时，美国环境保护局提出了非线性水质健康基准的推导方法。鉴于以前并未考虑非水源接触，此次提出相对源贡献率（RSC），用于去除其在计算中的占比（在无相关实验或调查结果时，一般取值为 20% ~80%）。② 由于生物富集因子没有考虑生物放大效应③，在推导水质健康基准时，会造成基准值偏大，因此推荐使用生物累积因子（BAF）。

非致癌污染物水质健康基准的推导，主要方法是估算其不对人体健康产生有害影响的水环境浓度。该基准推导主要基于污染物的毒性效应，因此，首先需要收集其毒性数据如参考剂量（*RfD*）等。在一般情况下，毒

---

① US EPA, *National Recommended Water Quality Criteria: 2002 Human Health Criteria Calculation Matrix*, Washington, D. C.; Office of Water, 2002.

② US EPA, *Methodology for Deriving Ambient Water Quality Criteria for the Protection of Human Health*, Washington D. C.: Office of Water, Office of Science and Technology, 2000.

③ Arnot J. A., Gobas F. A., "A Review of Bio-concentration Factor (BCF) and Bio-accumulation Factor (BAF) Assessments for Organic Chemicals in Aquatic Organisms," *Environmental Reviews*, 2006, 14 (4): 257 -297.

性数据是采用动物试验结果，并以安全系数（代表从动物外推到人类时固有的不确定性）进行校正获得的，现阶段多采用美国环境保护局发布的毒性数据库。[①] 对于缺乏毒性数据的污染物，相关值的推导方法参见《推导保护人体健康的水质基准方法学》。[②] 其次需要确定相应的暴露条件，即暴露参数的获取，一般选取各国已发布的暴露参数手册中的推荐值，包括体重、饮水摄入量和水产品摄入量等；生物累积因子可按照美国环境保护局发布的指导性文件[③]实验获得或者参考相关论文等。最后，根据参考剂量和确定的暴露条件，依据推导公式计算水质健康基准值。而非致癌污染物水质健康基准的推导中的关键性因素为参考剂量和生物累积因子。早期，美国一直采用无可见有害作用水平（NOAEL）/最小可见损害作用水平（LOAEL），2000年以后美国环境保护局倾向于应用基准剂量（BMD）和其他剂量—反应方法代替传统的“NOAEL/LOAEL”方法估算参考剂量。生物累积因子一般表示化合物在国民通常消费的水生生物可食用组织中长期的平均生物富集潜力。[④] 美国环境保护局根据化合物的离子化程度、疏水性的高低和代谢难易程度，针对不同类型的化合物，归纳出适用于非离子型有机化合物、离子型有机化合物、无机化合物和金属有机化合物等一系列推导国家生物累积因子的程序，每种程序又分别提供2~4种计算基线生物累积因子的具体方法。[⑤] 此后，美国环境保护局依次颁布了一系列风险评估指南如《化学混合物的健康风险评价指南》等，以不断完善水质健康基准推导方法，减少获取基

---

① US EPA, *Iris (Integrated Risk Information System)*, Washington, D. C.; Office of Research and Development. 2005.

② US EPA, *Methodology for Deriving Ambient Water Quality Criteria for the Protection of Human Health*, Washington D. C.: Office of Water, Office of Science and Technology, 2000; US EPA, *National Recommended Water Quality Criteria: 2002 Human Health Criteria Calculation Matrix*, Washington, D. C.: Office of Water. 2002.

③ US EPA, *Development of National Bioaccumulation Factors: Supplemental Information for EPA's 2015 Human Health Criteria Update*, Washington, D. C.: Office of Water, 2015.

④ 周忻、刘存、张爱茜等：《非致癌有机物水质基准的推导方法研究》，《环境保护科学》2005年第31期。

⑤ US EPA, *Methodology for Deriving Ambient Water Quality Criteria for the Protection of Human Health*, Washington D. C.: Office of Water, Office of Science and Technology, 2000.

准值的不确定性。

目前，大多数国家和地区采用美国的推导方法，依据美国环境保护局和世界卫生组织的基准和准则，结合本地的暴露参数进行水质健康基准的推导。此外，除采用推导公式推导水质健康基准外，美国在制定水质基准时，发现水中污染物最大污染水平（MCL）和最大污染物水平目标（MCLG）值比计算得到的水质基准值更严格，部分污染物的水质健康基准值直接采用饮用水的最大污染水平值[①]和最大污染物水平目标值。[②]

水质健康基准推导中使用的暴露参数，各个国家不尽相同。美国基本暴露参数设定成年人饮用水摄入量为2升/日，体重为70千克，相对源贡献率为20%，致癌物可接受风险水平取$10^{-6}$。世界卫生组织则设定成年人饮用水摄入量为2升/日，体重为60千克，相对源贡献率为10%～20%，致癌物可接受风险水平在$10^{-6}$～$10^{-4}$，一般默认为$10^{-5}$。

## （二）中国水质健康基准的研究现状

中国水质健康基准研究尚处于起步阶段，而且中国的水质基准的系统研究尚未全面展开。虽然经过近30年的发展，中国已经形成较为完整的水质标准体系，但由于国内水质基准研究较为欠缺，使得水质基准数据十分匮乏。因此，目前中国的水质标准大多数是依据世界卫生组织和美国等发达国家和组织的水质基准制定的，而采用国外的数据不能反映中国水环境质量的真实情况，不利于中国对水质进行科学合理的管理。近年来，水质基准的研究已受到政府及相关部门的重视，但大多数研究尚停留在借鉴国外的方法结合中国毒性数据推导中国的水质基准。有学者通过选择具有代表性的水生生物进行毒理学实验研究获得毒性数据，再参照美国环境保

① Mcgeorge L., Krietzman S., Oxenford J., *Maximum Contaminant Level Recommendations for Hazardous Contaminants in Drinking Water*, Trenton, New Jersey: New Jersey Drinking Water Quality Institute, 1987.

② US EPA, *National Recommended Water Quality Criteria*, Washington D. C.: Office of Water, Office of Science and Technology, 2009.

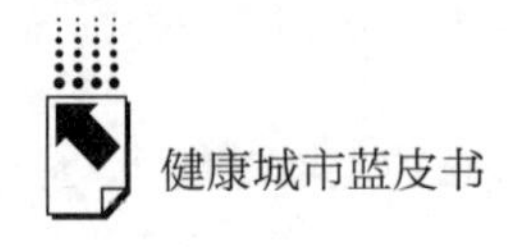


护局推荐的保护水生生物及其用途的水质基准指南，推导出丙烯腈、硫氰酸钠、乙腈、2，4-二氯苯酚和2，4，6-三氯苯酚的水生态基准。[①] 从21世纪开始，中国相继启动了“湖泊水环境质量演变与水环境质量基准研究”“我国环境基准技术框架与典型案例预研究”等水质基准研究项目，并取得了一些阶段性成果。2010年出版了中国第一部水质基准专著《水质基准的理论与方法学导论》[②]，2012年出版了《水质基准的理论与方法学及其案例研究》[③]，2015年出版了《湖泊水环境质量演变与水环境质量基准研究》[④] 等，2017年环境保护部发布了《湖泊营养物基准制定技术指南》（HJ 838-2017），标志着中国水质基准的发展迈上一个新台阶。

在人体健康水质基准方面，由于中国水环境质量、人群暴露参数及人群暴露条件等与国外存在明显差异，因此借鉴国外的人体健康水质基准对制定中国水质标准、保护中国人群健康并不理想，必须根据中国的人群暴露特点制定符合中国国情的水质健康基准。为此，中国也开展了一些初步的研究工作，首先在“湖泊水环境质量演变与水环境质量基准研究”项目的基础上，以太湖中硝基苯为研究对象，推导了其人体健康水质基准，建议太湖硝基苯人体健康基准值为11.01微克/升。[⑤] 随后，中国于2017年6月发布了《人体健康水质基准制定技术指南》，规定了人体健康水质基准制定的程序、方法和技术要求，规定了数据收集和评价、本土参数确定、基准推导、水质基准审核四个步骤。该指南的发布能够更加精准地指导中国保护人体健康的水环境质量基准的制定。人体健康水质基准的研究虽然取得一些进展，但基于中国人群暴露参数的人体健康水质基准的研究仍处于空白，因此制定符合中

---

① 罗茜、查金苗、雷炳莉、许宜平、王子健：《三种氯代酚的水生态毒理和水质基准》，《环境科学学报》2009年第11期；张彤、金洪钧：《乙腈的水生态基准》，《水生生物学报》1997年第3期；张彤、金洪钧：《硫氰酸钠的水生态基准研究》，《应用生态学报》1997年第1期；张彤、金洪钧：《丙烯腈水生态基准研究》，《环境科学学报》1997年第1期。

② 中国环境科学研究院：《水质基准的理论与方法学导论》，科学出版社，2010。

③ 吴昌丰：《水质基准的理论与方法学及其案例研究》，科学出版社，2012。

④ 吴昌丰：《湖泊水环境质量演变与水环境质量基准研究》，科学出版社，2015。

⑤ 吴昌丰：《湖泊水环境质量演变与水环境质量基准研究》，科学出版社，2015。

国特点的人体健康水质基准任重而道远，需要国家及相关部门大力支持水质健康基准制定的相关研究。

## 二　基于中国暴露参数的水质健康基准的推导

本文以汞、镍、砷、多氯联苯和苯并（a）芘为例，基于中国人群暴露参数（成人）进行水质健康基准的推导。

### （一）推导方法

根据国际癌症研究机构（IARC）对致癌物的分类，汞和镍经饮水和摄入水生生物不致癌，砷、多氯联苯和苯并（a）芘为1类致癌物，即人类致癌物（指对人类致癌证据充分）。根据美国环境保护局发布的《致癌物风险评价导则》《化学混合物的健康风险评价指南》《金属风险评估指南》等，决定采用致癌物线性推导砷、多氯联苯和苯并（a）芘三种具有致癌作用的污染物的水质健康基准，用非致癌推导公式对汞和镍的水质健康基准进行推导。

1. 致癌物的水质健康基准线性推导公式①

$$WQC = \frac{TICR}{q} \times \left[\frac{BW \times 1000}{DI + FI \times BCF}\right] \quad 式(1)$$

在式（1）中，

$WQC$——水质基准，μg/L；

$TICR$——目标增量风险，$10^{-6}$；

$q$——致癌斜率因子，$[mg/(kg \cdot d)]^{-1}$；

$BW$——体重，kg；

$DI$——饮用水摄入量，L/d；

$FI$——水产品摄入量，kg/d；

① US EPA, *National Recommended Water Quality Criteria: 2002 Human Health Criteria Calculation Matrix*, Washington, D. C.: Office of Water. 2002.

$BCF$——生物富集系数，L/kg。

2. 非致癌物水质健康基准推导公式

$$WQC = RfD \times RSC \times \left[\frac{BW \times 1000}{DI + FI \times BCF}\right] \qquad 式(2)$$

在式（2）中：

$WQC$——水质基准，μg/L；

$RfD$——参考剂量，mg/（kg·d）；

$RSC$——相关源分担率，%；

$BW$——体重，kg；

$DI$——饮用水摄入量，L/d；

$FI$——水产品摄入量，kg/d；

$BCF$——生物富集系数，L/kg。

## （二）参数的选取

1. 人群暴露参数

体重（$BW$）取60.6kg；饮用水摄入量（$DI$）取1.85L/d；水产品摄入量（$FI$）取0.0296kg/d。[①]

2. 人体致癌效应参数[②]

砷、多氯联苯和苯并（a）芘三种具有致癌作用的污染物，其致癌斜率因子（$q$）分别为1.75［mg/（kg·d）］$^{-1}$、2［mg/（kg·d）］$^{-1}$和7.3［mg/（kg·d）］$^{-1}$。

3. 人体非致癌毒性效应参数

汞和镍两种非致癌污染物的参考剂量（$RfD$）分别为$1 \times 10^{-4}$和$2 \times 10^{-2}$ mg/（kg·d）。

① 赵秀阁、段小丽：《中国人群暴露参数手册：成人》，中国环境出版社，2014。

② US EPA, *National Recommended Water Quality Criteria: 2002 Human Health Criteria Calculation Matrix*, Washington, D. C.: Office of Water. 2002.

4. 营养级和富集效应参数

汞、镍、砷、多氯联苯和苯并（a）芘的生物累积因子（*BCF*）分别为44 L/kg、47 L/kg、7342.6L/kg、31200 L/kg和30 L/kg。

5. 其他参数

非水源暴露的相对源贡献（*RSC*）为20%。

### （三）中国水质健康基准值推导结果

依据上述推导公式，利用中国人群暴露参数，我们推导出保护中国人体健康的汞、镍、砷、多氯联苯和苯并（a）芘的水质健康基准值（见表1）。

**表1　国内外水质健康基准值比较**

<table>
<tr><th>污染物</th><th>WQC<br>(μg/L)</th><th>q<br>[mg/(kg·d)]$^{-1}$</th><th>RfD<br>[mg/(kg·d)]</th><th>BW<br>(kg)</th><th>DI<br>(L/d)</th><th>FI<br>(kg/d)</th><th>BCF<br>(L/kg)</th></tr>
<tr><td>As</td><td>0.011</td><td>1.75</td><td>—</td><td rowspan="5">60.6</td><td rowspan="5">1.85</td><td rowspan="5">0.0296</td><td>44</td></tr>
<tr><td>Hg</td><td>0.028</td><td>—</td><td>$1\times10^{-4}$</td><td>3760 ~ 9000<br>(PBCF = 7342.6)</td></tr>
<tr><td>Ni</td><td>374</td><td>—</td><td>$2\times10^{-2}$</td><td>47</td></tr>
<tr><td>B(a)P</td><td>0.0030</td><td>7.3</td><td>—</td><td>30</td></tr>
<tr><td>PCBs</td><td>0.000033</td><td>2</td><td>—</td><td>31200</td></tr>
</table>

## 三　讨论及建议

### （一）本研究获得的水质健康基准值仅供参考

本研究获得的基于中国人群暴露参数的汞、镍、砷、苯并（a）芘和多氯联苯的水质健康基准值虽然能基本代表中国人群的环境暴露特征，但由于中国尚无人群水及水产品相关源分担率推荐值，因此该基准值仅供参考。水质健康基准主要受污染物本身特性、相关源的贡献率以及人群与水和水产品相关环境暴露行为模式等因素影响。就某一特定污染物而言，其理化性质、生物富集和相关毒性系数相关研究已经非常成熟，相关参数均可获取。原环境保护部分别于2014年和2016年正式对外发布了中国人群暴露参数手册，为科学准确估算水质健康基准提供了大量翔实的基础数据。由于其调查时间和经费有限，并未涵盖水质健康基准估算的全部数据，如不同营养级水产品的摄入量等。因在此次汞、镍、砷和苯并（a）芘和多氯联苯的水质健康基准推导过程中，引用了美国水质健康基准推导所引用的相关参数，给推导结果带了较大的不确定性。由于所用参数具有中国人群代表性，因此该参数在一定程度上具有中国人群代表性，在相关无权威数据发布前可供参考。

## （二）本研究获得的水质健康基准值与国外存在差异

基于中国人群暴露参数的汞、镍、砷、苯并（a）芘和多氯联苯的水质健康基准值分别为0.028μg/L、374μg/L、0.011μg/L、0.003μg/L和0.000033μg/L，与国外存在差异。其中，中国人群汞水质健康基准低于日本、欧盟和世界卫生组织，分别为其0.056倍、0.028倍和0.005倍；镍的水质健康基准低于美国，高于日本、欧盟和世界卫生组织，分别为其0.613倍、18.700倍、18.700倍和5.343倍；砷的水质健康基准低于美国、日本、欧盟和世界卫生组织，分别为其0.611倍、0.001倍、0.001倍和0.001倍；苯并（a）芘高于美国，低于日本、欧盟和世界卫生组织，分别为其25倍、0.0003倍、0.300倍和0.004倍；多氯联苯的水质健康基准低于美国，为其0.516倍（见表2）。

**表2　国内外水质健康基准值比较**

单位：μg/L

| 国家或地区 | 汞 | 镍 | 砷 | 多氯联苯 | 苯并(a)芘 |
|---|---|---|---|---|---|
| 中国 | 0.028 | 374 | 0.011 | 0.000033 | 0.003 |
| 美国 | — | 610 | 0.018 | 0.000064 | 0.00012 |
| 日本 | 0.5 | 20 | 10 | 不能检出 | 10 |
| 欧盟 | 1 | 20 | 10 | — | 0.01 |
| 世界卫生组织 | 6 | 70 | 10 | — | 0.7 |

### （三）在开展中国人群水质健康基准推导时，应选用中国人群暴露参数

中国人群环境暴露行为模式与国外存在较大差异，因此在开展中国人群水质健康基准推导时，应选用中国人群暴露参数。中国人群环境暴露行为模式，特别是与水质健康基准相关的饮水和水产品综合暴露系统与国外存在较大差异，其中饮水综合暴露系数高于美国，为其2.4倍。根据中国居民膳食调查结果，结合人群暴露参数，对比发现，中国人群水产品（总量）综合暴露系数亦高于美国，为其1.69～4.58倍。由此可见，在环境健康基准值推导过程中，如果采用其他国家人群暴露参数，将会产生较大偏差，因此在进行中国人群环境健康基准值推导时需采用中国人群暴露参数。

### （四）亟待加强水质健康基准基础研究，推动中国人群暴露参数补充和更新

目前，中国《人体健康水质基准制定技术指南》已经正式发布，但中国人群污染物相关暴露源及暴露途径的贡献率，如饮水、消费水产品以及饮食摄入和沉积物/土壤等的分担率等参数尚无本土数据。由于中国人群的膳食结构与其他国家存在较大差异，为了获得科学、合理的中国人群污染物水质环境健康基准，需要开展中国污染物相关暴露源及暴露途径分担率研究。另外，原环境保护部发布的中国人群暴露参数可以代表调查时期一定时间范围内人群的环境暴露行为模式，但随着中国城镇化、工业化步伐的加快，人群的社会经济条件和生活习惯等也会发生改变，其环境暴露行为模式亦会发生改变，因此需要定期开展中国人群环境暴露行为模式调查。

# 健康社会篇

**Healthy Society**

# B.4

## 精准健康扶贫的生动实践

### ——践行健康中国，助力脱贫攻坚

张继承　王　猛　史　伟*

**摘　要：**　因病致贫、因病返贫是中国脱贫攻坚最大的“拦路虎”。农村健康问题根源在于：农村优质卫生资源不足，三级卫生服务网络滞后；某些疾病在农村特定区域多发；农村合作医疗报销的比例低、范围窄。从改善策略来看，一是要加强乡镇卫生院诊疗能力建设，抓住医疗扶贫的源头；二是要充分利用数字化远程医疗服务，提升医疗扶贫的精准度；三是要充

* 张继承，中国人民大学博士、博士后，北京交通大学博士后，河南农业大学副教授，中国扶贫开发协会副秘书长、博士后扶贫工程中心主任，主要研究领域为循环农业、流通经济、产业安全、扶贫开发；王猛，中国扶贫开发协会博士后扶贫工程中心研究员，主要研究领域为功能农业、扶贫开发；史伟，中国扶贫开发协会博士后扶贫工程中心研究员，主要研究领域为功能农业、扶贫开发。

分发挥公益组织的力量，有效推动远程医疗扶贫工作。“于都模式”在推广思路、实施过程、未来规划等方面为有效解决农村健康问题提供了有效经验。

**关键词：** 农村　健康　精准扶贫

“健康是福，健康胜过所有的财富。”中华人民共和国成立以来特别是改革开放以来，健康领域改革发展成就显著，人民健康水平不断提高。但是，工业化、城镇化、人口老龄化以及疾病谱、生态环境、生活方式不断变化等带来的新挑战也成为国内面临的新情况，需要统筹解决这些关系人民健康的重大和长远问题。

## 一　农村健康问题根源分析

当前，中国脱贫攻坚已经到了“啃硬骨头”的冲刺阶段，要实现贫困人口到2020年全部脱贫、贫困县全部摘帽，确保贫困人口与全国人民同步奔小康，就必须找准贫困的主要原因，对症下药。那么，什么是贫困的最大诱因呢？国务院扶贫办2015年的调查数据显示，在全国现有的7000多万贫困人口中，因病致贫的占42%，远超其他因素。重大疾病已经成为横亘在贫困人口脱贫路上最大的“拦路虎”。在农村流行一个顺口溜：“救护车一响，一头牲畜白养；致富十年功，大病一日穷。”因病致贫、因病返贫主要表现在两个方面：一是直接引起劳动力短期或者长期失能，导致家庭劳动力丧失而致贫；二是由于治病而花费的医药费额度巨大导致家庭贫困。深究根源，我们可以发现以下几点。

### 1. 农村优质卫生资源不足，三级卫生服务网络建设滞后

中国新型农村合作医疗制度从试行到推广，虽然极大地缓解了参合群众“因病致贫、因病返贫”的问题。但是，由于中国贫困地区绝大多数基层乡

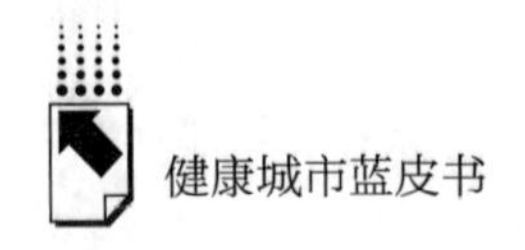


镇医院，其软、硬件条件差，很多最基本的医疗设备，如数字 X 光机、彩色 B 超、血液生化分析仪都不具备，原有诊疗设备已陈旧老化，已严重不适应现代医学发展和基层群众看病求医的需要，总体呈现出“买不起、修不起、没人用”的尴尬状况，再加上乡镇医院环境条件差、收入低，使得乡镇医院较高端医务人员“进不来、留不住”，最终导致广大老百姓普遍认为“去乡镇医院看病不放心，去城市看病难、看病贵”，也直接导致国家分级诊疗制度难以有效落实。

2. 某些疾病在农村特定区域多发

一些乡镇有相当数量的人群共患某一种疾病，改变着当地农民的命运。众多的农民同患某一种疾病，是否与当地的工业布局、生活环境、水源、食品等基本生活生存条件存在联系，值得进一步探究。

3. 农村合作医疗报销的比例低、范围窄

目前，新型农村合作医疗制度不断完善，极大地提高了农民健康水平和抵御经济风险的能力。但是，报销比例较低，实行门诊统筹的地区，门诊医疗费用报销比例一般在 20% 左右，在乡村卫生院住院的病人，报销比例一般在 70% 左右，而且有相当一部分的药费都不在报销范围内。

## 二　改善农村健康水平的策略

如何使农民群众家庭财产不因疾病而再度流失，减少因疾病带来的家庭难以承受的额外支出，解决好农民群众“看病难、看病贵”问题，帮助因病致贫群众同步实现小康，是一个值得我们深思和亟待有效解决的重大课题。

随着“健康中国”战略落地，“十三五”期间围绕大健康、大卫生和大医学的医疗健康产业有望突破 10 万亿元的市场规模。医疗健康产业也将引领新一轮经济发展浪潮，医疗服务、健康保险、创新药、精准健康扶贫及互联网医疗等细分领域将突飞猛进。

中国扶贫开发协会博士后扶贫工程中心针对农村健康问题的根源，认为应该从以下几个方面着手，探索改善农村健康水平的途径。

1. 加强乡镇卫生院诊疗能力建设，抓住医疗扶贫的源头

在农村加强基层医疗力量，推进分层诊疗体系，让贫困地区人口实现“病有良医”，而不必总是扎堆去城里的大医院看病。这既有利于遏制“小病变大病”，也能有效防范过度医疗，还可节省病患家庭的医疗费用以及来回奔波等导致的附加支出，一举多得。所以，充实并改善贫困地区和农村的医疗技术资源，是推动医疗扶贫的重要举措。

2. 充分利用数字化远程医疗服务，提升医疗扶贫的精准度

2015 年中央 1 号文件明确提出：“积极发展惠及农村的远程会诊系统，推进各级定点医疗机构与省内新型农村合作医疗信息系统的互联互通。”这是近年来中央 1 号文件针对农村医疗卫生体系的新提法。通过加强信息系统建设，完善大医院与基层医疗机构互联互通、远程会诊、资源共享的形式，缓解基层医疗机构医生资源不足、诊疗水平低、病人信任度小的状况，有助于基层医疗卫生机构留住病人、扩大农村医疗市场，从而在某种程度上缓解大医院“看病难、挂号难”的压力，有利于医疗资源的优化配置。

2015 年 9 月 11 日国务院办公厅发布的《关于推进分级诊疗制度建设的指导意见》提出，到 2017 年，基层医疗卫生机构诊疗量占总诊疗量比例要明显提升，就医秩序更加合理规范；到 2020 年，要逐步形成“基层首诊、双向转诊、急慢分治、上下联动”的分级诊疗模式，整合推进区域医疗资源共享。

2016 年的《“健康中国 2030”规划纲要》也明确提出“没有全面健康就没有全面小康”，要通过“普及健康生活、优化健康服务、加强健康保障、改善健康环境和发展健康医疗产业”，实现“共建共享、全民健康”。要大力发展基于互联网的健康服务，支持发展第三方医疗服务评价，加强健康医疗大数据应用体系建设，强化国家、区域人口健康信息工程技术能力，制定分级分类分域的数据应用政策规范，加强互联网健康服务监管。

上述一系列重大政策举措，为数字化远程医疗服务奠定了扎实的政策基

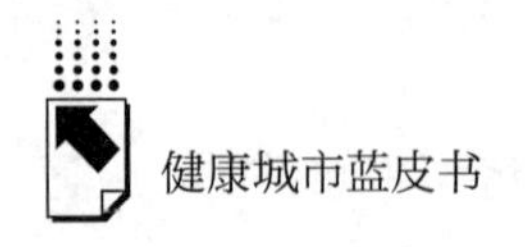


础，也为破解因病致贫、因病返贫难题指明了方向。

3. 充分发挥公益组织的力量，有效推动远程医疗扶贫工作

远程医疗实质上是传统医疗方式的有效补充，是传统医疗向电子化医疗发展的过程。但是，医疗行业作为体系复杂的社会福利性事业，仅靠行业自身实现发展和转变动力不足，而国家财力毕竟也是有限的，无论是夯实社保基础还是充实农村基层医疗资源，都需要与其他民生支出取得平衡和妥协。这就要求充分发挥社会组织广泛动员社会资源的优势，整合聚集“政府、社会、市场”多种资源，聚焦医疗扶贫。

## 三　中国扶贫开发协会博士后扶贫工程中心的健康扶贫行动

鉴于中国贫困人口的现实情况，中国扶贫开发协会博士后扶贫工程中心（以下简称“中心”）抓住医疗扶贫这个关键点，致力于遏制因病致贫、因病返贫等现象，这无疑是落实精准扶贫的有效切入口。

针对农村健康问题的根源，中心在利用数字化远程医疗的方式提升乡镇医疗水平，利用医疗科技大数据提升扶贫精准度，利用扶贫联盟走基层拓展医疗扶贫模式等方面进行了探索。

### （一）大健康医疗扶贫工程——“于都模式”

1. 工程基本设想

由于中国医疗资源稀缺长期存在，数字化远程医疗服务有助于大大改善乡镇卫生院硬件和软件条件，很好地提升医疗资源的利用率与分配均衡性，其意义在于打破地域界限，促进城乡医疗资源均等化，既可以使贫困的患者享受高水平的医疗服务，又可以使大城市的医疗资源下沉，助力基层卫生院提高诊疗水平，还有利于中国健康产业在精准分析需求大数据的基础上进行有效的推动与发展。随着国家信息化基础设施建设的逐步完善，远程医疗系统将在多种通信线路并存的情况下，向移动性、多样性、实时性方向发展，

产生极大的社会效益和扶贫效应。

基于数字化远程医疗服务这一创新性医疗扶贫方式对践行健康中国战略、完善分级诊疗制度、推动城乡医疗资源均等化、搭建互联网信息医疗服务平台、提高乡镇基层医院服务能力、节约国家公共卫生支出、降低贫困人口医疗费用、破解因病致贫和因病返贫难题等一系列重大意义的认知，中心经与有关专家团队和关联资源体反复探讨论证后，决定启动“大健康医疗扶贫工程”。该工程将以数字化 X 光机这一乡镇医院必备的最基本、最公共的医疗设施为前期突破口，探索数字化远程医疗可持续运行模式和长效扶贫机制，后期将与功能农业脱贫攻坚工程、社区扶贫惠民工程、适老性产品研发、情感扶贫等有效衔接，逐步打造更为完善的大健康产业扶贫新业态、新模式，形成真正意义上的“大健康医疗扶贫工程”。

为了推动数字化 X 光机远程医疗服务快速实施，充分发挥协会、博士后、设备企业、技术方等工程相关主体的优势，结合贫困地区乡镇卫生院实际，中心确定采用“设备免费捐赠、免费维修、低成本有偿判读和信息平台服务”的模式快速向全国贫困地区推广。

2. “于都模式”

2016 年 6 月，“大健康医疗扶贫工程”经过认真筹备，决定在红军长征出发地江西于都这一国定贫困县率先实施。具体实施办法如下。

北京航天中兴医疗系统有限公司作为工程设备方，向于都县 12 家卫生院免费捐赠由该企业自主研发生产的低剂量数字化 X 射线机（LDR），并承担设备的免费维修服务。乡镇卫生院给病人拍片后，通过宽带由北京大医院的专业影像医生进行判读，病人在 1 小时内就能收到远程诊断报告，卫生院只需从该项检查年收入中的 10% ~30% 支付远程判读咨询和信息平台专业服务费，就可以长期正常运转下去。每天每组远程医学影像专业医生可以为 20 ~30 家卫生院判片。目前，通过对于都 12 家受捐赠卫生院的动态跟踪监测和实地调查回访，项目总体运行正常，工程扶贫效应正逐步展现，得到了受捐赠卫生院、受益老百姓和当地政府的高度肯定和赞扬。

根据“于都模式”取得的成功经验，“大健康医疗扶贫工程”将以“践

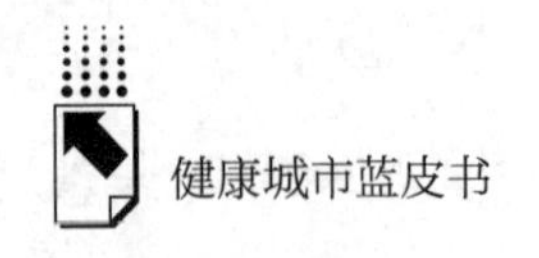



行长征精神、助力脱贫攻坚”为核心内容，按照“于都模式”分期分批向全国更多贫困地区推广。

3. 推广思路

把“健康医疗产业扶贫、减少因病致贫返贫、采集精准服务数据、有效降低医疗支出”作为项目的核心实施理念。通过“于都模式 + 贫困人口精准健康医疗服务需求数据采集 + 降低医疗支出服务模式”项目的推动，以及爱心企业开展“医疗设备”捐助活动，来传承中华民族自强不息的奋斗精神，解决中国 4 万家乡镇卫生院没有数字 X 光机这一最重要、最需要的医疗设备配置问题，支撑乡镇卫生院开展急诊、外科、内科和健康体检的日常工作。

通过“大健康医疗扶贫工程”的建设，中心将以科技创新的方法，利用国家已有的科技成果，利用市场经济的手段，通过互联网组织各大城市的医疗资源，使乡镇卫生院数字 X 射线人均检查成本从 62 元降低到 22 元，同时每年减少 6000 万份胶片、节省至少价值 18 亿元的耗材。在此基础上，组织国内的科研力量，研发智能化辅助分析软件，进一步降低人工成本，更好地服务于贫困地区农民。

4. 实施过程

（1）中心和有关资源体共同合作，组建大健康医疗扶贫项目实施团队。由中心作为“大健康医疗扶贫工程”的综合扶贫公益服务平台和高端人才服务支持平台。北京航天中兴医疗系统有限公司是 LDR 产品、部件的制造中心和智能 LDR 的研发中心。北京润秦远程医学影像科技有限公司是“LDR + 互联网”的运营服务中心。

（2）按照“于都现场经验交流会 + 北京大型捐赠仪式和授牌仪式”的总体思路有序推进，2017 年上半年召开于都现场经验交流会，争取在适当时候举行北京大型捐赠仪式。

（3）按照重点突破、先易后难、分步实施的总体思路推进具体工作，2017 年完成援建 500 个以上乡镇卫生院的日标任务，建成 3 ~ 5 家博士后医学影像研究指导培训中心、博士后医学影像软件辅助分析研发中心。

（4）认真总结分阶段工程扶贫效应报告，通过多种途径争取国家领导人和相关部委支持，逐步完善大健康医疗扶贫工程扶贫效应动态监测系统、健康数据管理中心和可视化宣传展示中心。

5. 未来规划

（1）向全国4万家乡镇卫生院捐赠价值约200亿元的数字化X射线机，发挥设备低成本、易维修、无电源增容费、耐乡村机房恶劣环境等优势。项目完成后，每天可为全国12万~20万名农民群众提供有效的X光机诊疗检查，大幅度减少贫困人口的直接或间接医疗费用。

（2）在全国医学院设立5~15个博士后医学影像研究指导培训中心（20~150名博士、教授，简称A中心），指导、培训200~300个市级医院远程判读服务中心（简称AA中心）的2000~4000名专业影像医师，彻底解决4万家乡镇卫生院无能力配备专业医学影像诊断医师的问题。每天为在乡镇卫生院接受数字拍片的12万~20万名农民群众判读书写诊断报告，通过宽带用2000~4000人代替4万人，每年用低成本的1.4亿~2.8亿元代替28亿元的基层卫生院专业医学影像诊断医师人力成本。在每年为政府节省25亿~26.6亿元的高端人力资源成本的同时，通过建立影像信息系统使网络诊断代替观片灯阅片，每年为病人减少6000万份胶片、节约18亿~36亿元的医疗耗材成本。

（3）在全国高校设立10~20个博士后医学影像软件辅助分析研发中心（简称B中心），通过5年扎实研究，实现大健康医疗扶贫工程支持下的中国人医学影像智能化辅助判读软件，确保正确率达50%以上，用技术创新扶贫，达到领先世界水平。使得AA中心的判读人员减少一半，由2000~4000人减少到1000~2000人，进一步有效降低专业医学影像诊断医师人力资源成本。通过研制并运用智能辅助软件，每年将用0.7亿~1.4亿元的更低的人力资源成本代替1.4亿~2.8亿元的人工成本。B中心将利用A中心和AA中心每天提供的12万~20万名受检者的数字图像数据和判读报告，开展人体各部位的软件智能化辅助分析研究，目的是用实用软件代替一部分影像医师高强度的脑力劳动工作。

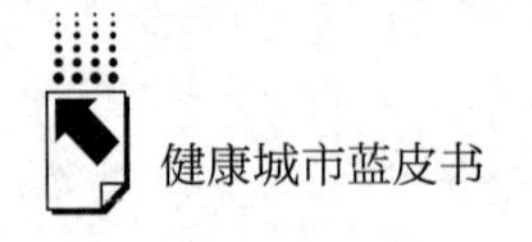


6. 项目效益

（1）政府。项目有效实施后，中国农民的看病费用每年可下降50%，每年可淘汰6000万份胶片，可节约18亿~36亿元支出，判读医师可由4万名下降到2000~4000名，诊断医师成本可由28亿元下降到1.4亿~2.8亿元。

（2）乡镇卫生院。可有效提高4万家乡镇卫生院医疗服务能力，让农民群众放心看病。

（3）农民。项目有效实施后，医疗成本可直接下降50%，可有效解决“看病难”等问题。

（4）捐赠企业。快速占领国内远程医疗服务市场，塑造有民族责任感的企业品牌形象。

（5）大城市医院远程判读中心（AA中心）。高效发挥专家技术优势，指导培训基层医生，合理增加收入。

（6）高校A中心、B中心。利用高端人才针对扶贫内容开展实用型和适宜性技术课题研究，推动远程诊疗技术进步。

（7）协会。向全国4万家乡镇卫生院捐赠200亿元的LDR，助力国家医疗扶贫，提升公益组织形象，增强自身可持续发展的造血能力，成为大健康医疗扶贫工程的一面旗帜。

### （二）医疗科技大数据精准扶贫工程

通过政府购买第三方服务的形式，鼓励企业参与到“互联网医疗精准扶贫工程·百县千乡万村网络健康扶贫行动计划”信息化公共卫生服务项目当中，一方面使各级医疗机构能以更多的手段对城乡不同县域的居民开展公共卫生健康服务，提高公共卫生服务的质量和效率，保证政府投入的公共卫生服务经费使用及监管到位，保证城乡居民真正人人享有均等化的健康服务；另一方面，通过向县级基层医疗机构提供“信息化公共卫生服务系统”，实现信息化公共卫生服务项目所需的信息化设备、软件及基层医院人才培训等，建设成公共卫生服务一体化系统，最终实现县级一体化、信息化的公共卫生服务系统。在避免政府重复投资的同时，构筑贫困地区民生保障网络系统。

中心基于对《国务院办公厅关于印发〈全国医疗卫生服务体系规划纲要（2015—2020年）〉的通知》（国办发〔2015〕14号）等相关政策的理解，认为在医疗精准扶贫方面主要致力于两个方向，分别是“建立分级诊疗体系”与“帮扶基层医疗”，通过整合深圳市云帕斯科技开发有限公司的优势资源，发起“医疗科技大数据精准扶贫”项目，专注于解决基层缺少影像医生“诊断”及缺乏高端影像设备的痛点，帮助卫计委（局）/医联体建立村医/家庭医生—卫生院—县/区级医院—市级医院—省级医院的影像分级诊断与预约转检体系。

1. 项目目标

通过构建医学影像云平台，联结区域内医院影像设备及覆盖各级医院医生，形成区域影像分级诊断与预约转检体系。目标是：

——实现村、乡、县、省、国五级医技互通互联；

——基层医院专心做好门诊和病房管理；

——让贫困地区老百姓对分级诊疗服务更满意。

2. 实施要点

（1）为县/区以下村医/家庭医生、乡镇卫生院、社区医院、小型民营医院建立起与各级大医院之间的影像传输与患者预约转检通道。该通道基于互联网/专网，切合基层需求与应用环境。有了远程专家诊断与预约转检功能，可提升群众对基层医院的信心，愿意在家门口就医，解决“看病难”问题。

（2）县/区、市、省级医院医生可以远程为基层医院阅片诊断，方便专家为基层医院服务，同时降低专家诊断门槛。

（3）县/区、市、省级医院大型影像检查设备可直接为基层患者服务（预约影像检查），方便基层患者，同时提高上级医院影像设备使用效能。

（4）具有远程培训功能，基层医生学习影像阅片诊断技能无须以集中面授的传统方式，让广大医生不用脱产便能参加远程阅片诊断技能培训，可

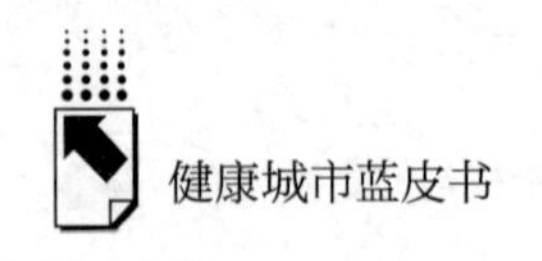


以接受大医院资深医师和专家的指导和技术传授，有助于快速培养更多满足国家医疗资质要求的医生。

（5）为卫计委（局）建立帮扶基层医疗的服务体系，以放射影像检查为切入点提升基层医疗能力与水平，为基层医院送去专家与设备，方便群众就医，推动基层首诊政策实施，是符合新医改政策的惠民工程。

3. 实施过程

（1）由县区卫计委牵头构建县区医学影像云平台，组织县区二级以上医院加入“医学影像云平台”作为阅片诊断中心（也可是申请方），向上支持对接省级乃至更高级的专家资源，向下面向乡镇卫生院、社区医院、民营医院提供阅片诊断服务。

（2）推动乡镇卫生院、社区医院、民营医院部署“阅片服务申请端”相关软件，实现基层医院影像设备连接影像云平台后选择上级专家发起远程影像诊断申请并获得诊断报告。

（3）培训乡镇卫生院、社区医院、民营医院临床医生运用影像云平台为基层患者预约上级医院影像检查，并取得检查影像和诊断报告。

4. 项目的价值

通过实施“医疗科技大数据精准扶贫”项目，将乡镇卫生院、社区医院、民营医院作为申请服务方接入影像云平台，快速部署云影像工作站软件的方式，连接“县区医学影像云平台”，达到如下目的：

——打通村医—乡镇卫生院—县级医院—省级医疗中心—国家级专家平台；

——帮助基层政府职能部门，有效监督和管理基层医院遵守政府规定，进行合规的医疗技术诊疗操作和经营；

——提供适合基层环境的、软硬整合的互联网医疗技术，以及系统性的解决方案；

——为基层县、乡、村三级医疗机构提供长期受益的、可持续的运营服务。

### （三）医疗扶贫联盟走基层活动

1. 项目目的

坚持以“政府主导、协会搭台、医院唱戏、百姓受益”为原则，组织有社会责任感、乐善好施的爱心医院参与医疗扶贫公益活动，救助因病致贫、因病返贫的广大农民，树立医疗扶贫的良好形象，扩大社会影响，助推脱贫攻坚目标圆满完成。

2. 救助病种

选择救助的病种一般是现代医学不可完全治愈的疾病，如癫痫病、肝病、皮肤病等，这类疾病往往伴随患者终身，对患者和家庭都是一个沉重的负担，也是导致农民因病致贫、因病返贫的重要因素。并且，这类疾病在新农合当中报销比例小，有些尚没有列入慢性病报销范围，这就进一步加重了患者家庭的经济负担。

3. 项目内容

（1）救助对象：以建档立卡贫困户、脱贫户为主要救助对象。

（2）资金来源：爱心医院捐赠。

（3）救助程序：

——组织爱心医院与扶贫办结合，掌握贫困患者的数量和详细情况；

——根据掌握的患者情况，爱心医院委派医生以县为单位组织为贫困患者义诊，义诊现场除了邀请名医面对面为患者诊疗以外，还接受贫困患者救助申请；

——审核申请救助的患者有关贫困证明材料，并对其疾病和达到某种临床治愈效果所需治疗费用进行专家评估，费用标准为同级医院收费标准，并将评估结果告知患者，如患者没有异议，在爱心医院接受治疗，根据费用情况可获得 3000 ~ 10000 元的救助，经县级扶贫部门推荐和确认，特困家庭可享受治疗费用全额救助；

——每季度最后一周，各爱心医院将本季度救助患者清单报扶贫协会备案。

4. 管理和监督

为了方便沟通爱心医院工作和更好地服务患者，在每家医院均设立医疗扶贫救助办公室，负责该院医疗扶贫工作。由项目部联系各爱心医院开展日常工作，并定期组织召开工作会议。

5. 扶贫效果

医疗扶贫项目所到之处，深受各级政府和贫困群众的好评。为了弘扬爱心医院的大爱大德精神，呼吁更多爱心医疗机构和爱心人士参与医疗扶贫活动，我们在全国第四个扶贫日成功举办了医疗扶贫项目成果展。截至目前，共组织 9 家爱心医院，投入 3695. 6 万元捐赠资金，先后有 30 多个县区开展了医疗扶贫救助活动，直接救助 7547 个因病致贫家庭，受益群众达 24900 余人。

## 四　健康扶贫行动工作思考

通过中心实施的大健康医疗扶贫工程、医疗科技大数据精准扶贫工程以及医疗扶贫联盟走基层活动等项目，在提升基层医疗水平、提高医疗诊断精准度、协调医疗资源平衡性、扩大医疗扶贫模式等多个层面对医疗扶贫的模式进行的探索，我们可以看到各项目在扶贫效果方面均较突出，而且形成了多方共赢的局面，具备一定的推广价值。

# B.5
# 北京市食品安全满意度调查分析报告（2015～2017）

崔淑筠　姚　芳*

**摘　要：** 近年来，党中央对食品安全问题高度重视，习近平总书记对食品安全工作多次做出重要指示。为了解北京市食品安全状况、居民对食品安全相关工作评价及诉求，查找食品安全方面存在的问题，国家统计局北京调查总队连续3年开展北京市食品安全公众满意度调查。调查结果显示：北京市食品安全形势总体平稳，居民对“四个最严”评价较高；同时，食品安全风险与隐患依然存在，食品安全保障工作任重而道远。

**关键词：** 食品安全　满意度　全链条监管　食品欺诈

## 一　调查背景

食品安全是关乎民生的重大工程，是关乎人民健康乃至民族昌盛和国家富强的重要问题。习近平总书记一直高度重视食品安全，本文首先梳理近年来党中央和国务院对做好食品安全工作所做的重要指示。

* 崔淑筠，国家统计局北京调查总队专项调查处处长，主要研究方向为统计调查、经济分析研究；姚芳，国家统计局北京调查总队专项调查处副调研员，主要研究方向为专项调查、统计分析。

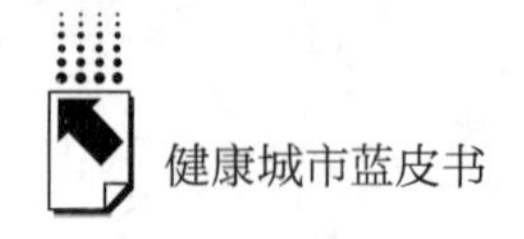



（1）在2013年的中央农村工作会议上，习近平总书记强调："用最严谨的标准、最严格的监管、最严厉的处罚、最严肃的问责，确保广大人民群众'舌尖上的安全'。"①

（2）2015年5月29日，习近平总书记在主持中共中央政治局集体学习时强调："要切实加强食品药品安全监管，用最严谨的标准、最严格的监管、最严厉的处罚、最严肃的问责，加快建立科学完善的食品药品安全治理体系，坚持产管并重，严把从农田到餐桌、从实验室到医院的每一道防线。"② 自2015年10月1日起，史上最严的《食品安全法》实施。

（3）2016年12月21日，在中央财经领导小组第十四次会议上，习近平总书记强调："加强食品安全监管，关系全国13亿多人'舌尖上的安全'，关系广大人民群众身体健康和生命安全。要严字当头，严谨标准、严格监管、严厉处罚、严肃问责，各级党委和政府要作为一项重大政治任务来抓。要坚持源头严防、过程严管、风险严控，完善食品药品安全监管体制，加强统一性、权威性。要从满足普遍需求出发，促进餐饮业提高安全质量。"③

（4）2017年1月3日，习近平总书记对食品安全工作做出重要指示："民以食为天，加强食品安全工作，关系我国13亿多人的身体健康和生命安全，必须抓得紧而又紧。这些年，党和政府下了很大气力抓食品安全，食品安全形势不断好转，但存在的问题仍然不少，老百姓仍然有很多期待，必须再接再厉，把工作做细做实，确保人民群众'舌尖上的安全'……各级党委和政府及有关部门要全面做好食品安全工作，坚持最严谨的标准、最严格的监管、最严厉的处罚、最严肃的问责，增强食品安全监管统一性和专业

---

① 中共中央文献研究室编《十八大以来重要文献选编》（上卷），中央文献出版社，2014，第673页。

② 《政治局最新一次集体学习透露的信息》，中国网，http://www.china.com.cn/news/2015-05/31/content_35702413.htm，最后访问日期：2018年8月8日。

③ 《中央财经领导小组第十四次会议召开》，民政部网站，http://mzzt.mca.gov.cn/article/ylfwgz2016/zhbd/201612/20161200888223.shtml，最后访问日期：2018年8月8日。

性，切实提高食品安全监管水平和能力。要加强食品安全依法治理，加强基层基础工作，建设职业化检查员队伍，提高餐饮业质量安全水平，加强从‘农田到餐桌’全过程食品安全工作，严防、严管、严控食品安全风险，保证广大人民群众吃得放心、安心。”①

（5）党的十九大报告强调“实施食品安全战略，让人民吃得放心”②，言语简练，内涵丰富，将食品安全上升到国家战略高度。同时，党的十九大还提出了大健康观，勾勒出了健康中国的蓝图。

北京市委、市政府也高度重视食品安全工作，已经连续13年将食品安全列为为民办的重要实事之一，以创建“国家食品安全示范城市”和“国家农产品质量安全市”为契机，努力让首都市民享受优质、安全、放心的食品。因此，了解市民对北京市食品安全状况的评价，查找食品安全方面存在的问题，对于推动北京市食品安全工作，打造食品安全首善之区具有重要意义，同时对全国加强食品安全也具有重要的借鉴意义。

## 二　调查方法

### （一）问卷调查法

为了解北京市食品安全状况，以及居民对食品安全相关工作的评价及诉求，查找食品安全方面存在的问题，为加强全市食品安全监管工作提供决策依据，国家统计局北京调查总队专项调查处自主选题、设计调查问卷，组织开展了“北京市食品安全公众满意度调查”。此项调查自2015年开始，连续开展了3年，每年都会结合当前食品安全工作形势及食品安全热点问题，

① 《习近平对食品安全工作作出重要指示强调：严防严管严控食品安全风险　保证广大人民群众吃得放心安心》，《人民日报》2017年1月4日。

② 习近平：《决胜全面建成小康社会　夺取新时代中国特色社会主义伟大胜利——在中国共产党第十九次全国代表大会上的报告》，人民出版社，2017，第48页。

调整、修改调查问卷内容。例如，史上最严的《食品安全法》、网络食品安全等热点，在调查问卷中均有涉及。

全市共调查1000个样本，调查对象为18～70岁、在京居住1年以上的居民。调查采用调查员面访方式，调查员手持掌上电脑，在人员较为密集的公共场所，拦截访问受访者；根据受访者的真实意见填写问卷，访问结束，当场将问卷上传至电脑端，保证调查结果客观公正、真实有效。

### （二）文献研究法

为保证调查结果的科学性，本文以问卷调查结果为主，以文献研究为辅，查阅相关文献，研究食品安全相关政策文件、食品安全热点事件、国内外食品安全治理经验等，佐证文章观点，充实文章内容。

## 三　调查结果

### （一）食品安全满意度情况

#### 1. 总体满意度——食品安全形势总体平稳

在政府大力推进食品安全工作的总基调下，北京市食品安全形势保持稳定。如图1所示，2017年，北京市食品安全状况满意度（受访者选择“满意”、“比较满意”和“基本满意”三项占比之和）为86.7%，与上年同期基本持平，比2015年提升8.0个百分点。其中，选择“满意”的受访者比例为19.1%，比上年同期提升4.2个百分点，连续2年攀升。同时，64.2%的受访者表示食品安全状况比上年同期有好转，说明北京市食品安全状况得到了广大居民的广泛认可。

分居住地看，镇区居民满意度最高，为92.3%，高出全市平均水平5.6个百分点，分别比城区居民和乡村居民高7.1个和5.0个百分点（见图2）。

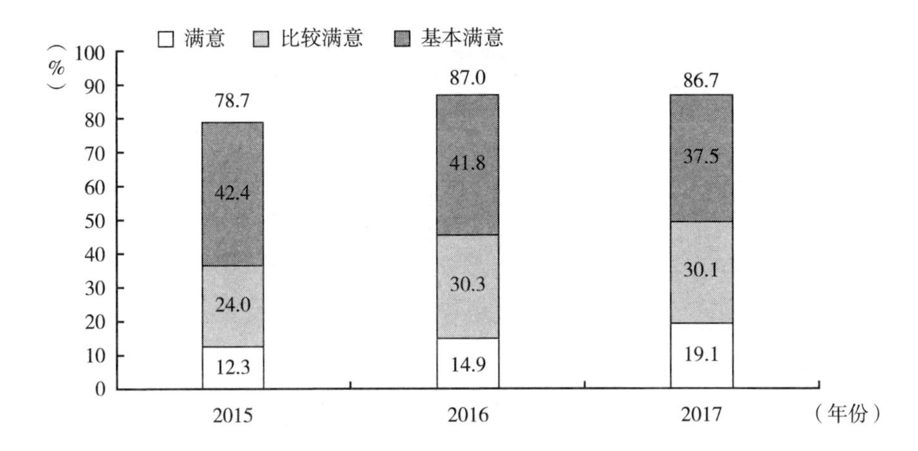


**图 1　2015～2017 年北京市食品安全状况满意度**

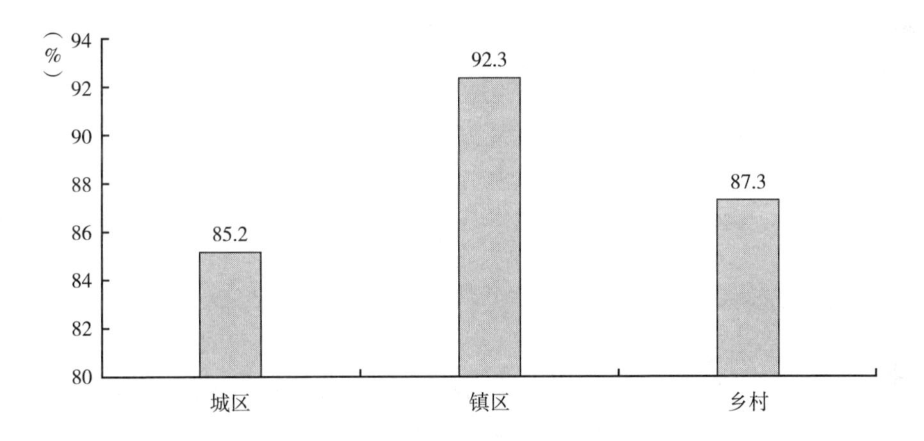


**图 2　不同居住地居民食品安全状况满意度**

2. 分项满意度——2017年各类食品安全满意度11升5降，差异化逐年缩小

（1）从满意度数值来看，调味品、粮油类、奶及奶制品位列前三，2017年安全状况满意度分别为 90. 5%、90. 0% 和 89. 7%；休闲零食居末位，满意度为 70. 6%，肉制品和饮料安全状况满意度也低于 80. 0%（见表 1）。从差值来看，不同种类食品安全状况满意度差值呈逐年缩小态势。2017 年，满意度最高值与最低值相差 19. 9 个百分点，分别比 2015 年和 2016 年缩小 8. 6 个和 4. 7 个百分点，说明北京市各类食品的安全状况呈渐趋均衡的发展趋势。

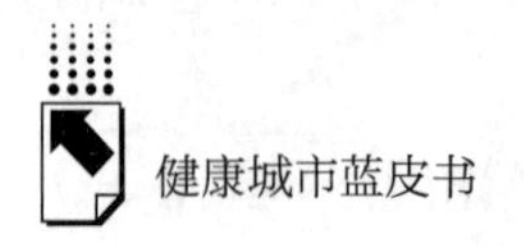


**表1　2015～2017年各类食品安全状况满意度及变动情况**

| 类别 | 2017年满意度（%） | 比上年增减（百分点） | 排名 | 2016年满意度（%） | 排名 | 2015年满意度（%） | 排名 |
|---|---|---|---|---|---|---|---|
| 调味品 | 90.5 | 4.6 | 1 | 85.9 | — | — | — |
| 粮油类 | 90.0 | -0.5 | 2 | 90.5 | 2 | 86.6 | 1 |
| 奶及奶制品 | 89.7 | 4.7 | 3 | 85.0 | 8 | 77.5 | 3 |
| 蛋禽类 | 88.5 | -0.7 | 4 | 89.2 | 3 | 81.7 | 2 |
| 饮用水 | 87.8 | 1.8 | 5 | 86.0 | 6 | 74.2 | 7 |
| 豆制品 | 85.3 | -3.0 | 6 | 88.3 | — | — | — |
| 水产品类 | 84.6 | 0.7 | 7 | 83.9 | 9 | 76.8 | 4 |
| 婴幼儿配方奶粉 | 84.5 | 5.3 | 8 | 79.2 | — | — | — |
| 酒 | 84.0 | 2.7 | 9 | 81.3 | — | — | — |
| 鲜肉 | 83.9 | 2.5 | 10 | 81.4 | 10 | 69.5 | 8 |
| 婴幼儿食品 | 83.6 | 4.8 | 11 | 78.8 | 13 | 61.6 | 9 |
| 瓜果类 | 83.3 | -8.1 | 12 | 91.4 | 1 | 76.1 | 5 |
| 蔬菜类 | 80.1 | -7.7 | 13 | 87.8 | 5 | 76.1 | 6 |
| 饮料 | 76.2 | 4.3 | 14 | 71.9 | — | — | — |
| 肉制品 | 75.3 | 4.3 | 15 | 71.0 | 15 | 59.8 | 10 |
| 休闲零食 | 70.6 | 3.8 | 16 | 66.8 | 16 | 58.1 | 11 |

（2）从变动情况来看，与上年同期相比，2017年各类食品安全状况满意度11升5降。

3. 食品安全相关工作评价——食品安全标准评价最高，处罚和问责仍需加码

习近平总书记提出的“最严谨的标准、最严格的监管、最严厉的处罚、最严肃的问责”（以下简称“四个最严”），是各级政府开展食品安全工作的重要战略指引。因此，了解民众对政府在落实“四个最严”方面的评价，对推进食品安全保障工作具有重要的参考意义。调查显示，居民对“最严谨的标准”评价最高，满意度为89.1%，其次是对“最严格的监管”的评价，满意度为82.6%；再次是对“最严肃的问责”的评价，满意度为77.1%；对“最严厉的处罚”的评价最低，满意度为74.0%，低于最高值15.1个百分点（见图3）。说明北京市在食品安全处罚和问责方面与民众期待还存在差距。

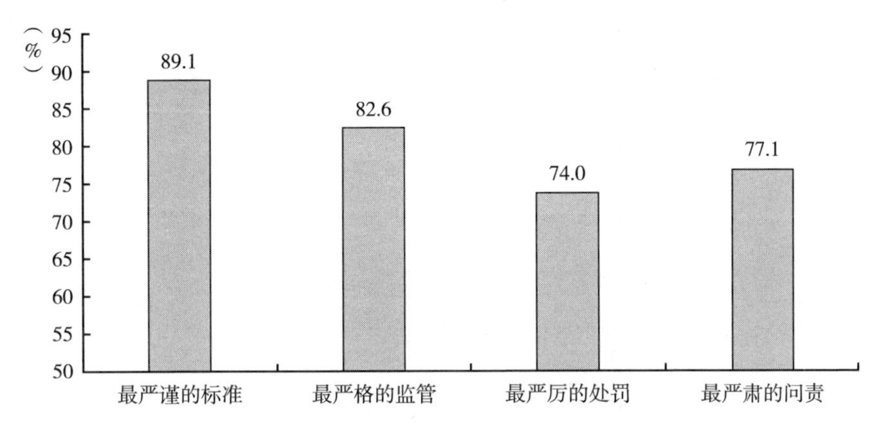


**图3　居民对“四个最严”的满意度**

## （二）居民对食品安全诉求

“民以食为天，食以安为先。”食品安全是人民群众最大的期盼。随着经济社会的发展，人民群众对食品的消费正由“量”的需求升级为对“质”的追求，同时更加注重自身食品安全素养的提升。调查显示，居民对食品安全知识需求强烈，网络食品安全信息需理性看待。

1. 食品安全知识需求强烈，内容呈多样化特点

调查显示，北京市居民对食品安全知识具有强烈的了解和学习意愿，需求内容覆盖食品安全的方方面面（见图4）。

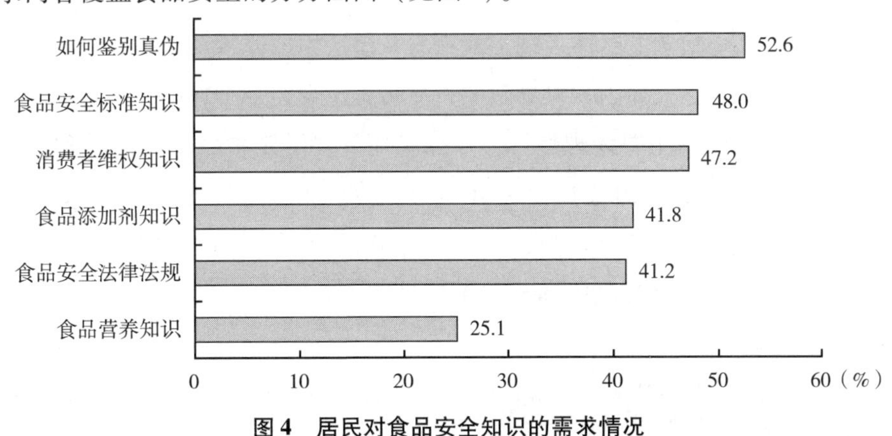


**图4　居民对食品安全知识的需求情况**

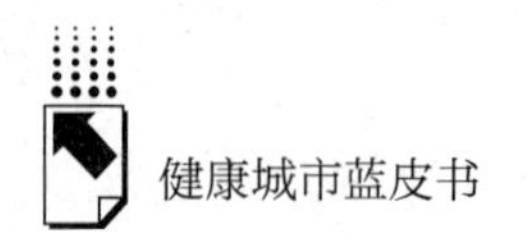

2. 传统媒体仍是获取食品安全信息的主渠道，网络信息需理性看待

从信息获取渠道来看，传统媒体仍占主导地位（见图5）。

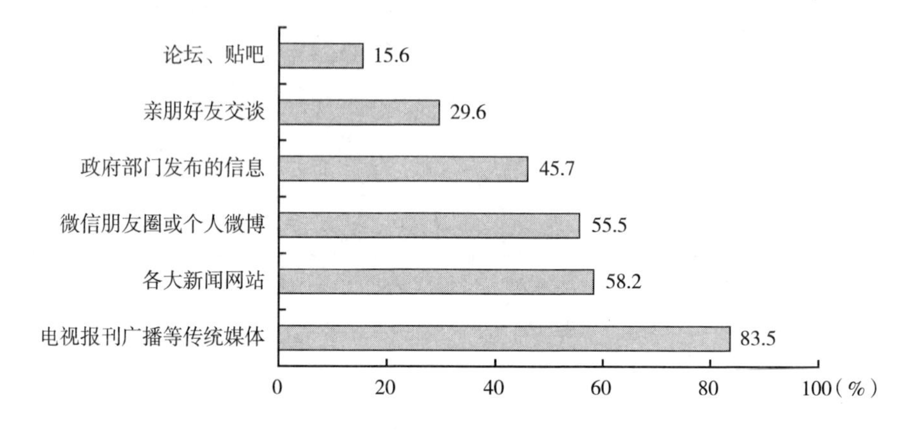


**图5　居民获取食品安全突发事件相关信息的渠道**

## （三）食品安全存在的问题

当前，北京市食品安全形势总体平稳，但风险与隐患依然存在，食品安全保障工作任重而道远。

1. 生产加工环节仍是首要风险点，亟须重视食品欺诈①和食品污染问题

从食品安全链条来看，居民认为生产加工环节最易发生食品安全问题（见图6）。

从食品安全问题的具体表现形式来看，违法添加非食用物质、滥用添加剂及由外界环境、人为因素等导致的食品污染出现在多个环节。

（1）食品欺诈主要体现在：生产加工环节“滥用食品添加剂”和“违法添加非食用物质”的选择比例分别为85.6%和73.8%；种植养殖环节“超剂量使用添加剂”和“使用违禁药品或物质”的选择比重分别为67.9%和58.3%；食品销售环节“销售过期食品”和“以假充真、以次充

① 唐晓纯、李笑曼、张冰妍：《关于食品欺诈的国内外比较研究进展》，《食品科学》2015年第15期；杨杰、高洁、苗虹：《论食品欺诈和食品掺假》，《食品与发酵工业》2015年第12期。

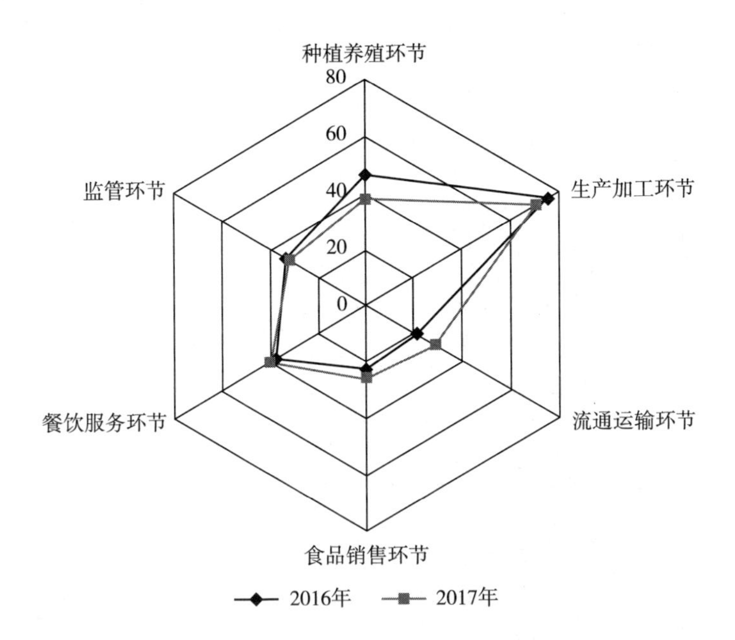


**图6　居民认为最易出现食品安全问题的环节**

好”的选择比例分别为67.8%和67.4%（见表2）。随着现代科技水平发展日新月异，食品欺诈、食品掺假形式更具多样性、复杂性和规避性，加大了食品安全问题的严重程度，容易造成消费者恐慌，给政府监管工作带来了巨大挑战。

（2）食品污染主要体现在：种植养殖环节“农药残留超标”的选择比例为91.2%；餐饮服务环节“餐厨废弃物重复使用”和“制作环境、食材不卫生”的选择比例分别为86.3%和84.8%；流通运输环节“不按温度等特殊要求储存、运输”和“储存食品的容器和设备污染”的选择比例分别为73.1%和71.3%；食品销售环节“散装食品不卫生”的选择比例为62.8%。

此外，“使用不安全佐料”“使用病死动物生产食品”“使用转基因原料”“土壤、水源污染”“出售污染、变质食品”“与有毒有害物质一同储存、运输”等问题的选择比例也均在50%～65%。

**表 2　居民选择各环节最易出现的食品安全问题**

单位：%

| 环节 | 食品安全问题 | 选择比例 |
| --- | --- | --- |
| 种植养殖环节 | 农药残留超标 | 91.2 |
| | 超剂量使用添加剂 | 67.9 |
| | 使用违禁药品或物质 | 58.3 |
| | 土壤、水源污染 | 53.6 |
| | 屠宰未经检疫的牲畜 | 40.9 |
| | 不按规定使用兽药 | 34.7 |
| 生产加工环节 | 滥用食品添加剂 | 85.6 |
| | 违法添加非食用物质 | 73.8 |
| | 使用病死动物生产食品 | 60.4 |
| | 使用转基因原料 | 53.6 |
| | 商品使用虚假标识 | 39.5 |
| | 包装材料不符合要求 | 38.9 |
| 流通运输环节 | 不按温度等特殊要求储存、运输 | 73.1 |
| | 储存食品的容器和设备污染 | 71.3 |
| | 与有毒有害物质一同储存、运输 | 51.4 |
| 食品销售环节 | 销售过期食品 | 67.8 |
| | 以假充真、以次充好 | 67.4 |
| | 散装食品不卫生 | 62.8 |
| | 出售污染、变质食品 | 52.1 |
| | 出售病死动物 | 42.9 |
| 餐饮服务环节 | 餐厨废弃物重复使用 | 86.3 |
| | 制作环境、食材不卫生 | 84.8 |
| | 使用不安全佐料 | 61.3 |
| 监管环节 | 执法部门抽检力度不够 | 83.6 |
| | 对违法行为处罚力度不够 | 82.4 |
| | 部分食品安全标准较低 | 47.5 |
| | 舆论监督力度不够 | 39.2 |

2. 网购食品问题突出，多集中在快餐和休闲零食

随着网络购物行为的日益普及，网购食品、网络订餐在满足消费者“足不出户，尝遍各地美食”愿望的同时，其安全问题也日渐显露出来。调查显示，有 84.8% 的受访者及其家人在通过网络购买食品时遇到过安全问

题。“虚假宣传、欺诈销售”问题列首位，有53.2%的受访者选择此项，其次是“销售假品牌食品”，选择比例为43.4%（见图7）。此外，“销售‘三无’食品”和“运输过程中二次污染”的选择比例也均超三成。

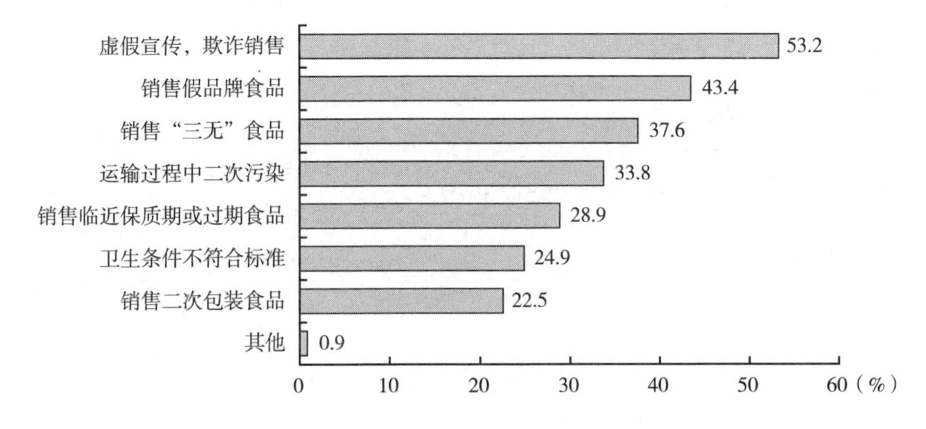


**图7　居民通过网络购买食品遇到的安全问题**

从问题食品种类来看，主要集中在快餐和休闲零食。当被问及“您或家人通过网络购买的问题食品主要集中在哪些方面”时，分别有42.2%和40.8%的受访者选择快餐和休闲零食，选择自制食品和蔬菜瓜果的受访者也均在20%以上（见图8）。

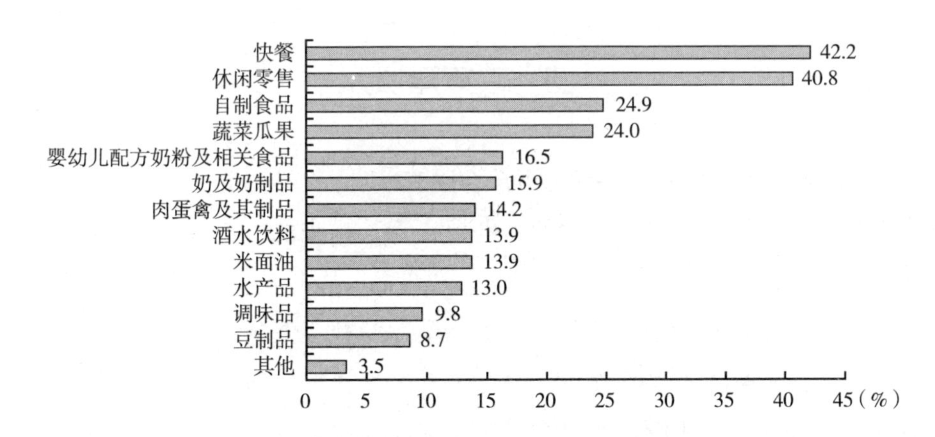


**图8　居民通过网络购买的“问题食品”种类**

3. 食品安全监管、处罚力度仍需提升

居民在对政府相关工作给予充分肯定的同时，对加大监督检查和违法查处力度仍有强烈的需求。调查显示，有26.0%的受访者对“最严格的处罚”落实效果表示“不太满意”和“不满意”。当被问及“您认为在监管环节最易出现哪种安全问题”时，选择“执法部门抽检力度不够”和“对食品安全违法行为处罚力度不够”的受访者比例均超八成，分别为83.6%和82.4%。此外，有47.5%的受访者选择“部分食品安全标准较低”（见图9）。

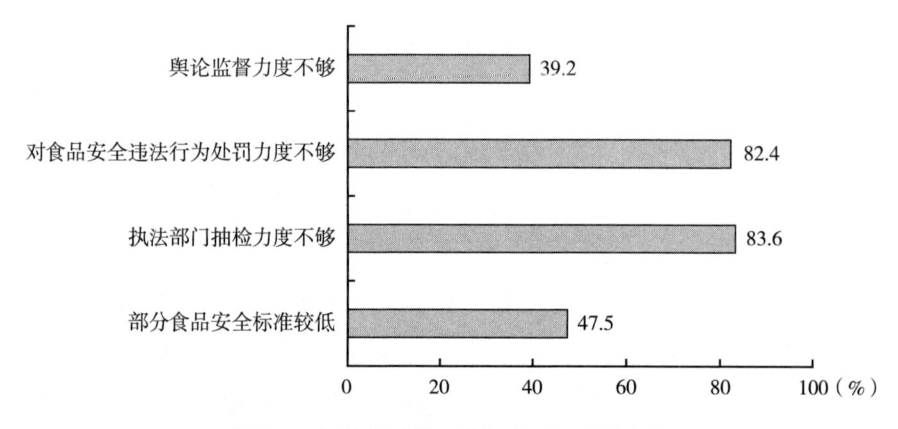


**图9　居民认为监管环节最容易出现的问题**

## 四　政策建议

1. 加大违法惩处力度，完善食品安全国家标准

食品安全既是“产”出来的，也是“管”出来的。自2015年10月1日史上最严《食品安全法》实施以来，对食品安全违法行为惩处力度不断加大，但与居民期待仍有差距，“重典治乱”是社会公众对食品安全治理的强烈诉求。调查显示，有78.8%的受访者认为“加大违法行为处罚力度”对推进食品安全治理工作最有效。因此，应完善食品安全违法行为刑事问责机制，保持严打违法行为的高压态势。

《“健康中国2030”规划纲要》指出：“完善食品安全标准体系，实现食品安全标准与国际标准基本接轨。”严谨的食品安全标准是保障“舌尖安全”的基础。调查结果显示，有49.3%的受访者希望继续提高食品安全标准。从食品类别来看，受访者最期待提高蔬菜类、粮油类和鲜肉的安全标准，选择比例分别为62.9%、57.2%和49.9%。此外，婴幼儿食品、瓜果类、肉制品、奶及奶制品、蛋禽类的选择比例在30%左右（见图10）。建议从居民需求出发，提高相关领域食品安全国家标准，逐步对接国际标准，如蔬菜的农药残留标准、粮油加工过程中添加剂使用标准等。

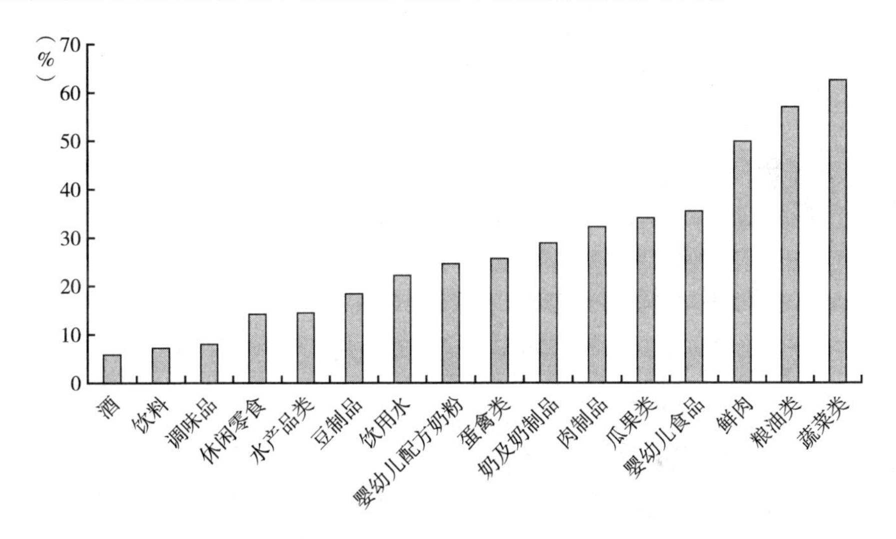


**图10　居民期待提高安全标准的食品种类**

2. 着力解决突出问题，以点带面做好全链条监管

一是针对滥用食品添加剂、添加非食用物质、食品污染等问题，一方面加大抽样检验力度，提高检验检疫标准，做好各环节安全隐患点的监测、跟踪和分析，防患于未然。调查结果显示，有49.1%的受访者建议“提高抽检频次和检验检疫标准”。另一方面，借鉴国际先进经验，建立中国的食品欺诈和掺假信息库，这样有利于快速有效地应对突发食品安全事件，降低其危害程度。

二是加强对重点区域的日常监管。调查显示，对于亟须加强监督检查的区域，受访者的意见主要集中在“小作坊等小型食品加工聚集区、集贸批发市场、校园及周边”，选择比例分别为72.0%、65.1%和60.8%（见图11）。

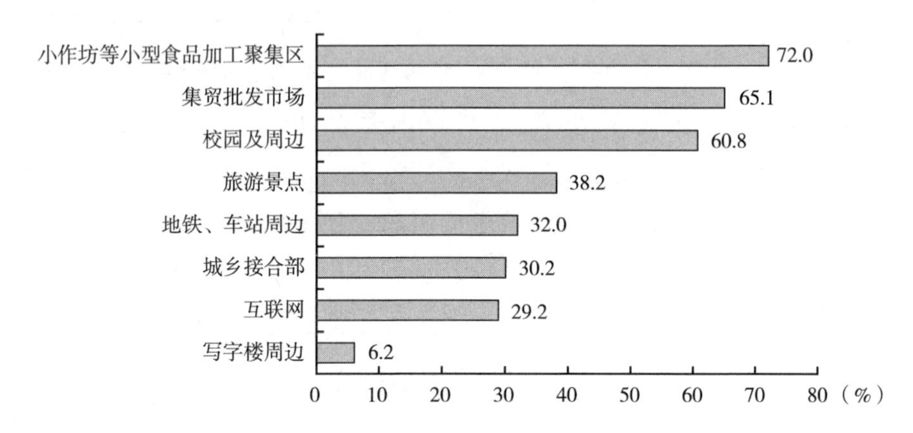


**图11　居民认为需要加强监督检查的区域**

三是强化网络食品监管工作，厘清政府、网络食品交易平台、入网商户之间的权责关系，加强对平台和卖家的问责追责，积极规范和引导网络食品交易，引导其良性发展。

3. 鼓励民众参与，推动食品安全社会共治

食品安全治理不能单纯依靠“自上而下”的政府监管，同时需要“自下而上”的民众和社会力量参与。建议如下：一是完善社会舆论监督机制。调查结果显示，有55.6%的受访者希望加大媒体网络的曝光力度。应充分发挥新闻媒体力量，督促、监督食品企业依法生产经营。二是加强科普宣教，针对不同群体需求，开展有针对性的宣传活动。调查显示，年轻人对“如何鉴别真伪”和“消费者维权”知识需求更高，中年群体更关注“食品安全标准”和“食品添加剂”知识，老年人更需要普及“食品安全法律法规”。三是畅通消费者维权渠道，采取举报奖励机制，激发公众主动参与食品安全治理。

# 健康服务篇

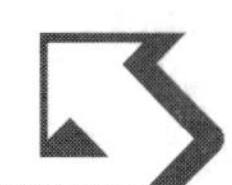

**Healthy Service**

**B**.6

## 中国居民健康服务需求与供给均衡性研究

郝晓宁　刘 志　薄 涛　刘志业*

**摘　要：** 从健康服务需求与供给两个层面，在分析居民的健康服务需求发展与变化情况及目前服务供给的体系发展沿革与趋势的基础上，剖析目前供给与需求之间不均衡、不适应的表征与原因，认为由关注治疗疾病向更加关注预防疾病和损伤、更加关注维护和提高公众健康水平转变，恰在其时。应该进一步创建健康优先的政策环境，优化健康资源配置，推动健康科技发展与创新，丰富与拓展健康服务的内容，以提高国民

* 郝晓宁，博士，国家卫生计生委卫生发展研究中心公共卫生与风险管理研究室主任，主要研究方向为公共卫生政策、风险管理、老年健康；刘志，国家卫生计生委卫生发展研究中心助理研究员，主要研究方向为公共卫生政策、风险管理；薄涛，博士，中国农工党青岛市委员会副主委，主要研究方向为公共政策、社会保障；刘志业，硕士研究生在读，山东省聊城市第二人民医院，主要研究方向为公共卫生政策。

健康水平，实现健康中国战略目标。

**关键词：** 健康需求 健康服务供给 均衡性分析 健康中国

随着社会经济的发展以及医学的不断进步，医学社会化趋势日益明显。与此同时，患者的就医观念也在逐渐转变，对健康和养生保健的需求不断提高。在21世纪召开的全国卫生与健康大会上，健康发展被确定为国家"优先发展战略"。① 随后召开的党的十九大又明确提出："实施健康中国战略。""要完善国民健康政策，为人民群众提供全方位全周期健康服务。"② 因此，医疗服务的提供者亟须更新服务理念，完善服务模式，为患者提供全方位的、涵盖从孕育出生到临终关怀的全疾病周期和全生命周期的医学性和非医学性健康维持、健康促进和疾病治疗、机能恢复等集合的健康服务。

## 一 城乡居民的健康服务需要分析

健康事业的发展给老百姓带来了切实的健康福祉，增强了人民群众的获得感，切实维护了中国公民的健康权。通过中国政府一直以来的努力，中国居民的健康水平有了大幅提升，人均期望寿命大幅增长，从中华人民共和国成立初期（1949年）仅35岁提高到1980年的67岁，目前人均寿命已达76.7岁（2017年）；孕产妇死亡率，1990年为94.7/10万，到2017年下降为19.6/10万；婴儿死亡率、5岁以下儿童死亡率均得到极大控制，分别从1980年的48.0‰、62.4‰下降到2017年的

① 《习近平：把人民健康放在优先发展战略地位》，新华网，http：//www.xinhuanet.com//politics/2016-08/20/c_ 1119425802.htm，最后访问日期：2018年8月28日。

② 习近平：《决胜全面建成小康社会 夺取新时代中国特色社会主义伟大胜利——在中国共产党第十九次全国代表大会上的报告》，人民出版社，2017，第48页。

6.8‰、9.1‰。[①] 城乡之间差距不断缩小。居民主要健康指标优于中高收入国家平均水平，用较少的投入取得了较高的健康绩效，提前实现联合国千年发展目标。

### （一）居民两周患病率升高，但疾病严重程度下降

居民两周患病率是指每百名被调查者中两周内患病伤的例数，是测量居民健康服务需要的一个重要指标。近年来，中国居民两周患病率呈现持续升高趋势，但是反映疾病严重程度的两周患病卧床率、每千人两周卧床天数均较2008年有所下降，农村降幅大于城市（见图1、图2、图3）。

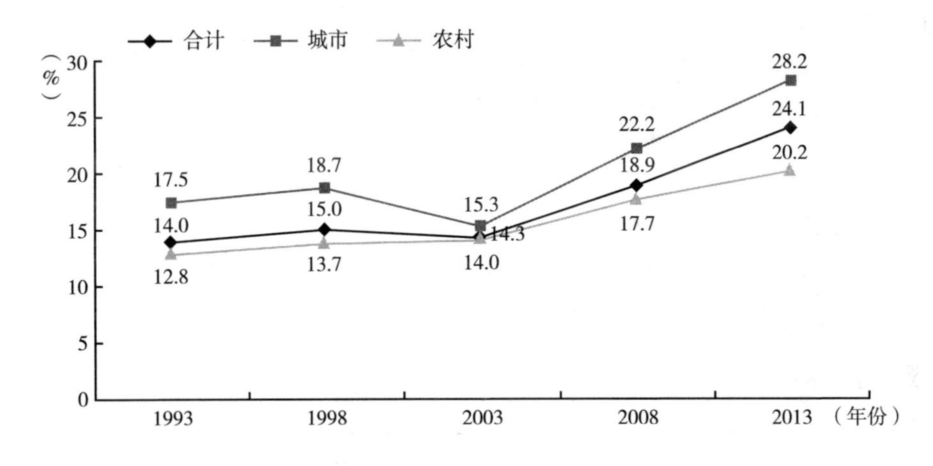


**图1　被调查人口两周患病率（1993~2013年）**

2013年，被调查地区居民两周患病率为24.1%，城市、农村分别为28.2%和20.2%。[②] 在城市地区，东部明显高于中部和西部，中部和西部地

① 国家卫生健康委员会：《2017年我国卫生健康事业发展统计公报》，中国政府网，http：//www.moh.gov.cn/guihuaxxs/s10743/201806/44e3cdfe11fa4c7f928c879d435b6a18.shtml，最后访问日期：2018年8月28日。

② 国家卫生计生委统计信息中心：《2013第五次国家卫生服务调查分析报告》，中国协和医科大学出版社，2015。

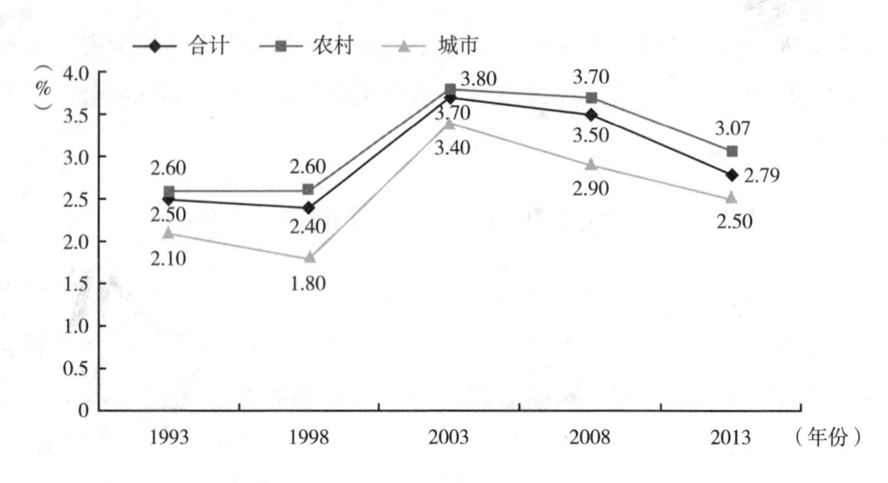


**图 2　被调查人口两周患病卧床率（1993～2013 年）**

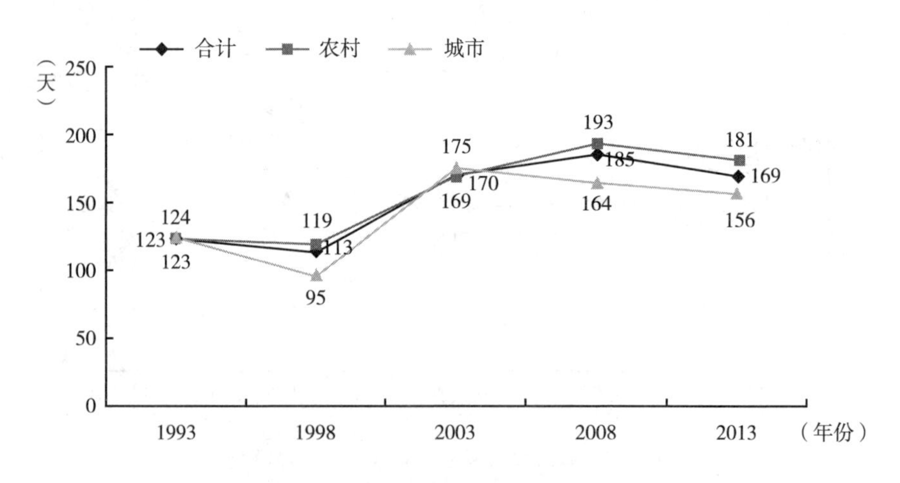


**图 3　被调查人口每千人两周卧床天数（1993～2013 年）**

区差异不大。在农村地区，东部最高，中部次之，西部最低。城市不同地区的差别小于农村，西部地区城乡差别大于东部和中部地区。1998 年以来，两周患病中慢性病所占比例持续提高，到 2013 年，超过 77% 的两周患病是慢性病，在城市这一比例更是超过了 80%。从两周患病的疾病类别看，排在前 5 位的分别是循环系统疾病，呼吸系统疾病，内分泌、营养和代谢疾病，肌肉骨骼系统和结缔组织疾病，消化系统疾病，5 类疾病合计占两周患病的 90.3%。按照疾病别分析两周患病情况，处于前 5 位的分别是高血压、感冒、糖尿病、胃肠炎和脑血管病。

## （二）慢性病患病形势严峻，成为城乡居民主要死因

慢性病已然成为全球范围内过早死亡最为主要的原因，对人类发展产生了极大负面影响。2009 年达沃斯世界经济论坛《2009 年全球风险报告》显示，在影响全球经济的众多因素中，因慢性病造成的经济负担就高达 1 万亿美元，甚至远高于全球金融危机所带来的危害。2016 年全球疾病负担研究（Global Burden of Disease Study）公布的数据显示："2016 年全球总死亡人数达 5470 万人，其中因慢性病导致的死亡人数占 72.3%。相比于 2006 年，2016 年慢性病死亡人数增加了 16.1%。在全球 70 岁以下人口中，因慢性病死亡者约占死亡人口总数的 44%，其中高收入国家占比为 26%，中低收入国家占比高达 48%。"

近年来，中国慢性病发病也呈快速上升趋势，农村地区增加了近 1 倍（见表 1）。其中，高血压、糖尿病等疾病的患病率明显增加。2012 年，全国 18 岁及以上成人高血压患病率为 25.2%，糖尿病患病率为 9.7%。癌症发病率为 235/10 万，肺癌和乳腺癌分别位居男性、女性发病首位。[①] 由慢性病导致的死亡人数已占到全国总死亡人数的 86.6%。最新的卫生计生统计数据显示，2016 年，中国城乡居民的主要死因仍然是心脑血管病、癌症和慢性呼吸系统疾病，且慢性病出院病人数和人均医疗费用持续上升。[②]

**表 1　15 岁及以上人口不同年份慢性病患病率（1993～2013 年）**

单位：%

| 地区 | 1993 年 | 1998 年 | 2003 年 | 2008 年 | 2013 年 |
|---|---|---|---|---|---|
| 城市 | 31.5 | 32.1 | 27.7 | 32 | 36.7 |
| 农村 | 16.5 | 15.5 | 15.3 | 21 | 29.5 |
| 合计 | 20.7 | 20.1 | 18.8 | 24.1 | 33.1 |

① 赫捷、陈万青：《2013 年中国肿瘤登记年报》，清华大学出版社，2013。

② 国家卫生和计划生育委员会：《2017 中国卫生和计划生育统计年鉴》，中国协和医科大学出版社，2017。

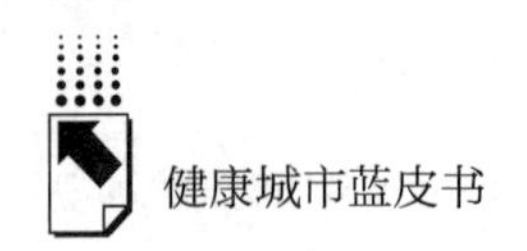



慢性病已成为危害中国居民健康的头号杀手，导致的疾病负担占总疾病负担的近70%。[①]《中国疾病预防控制工作进展（2015年）》数据显示，中国吸烟、过量饮酒、身体活动不足和高盐、高脂等不健康饮食等慢性病危险因素仍高居不下，慢性病飙升态势未得到有效遏制，拐点尚未出现，且年轻化趋势明显。中国慢性病呈现“患病人数多、患病时间长、医疗成本高、服务需求大”的特点。

## （三）人口老龄化趋势迅猛，疾病负担快速增长

21世纪伊始，中国即进入了人口老龄化快速发展阶段。2014年末，中国65岁及以上人口为1.38亿人，占总人口的10.1%，首次突破10%；2017年底，中国65岁以上人口为1.58亿人，占总人口的比例达到11.4%。其中近1.5亿人患有慢性病，即有3/4的老年人处于“带病生存”的状态。据世界银行预测，到2030年，人口老龄化可能使中国慢病负担增加40%。预计到2050年，中国每3个人中就有1个老人。

老年人口的快速增加，导致了健康服务需要量的增大。老年人群慢性病患病率、就医频次、服务利用等显著高于其他年龄组别人口。老年人对健康的自我评价并不理想，健康自评为非常好的老人仅占6.6%，在一般及以下的占75.1%。[②] 老年人的健康水平主要集中在“比较好”和“比较差”之间，也就是说大多数老年人存在或多或少的健康问题。其中，慢性病是影响老年人健康水平的主要疾病。2017年，老年人口死亡比例最高的前三种疾病分别是循环系统疾病、肿瘤和呼吸系统疾病，分别占老年人口死因的38.9%、28.6%和11.4%。而且，随着年龄的增长，患慢性病的比重也在不断提升，65岁及以上老人的慢性病患病率高达539.9‰，其中城市和农村分别为589.8‰和481.7‰（见表2）。老年人失能问题也不容乐观，在中国

---

① 国家卫生和计划生育委员会：《中国疾病预防控制工作进展（2015年）》，《首都公共卫生》2015年第3期。

② 全国老龄工作委员会第四次中国城乡老年人生活状况抽样调查，2016年。

2 亿老龄人口中，完全失能、半失能老人占 18.3%，总数可达 4000 余万人。[①] 值得重视的是，因残疾而导致的失能不可忽视。根据中国老年残疾人口发展现状预测，在 2035 年前，每年将增加 700 万以上 60 岁及以上残疾人，到 2050 年这一规模将达到 1.03 亿人。[②]

**表 2　2013 年被调查地区 15 岁及以上人口慢性病患病率**

单位：‰

| 地区 | 15～24 岁 | 25～34 岁 | 35～44 岁 | 45～54 岁 | 55～64 岁 | 65 岁及以上 |
|---|---|---|---|---|---|---|
| 城市 | 17.0 | 38.4 | 111.6 | 241.6 | 410.5 | 589.8 |
| 农村 | 12.2 | 38.2 | 118.4 | 230.0 | 367.8 | 481.7 |
| 合　计 | 14.4 | 38.3 | 115.0 | 235.4 | 389.0 | 539.9 |

资料来源：国家卫生和计划生育委员会：《2017 中国卫生和计划生育统计年鉴》，中国协和医科大学出版社，2017。

随着老年人口数量的增加、寿命的延长以及老年人个体机能因年龄增长而衰退，健康与照护问题逐渐成为老年人和社会面临的主要威胁。

## 二　卫生与健康服务供给状况

### （一）健康政策发展框架不断优化

“没有全民健康，就没有全面小康。”[③] 实现全民健康，把人民的健康放在优先发展的战略地位，这是党和国家对人民群众所做出的郑重承诺。[④] 从 1996 年召开的第一次全国卫生工作会议明确提出“以农村为重点，预防为

① 全国老龄工作委员会第四次中国城乡老年人生活状况抽样调查，2016 年。

② 郁贝红、蔡素荣：《老年残疾问题现状调查》，《中国老年学杂志》2008 年第 19 期。

③ 《习近平谈治国理政》第 2 卷，外文出版社，2017，第 370 页。

④ 中华人民共和国国务院新闻办公室：《中国健康事业的发展与人权进步》，中国政府网，http://www.gov.cn/zhengce/2017-09/29/content_5228551.htm#1，最后访问日期：2018 年 8 月 28 日。

主，中西医并重，依靠科技与教育，动员全社会参与，为人民健康服务，为社会主义现代化建设服务”的卫生工作方针以来，我们一直朝着建设有中国特色的人民医疗与卫生健康事业方向发展。从1998年开始，国家率先启动保障城镇职工基本医疗需求的社会医疗保险制度改革，此后一直致力于建立适应社会主义市场经济要求的城镇医药卫生体制，实现让群众享有价格合理、质量优良的医疗服务，人民健康水平不断提高。在2009年启动实施了新一轮医药卫生体制改革，并相继颁布了《中共中央、国务院关于深化医药卫生体制改革的意见》《医药卫生体制改革近期重点实施方案（2009—2011年)》《“十二五”期间深化医药卫生体制改革规划暨实施方案》等重要文件，围绕保基本、强基层、建机制确定了一系列改革任务。2013年，国务院出台《关于促进健康服务业发展的若干意见》。2015年10月29日，党的十八届五中全会公报正式写入“健康中国”建设。2016年8月，召开的全国卫生与健康大会明确提出新世纪的卫生与健康工作方针：“以基层为重点，以改革创新为动力，预防为主，中西医并重，将健康融入所有政策，人民共建共享。”同年10月，《“健康中国2030”规划纲要》正式发布，勾画了健康中国建设的宏伟蓝图。2017年党的十九大明确提出“健康中国战略”，成为国家优先发展战略。①

### （二）医疗卫生服务体系日益完善

经过长期发展，中国已经建立了由医院、基层医疗卫生机构、专业公共卫生机构等组成的覆盖城乡的医疗卫生服务体系。

截至2017年末，全国医疗卫生机构总数达986649个，比2016年增加了3255个；医疗卫生机构床位数为7940252张，比2016年增加了529799张（见表3)；每千人口医疗卫生机构床位数为5.72张，比2016年增加了0.35张。

---

① 中华人民共和国国务院新闻办公室：《中国健康事业的发展与人权进步》，中国政府网，http：//www.gov.cn/zhengce/2017-09/29/content_5228551.htm#1，最后访问日期：2018年8月28日。

表 3　2016 年、2017 年全国医疗卫生机构数及床位数

| 类别 | 2016 年 | | 2017 年 | |
|---|---|---|---|---|
| | 机构数(个) | 床位数(张) | 机构数(个) | 床位数(张) |
| 医院 | 29140 | 5688875 | 31056 | 6120484 |
| 基层医疗卫生机构 | 926518 | 1441940 | 933024 | 1528528 |
| 专业公共卫生机构 | 24866 | 247228 | 19896 | 262570 |
| 其他机构 | 2870 | 32410 | 2673 | 28670 |
| 总　计 | 983394 | 7410453 | 986649 | 7940252 |

如表 4 所示，2017 年全国卫生人员总数达 1174.9 万人，比上年增加 57.6 万人（增长 5.2%）。[①] 其中，卫生技术人员总数为 898.8 万人，比上年增加了 6.3%。[②]

表 4　2015～2017 年全国卫生人员情况

| 类别 | 2015 年 | 2016 年 | 2017 年 |
|---|---|---|---|
| 卫生人员总数(万人) | 1069.4 | 1117.3 | 1174.9 |
| 每千人口执业(助理)医师(人) | 2.22 | 2.31 | 2.44 |
| 每万人口全科医生(人) | 1.37 | 1.51 | 1.82 |
| 每千人口注册护士(人) | 2.37 | 2.54 | 2.74 |
| 每万人口公共卫生人员(人) | 6.39 | 6.31 | 6.28 |

2017 年末，全国中医类医疗卫生机构总数达到 54243 个，较上一年度增加 4716 个；床位总数为 113.6 万张，较上一年度增加了 27992 张。其中，中医类医院 4566 个，床位数为 95.1 万张；中医类门诊部有 2418 个，床位拥有 494 张；中医类诊所有 47214 个，均未开设病床；中医类研究机构为 45 个。2017 年末，98.2% 和 96.0% 的社区卫生服务中心和乡镇卫生院开展了

① 国家卫生健康委员会：《2017 年我国卫生健康事业发展统计公报》，中国政府网，http://www.moh.gov.cn/guihuaxxs/s10743/201806/44e3cdfe11fa4c7f928c879d435b6a18.shtml，最后访问日期：2018 年 8 月 28 日。

② 国家卫生健康委员会：《2017 年我国卫生健康事业发展统计公报》，中国政府网，http://www.moh.gov.cn/guihuaxxs/s10743/201806/44e3cdfe11fa4c7f928c879d435b6a18.shtml，最后访问日期：2018 年 8 月 28 日。

中医服务。全国中医药卫生人员总数达66.4万人，较上一年度增长了8.3%。其中，中医类别执业（助理）医师为52.7万人（增长9.3%），中药师（士）为12.0万人（增长2.6%）。[①]

随着中国医疗卫生服务体系的不断完善，医疗机构运转效率及居民卫生服务利用率都在不断增升。如表5所示，2017年，中国各医疗卫生机构总诊疗人次达到81.8亿人次，比上年增加了3.2%；全年入院总人数为24436万人，比上年增加了7.5%，年住院率为17.6%。全国医院病床使用率平均为85.0%，其中公立医院为91.3%。出院患者平均住院日为9.3日，比上一年缩短了0.1日。中医类医疗卫生机构总诊疗人次达10.2亿人次，比上年增加0.6亿人次（增长6.25%）。全国中医类医疗卫生机构出院人数为3291.0万人，比上年增加342.0万人（增长11.6%）。[②]

**表5　2016年、2017年全国医疗服务提供量**

| 类别 | 2016年 | | 2017年 | |
|---|---|---|---|---|
| | 诊疗人次数（亿人次） | 入院总人数（万人） | 诊疗人次数（亿人次） | 入院总人数（万人） |
| 医院 | 32.7 | 17528 | 34.4 | 18915 |
| 基层医疗卫生机构 | 43.7 | 4165 | 44.3 | 4450 |
| 其他机构 | 2.9 | 1035 | 3.1 | 1071 |
| 合　计 | 79.3 | 22728 | 81.8 | 24436 |

## （三）医疗健康保障水平稳步提升

从卫生总费用支出来看，2017年全国卫生总费用达51598.8亿元，其中，政府卫生支出为15517.3亿元（占30.1%），社会卫生支出为21206.8

① 国家卫生健康委员会：《2017年我国卫生健康事业发展统计公报》，中国政府网，http://www.moh.gov.cn/guihuaxxs/s10743/201806/44e3cdfe11fa4c7f928c879d435b6a18.shtml，最后访问日期：2018年8月28日。

② 国家卫生健康委员会：《2017年我国卫生健康事业发展统计公报》，中国政府网，http://www.moh.gov.cn/guihuaxxs/s10743/201806/44e3cdfe11fa4c7f928c879d435b6a18.shtml，最后访问日期：2018年8月28日。

亿元（占41.1%），个人卫生支出为14874.8亿元（占28.8%）。人均卫生总费用为3712.2元，卫生总费用占国内生产总值比重为6.2%。[①]

从居民医疗保障的角度来看，中国目前已经初步实现了以职工基本医疗保险、城镇居民基本医疗保险和新型农村合作医疗（目前，后两者正向城乡居民基本医疗保险全面过渡）为主体的全民医保。截至2016年底，中国超过13亿人参加了基本医疗保险，居民参合率达到95%以上。2016年，职工基本医疗保险基金年收入和年支出分别为10274亿元和8287亿元，比2012年分别增加4212亿元和3419亿元，年均增长率分别为15.7%和15.6%；全年城镇居民基本医疗保险基金收入和支出分别为2811亿元和2480亿元，比2012年分别增加1934亿元和1805亿元。城乡居民基本医疗保险财政补助标准继续提高，2017年各级财政人均补助标准达到每人每年450元。[②] 2016年，大病保险覆盖城乡居民超过10亿人，已基本覆盖所有城乡居民基本医疗保险参保人，各省份大病保险政策补偿比达到50%以上，受益人员实际报销比例提高了10%～15%。商业保险正在成为社会医疗保障的有效补充。第五次卫生服务调查结果显示，2013年居民购买商业医疗保险的比例为6.9%，其中，城市居民购买商业医疗保险的比例为7.7%，农村居民为6.1%。

### （四）为老健康服务体系快速发展

近年来，中国各类养老服务机构、床位和设施总量等在逐年快速增加。截至2016年底，全国各类养老服务机构和设施总数为139890个，比上一年增长了20.7%，其中养老机构为28592个，社区养老机构和设施为34924个，社区互助型养老设施为76374个；各类养老床位总计730.2万张，较上年增长8.6%，其中社区留宿和日间照料床位为322.9万张，较上年增长

① 国家卫生健康委员会：《2017年我国卫生健康事业发展统计公报》，中国政府网，http://www.moh.gov.cn/guihuaxxs/s10743/201806/44e3cdfe11fa4c7f928c879d435b6a18.shtml，最后访问日期：2018年8月28日。

② 中华人民共和国国务院新闻办公室：《中国健康事业的发展与人权进步》，中国政府网，http://www.gov.cn/zhengce/2017-09/29/content_5228551.htm#1，最后访问日期：2018年8月28日。

8.3%，每千名老年人拥有养老床位数为31.6张，比上年增长4.3%（见表6）。2016年，全国养老机构职工数为338793人，其中，管理人员占37.2%，包括护理人员在内的专业技术人才为212786人。全国志愿者服务为446287人次。

**表6　2012～2016年养老床位数变化**

| 年份 | 各类养老服务机构和设施拥有床位数 | | 每千名老年人拥有养老床位 | | 社区留宿和日间照料床位数 | |
|---|---|---|---|---|---|---|
| | 数量（万张） | 增长（%） | 数量（张） | 增长（%） | 数量（万张） | 增长（%） |
| 2012 | 416.5 | 12.8 | 21.5 | 7.5 | 19.8 | — |
| 2013 | 493.7 | 18.5 | 24.4 | 13.5 | 64.1 | 223.7 |
| 2014 | 577.8 | 17.0 | 27.2 | 11.5 | 187.5 | 192.5 |
| 2015 | 672.7 | 16.4 | 30.3 | 11.4 | 298.1 | 59.0 |
| 2016 | 730.2 | 8.6 | 31.6 | 4.3 | 322.9 | 8.3 |

老年健康与医疗卫生服务体系也在不断发展。2010～2016年，中国康复医院和护理院（站）机构、床位与人员数量均呈现逐年增加趋势。截至2016年底，在中国老年相关医疗机构中，护理院（站）、康复医院、疗养院数为317个、495个和171个（见图4）；护理院（站）和疗养院的床位数为39279张和32410张（见图5），每千老年人口床位数分别为0.12张、

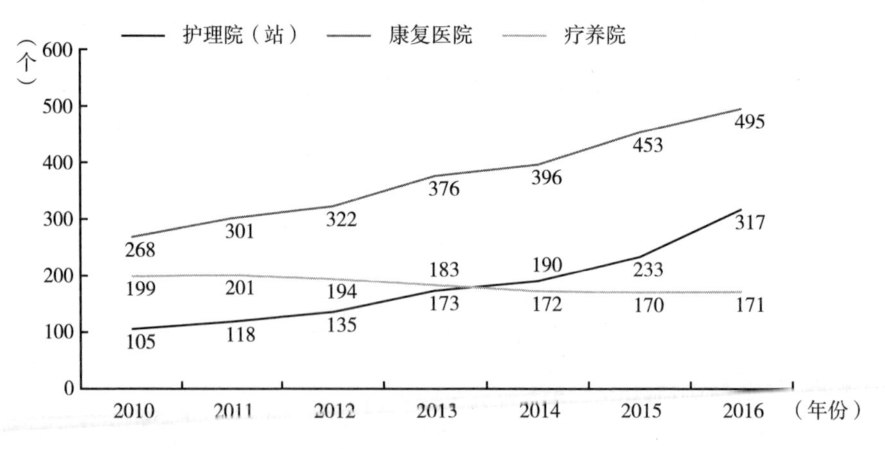


**图4　护理院（站）、康复医院、疗养院的机构数量变化趋势（2010～2016年）**

0.15 张。[①] 2016 年中国康复医院、护理院（站）、疗养院的医疗机构人员总数分别为 43807 人、15345 人、14329 人（见图 6），其中执业（助理）医师分别为 9514 人、2239 人和 3001 人。2016 年中国注册护士为 350.72 万人，其中，13736 人在康复医院工作，5571 人在护理院（站）工作，2914 人在疗养院工作。

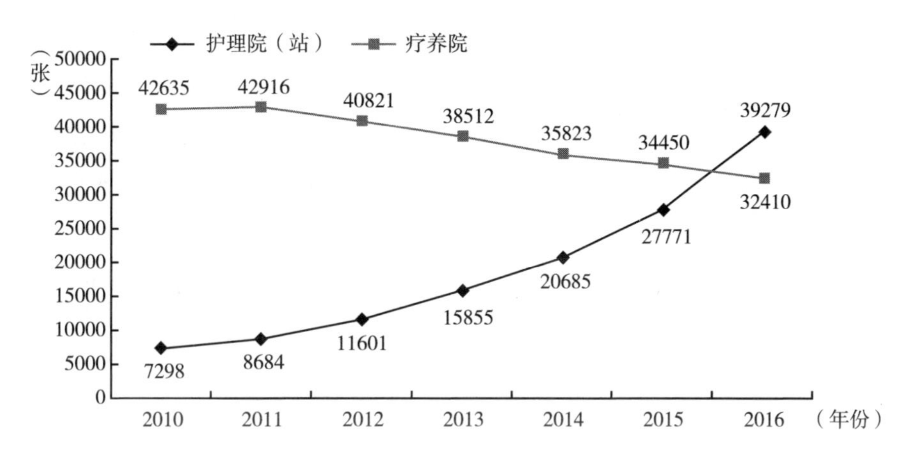


**图 5　护理院（站）、疗养院床位数量变化趋势（2010 ~ 2016 年）**

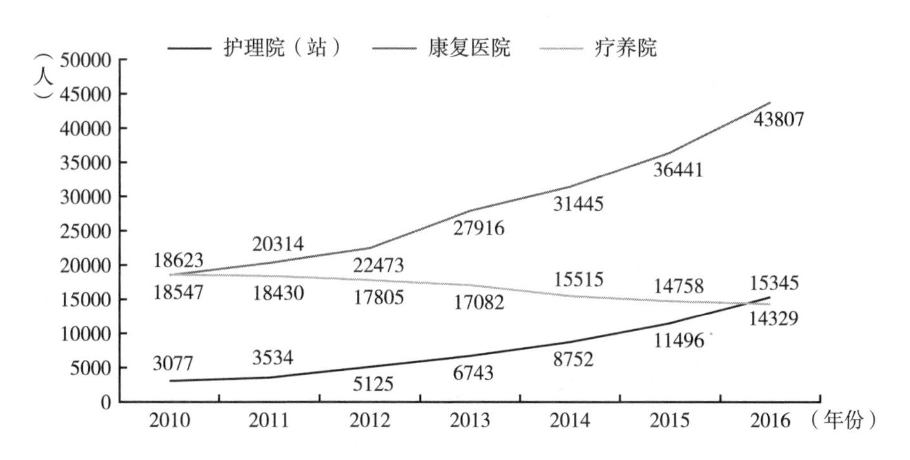


**图 6　护理院（站）、康复医院、疗养院的机构人员数量变化趋势（2010 ~ 2016 年）**

---

① 国家卫生和计划生育委员会：《2017 中国卫生和计划生育统计年鉴》，中国协和医科大学出版社，2017。

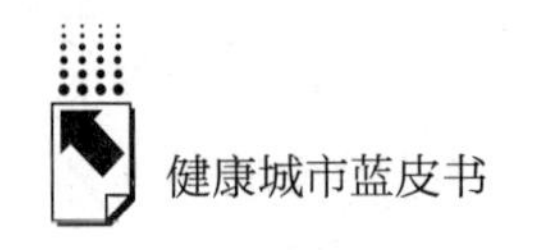


## （五）健康服务产业规模跳跃发展

健康服务产业作为全球最大的产业之一，年支出总额约占世界生产总值（GWP）的1/10左右，是全球经济发展的新引擎。2014年全球健康产业支出为74681亿美元。①

目前，中国健康服务产业链主要包括五大基本产业群：医疗产业、医药产业（含药品、医疗器械、医疗耗材等产销）、保健品产业、健康管理服务产业（目前主要有健康检测评估、健康咨询服务、调理康复、保障促进等业态）以及健康养老产业。近年来，中国健康产业快速发展，市场容量不断扩大，表现出良好快速发展的态势。2016年，中国健康服务业市场规模达到5.6万亿元，其中，保健品产业与健康养老产业的产值增长最快，8年内分别增长了487.6%和445.0%，而医疗产业、医药产业与健康管理服务产业分别增长了210.0%、194.2%和251.9%（见表7）。

**表7　2009～2016年中国健康服务产业发展情况**

单位：亿元

| 年份 | 医疗产业 | 医药产业 | 保健品产业 | 健康管理服务产业 | 健康养老产业 | 合计 |
|---|---|---|---|---|---|---|
| 2009 | 1717 | 9539 | 450 | 432 | 3399 | 15537 |
| 2010 | 2133 | 11849 | 609 | 518 | 4199 | 19308 |
| 2011 | 2746 | 15255 | 856 | 622 | 6444 | 25923 |
| 2012 | 3246 | 17083 | 1131 | 746 | 7709 | 29915 |
| 2013 | 3913 | 20593 | 1579 | 896 | 10382 | 37363 |
| 2014 | 4432 | 23326 | 2055 | 1075 | 14100 | 44988 |
| 2015 | 4850 | 25842 | 2361 | 1290 | 16442 | 49985 |
| 2016 | 5322 | 28062 | 2644 | 1520 | 18525 | 56073 |

资料来源：《2017～2023年中国大健康行业深度分析及发展前景咨询报告》，中国产业信息网，http://www.chyxx.com/research/201706/529512.html，最后访问日期：2018年8月28日。

① 《2017～2023年中国大健康行业深度分析及发展前景咨询报告》，中国产业信息网，http://www.chyxx.com/research/201706/529512.html，最后访问日期：2018年8月28日。

2013 年发布的《国务院关于促进健康服务业发展的若干意见》提出：“到2020 年基本建立覆盖全生命周期、内涵丰富、结构合理的健康服务业体系，打造一批知名品牌和良性循环的健康服务产业集群，并形成一定的国际竞争力，基本满足广大人民群众的健康服务需求。健康服务业总规模达到 8 万亿元以上，成为推动经济社会持续发展的重要力量。”因此，国家也将这一行业定位为兆亿级战略新兴产业市场。未来，随着国家医药卫生体制改革进一步向纵深发展，鼓励和支持社会资本进入医疗健康行业的政策利好，以及健康消费市场巨大增长潜力等因素的推动，必会使健康产业成为投资机构重点关注的领域。

## 三　健康服务需求与供给的不均衡性及发展趋势分析

### （一）供需矛盾突出，健康服务需求增长速度大于供给增长速度

随着经济发展与社会进步，疾病谱发生了明显改变，医学科技不断进步，人口寿命不断延长，人民群众对美好生活的向往与健康服务供给不充分不平衡之间的矛盾越发明显。

从供给侧来看，中国卫生总费用占国内生产总值的比重此前仅为 6.2%，与经济社会发展和人民群众快速增长的健康服务需求相比，中国面临着健康服务资源总量相对不足、质量参差不齐的突出问题。健康服务供需矛盾首先体现在基础医疗资源和服务上。2016 年，全国财政医疗卫生支出（含计划生育）为 13154 亿元，是 2008 年的 4.1 倍，比 2015 年增长 10%，占财政支出的比重为 7%。这个数字远低于发达国家，也明显低于同等发展中国家，如巴西、南非等。而且，占据健康服务重要地位的预防服务费用仅占卫生经费总额的 7%。同时，中国每千人口执业（助理）医师数、护士数相对较少，且医护人才质量不高，在执业（助理）医师中，大学本科及以上学历者占比仅为 45%；在注册护士中，大学本科及以上学历者占比仅为 10%。

从需求侧来看，预计到 2020 年中国人口规模将超过 14 亿人。随着医疗

保障水平的提高和制度体系的不断完善，中国居民的健康服务需求将得到进一步释放，健康服务资源供给不足与需求不断增长之间的矛盾将持续存在。而且，随着人们生活水平质量的提高，享受型的健康休闲消费、发展型的健康文化服务消费将有所提高，营养、保健、养生、养心等涉及健康的产品和服务将更加受到消费者的重视。此外，中国是高储蓄率国家，人们对自身及父母医疗费用的关注是产生高储蓄率的主要原因之一，伴随着中国经济的进一步增长，健康养老服务需求将进一步激增。

### （二）健康资源分布不均、健康服务不均等现象依然明显

中国健康资源结构与布局不合理、服务体系碎片化等问题依然突出。中国健康资源分布不平衡，主要表现在城乡分布失衡和区域分布失衡这两个方面。

一是城乡分布失衡。对于健康服务资源而言，大中型城市仍然占据主要的资源，资源分布不均衡性十分明显。一方面，城市凭借人力资源、资金流动、交通便利等方面的先天优势，吸纳周边资源和需求，形成了以城市为中心的地区集聚效应。另一方面，尽管农村人口基数大，但很多农村人口缺乏对现代健康的重视，导致农村健康市场发展困难。

二是城市大型综合性医疗机构与基层之间配置倒置。尽管近年来政府大大加强了基层和社区的卫生服务能力建设，并且通过分级诊疗制度强化首诊到社区，但基层和社区服务设施利用率低、大医院人满为患的现象还普遍存在。这一方面是由于大医院等“虹吸效应”的结果；另一方面也是患者对基层医疗安全性与质量问题存在怀疑，加剧了资源的浪费和低效率现象，不利于公平、质量、可及的目标实现。

三是区域分布失衡。在资源整体分布上，中国呈现东部地区最优，中部地区次之，西部地区较薄弱的分布状态，地域不均衡性明显。但是，即使是在较发达的东部地区，健康服务的供给仍然远远低于庞大的需求。这主要是因为，长期以来医疗机构和卫生专业技术人员等资源的增长远落后于人口的增长与流动，健康服务业的服务理念、经营管理理念以及服务水平与消费者的需求也有很大差距。

### （三）健康产品和服务供给在数量、形式与质量方面存在不足，不能满足居民多元化健康服务需求

在现实中，健康产品和服务的供给数量不足、质量不高、供给结构不合理已对居民健康消费需求构成重要约束。

一是供给数量不足。随着高收入人群的增多和中产阶级的壮大，特别是老龄化社会的到来，人们对身心健康的重视在消费中得以体现。但是，当前以医院为核心的医疗设施机构建设，以及以疗养、养生养老等为重点的健康服务行业不足，越来越难以满足健康服务业市场发展的多元化需求。这些满足健康消费高层次、个性化的服务和产品无论是数量，还是形式都存在不足，导致健康消费的巨大潜力还没有充分释放出来。

二是质量不高。药品安全问题被频频曝光，医疗美容事故时常出现，假冒伪劣产品、“三无”产品依然存在。目前居民迫切需要的健康管理与促进服务业良莠混杂、参差不齐，规模与种类不能适应消费的需求；服务的专业化、标准化程度还不高。

三是层次单一，供给缺乏针对性。现在的健康服务供给与消费之间出现了空档与错位。当居民对医疗保健等健康产品和服务的品种、质量、方式等呈现出多层次、多样化需求时，产品和服务供给方的市场反应不够灵敏，使其提供的产品和服务缺乏针对性和差异化特征，难以满足不同收入群体、不同地域、不同年龄段消费者的差异性和多元化的消费需求。

四是老龄化进程与家庭小型化、空巢化相伴随，与经济社会转型期各类矛盾相交织，对医疗与健康服务的需求将急剧增加。老年人口医养结合需要更多卫生资源支撑，康复、老年护理、临终关怀等薄弱环节更为凸显。

### （四）健康服务业结构发展不合理，以人的健康为核心的服务链条尚未完善

从卫生健康服务体系的供给结构来看，仍处于由生物—医学向生物—医学—社会—人文转化的过渡状态，过分依赖现代医学技术，把主要资源和服

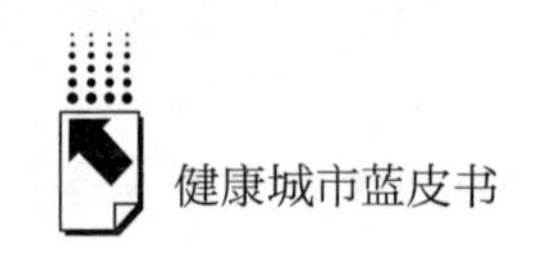


务投入罹患疾病时期的临床治疗，偏重于供方的临床资产要素配置，而忽视防病、康养乃至临终关怀等全生命周期产业链的资产要素配置。尤其是随着老龄化社会的到来，老年护理、康复、长期照护、安宁疗护等接续性机构明显缺乏，以人民健康为中心的服务结构尚未健全。

另外，从居民的健康需求结构来看，随着居民生活水平的提高及健康消费需求持续增长，居民健康消费需求已由单一的、传统的、基本的疾病治疗型的刚性消费需求，向疾病预防型、健康保健型、身心提升型的多元化多层次趋势转变，健康消费结构将不断优化升级，用于保健、疗养、健身等方面的消费支出将会较快增长，对定期健康体检、健康养生保健、健康辅导咨询、健康度假养老、体育健身美容以及健康休闲旅游等新兴健康服务的需求都将快速增加，且健康消费群体向多层次转变。不同收入水平的消费群体具有不同的消费特征，形成不同的消费层次，对健康服务消费的需求形成多样化。

要满足人民群众多层次、多样化的健康需求增长，重要的是扩大健康供给服务，同时引导人们全面提高自身健康素养，培育正确的健康消费观念和生活方式。国际经验也已证明，发展健康管理和健康保险服务，是提高国民自身健康素养和健康水平行之有效的途径。但是，中国健康管理行业起步晚，尽管发展速度较快，但服务单一，缺乏相应的规范与标准，亟须融合与提升。另外，健康保险规模很大，但有效保险覆盖及满足多元需求的健康保险产品与服务仍发展较缓慢。

在现阶段，云计算、物联网、移动互联网、大数据等信息化技术的快速发展，为优化健康服务流程、提高服务效率提供了条件，也必将推动健康服务模式和管理模式的深刻转变。可以预见，随着健康消费结构的不断优化和升级，健康消费将成为新的消费热点，也将为经济发展开拓更宽的领域和更大的空间。

## 四　推动健康服务需求供给均衡发展的对策建议

健康服务的发展迎来了十分有利的历史机遇。习近平总书记在2016年的全国卫生与健康大会上强调：“要把人民健康放在优先发展的战略地位，以普及健康生活、优化健康服务、完善健康保障、建设健康环境、发展健康产业为重点，加快推进健康中国建设，努力全方位、全周期保障人民健康。”① 因此，在发展健康服务的过程中要以健康中国建设为指导和蓝本，推动健康服务高质、高效、公平、可及、快速发展，这为健康事业的发展提供了国家目标和可靠的政策保障。同时，社会经济建设和发展的巨大成就，带来一大批健康服务的关键技术、通用技术、创新技术和公益技术的蓬勃发展，这为健康服务业发展提供了厚实强劲的储备与动力。另外，医学目的由关注治疗疾病、对高技术的无限追求，向更加关注预防疾病和损伤、更加关注维护和提高公众健康水平转变，这为健康服务的可持续发展提供了重要的理论指导和学术支持。

### （一）增强健康服务业融合发展的政策合力

健康服务涵盖了健康维持体系、健康服务供给体系、健康服务资源规划、健康服务科技支撑体系、健康服务产业等多个领域及诸多方面，需要政策的支持、互补和联动。要进一步加快相关制度和法规的制定，强化对健康服务的重视和支持。研究制定健康服务事业发展行动纲要，推进医疗健康与养老、旅游、体育、互联网等有效融合，形成功能齐全、结构合理的产业支撑体系。提出优化投融资引导政策，鼓励金融机构创新开发适合健康服务业特点的金融产品和服务方式；完善财税、价格政策，鼓励社会资本参与到健康服务供给当中；引导和保障健康消费可持续增长，完善各类保险和补助消费政策，健全购买健康保险的税收政策。优化和完善健康服务相关政策，促进各相关部门之间的协调、各种相关政策的互补联动，使涉及健康服务发展的一系列政策发挥合力，产生组合效用。

### （二）提高健康资源配置和健康服务水平与公平性

医疗服务以及医疗机构始终是健康服务业发展的关键所在，要以优质的

① 《习近平谈治国理政》第 2 卷，外文出版社，2017，第 370 页。

医疗服务为基础发展健康服务业。不断增加投入，尤其是着重改善基层医疗卫生机构的医疗设施、设备条件，扩大服务供给，努力提高服务供给的均等化水平。由于健康服务业的地区发展不均衡，且表现为由东向西阶梯状递减态势，因此要巩固东部、促进中部、拉动西部，根据各地区的健康服务资源现状发挥优势、补足弱势，以保基本为基础，逐步提升服务质量。加快农村健康服务业发展，加强农村医疗资源建设，加大卫生经费的投入，深化农村医疗卫生保障制度的改革和完善，做好最低保障普及工作，在治疗疾病的基础上加强对疾病的预防。

### （三）完善适合居民需求和时代发展的健康服务内容

健康服务围绕着生命的全周期，结合时代的进步及疾病发展的各阶段，强化各环节的服务，突出服务重点，建立覆盖全生命周期、内涵丰富、结构合理的健康服务业体系。首先，要提高居民健康素养水平，树立正确健康消费理念，建立“投资健康”的消费观念。宣传符合时代与社会进步的生活方式和健康理念，指导居民健康消费，逐步形成投资健康、珍惜健康、提升健康的理念和文化素养；大力发展健康管理与促进，强化全人群和全生命周期的疾病预防和健康维护。其次，要强化健康管理产业的政策支撑，推进相关法律法规的制定，建立健全健康管理行业标准，通过调整健康管理服务的投入结构，合理确定政府、健康保险机构、个人对健康管理服务的投入占比，对各收入水平、年龄阶段、健康状况的人群应结合实际情况，提供更为可及、适宜的健康管理服务；进一步优化健康服务，通过完善健康服务体系，创新健康服务供给模式，提升医疗服务水平和质量，使全体人民享有更高水平的医疗卫生服务；积极推动医养结合的服务模式。完善产业政策体系，抓好政策督促落实。建立兼顾城乡、地区均衡发展的机制，深化社会养老保险体系改革，实现公共服务均等化。最后，要坚持政府主导、引导社会各界力量的参与，实现健康养老服务业投资的多元化。优化服务及质量，开发多种形式、多需求层次的健康养老服务和产品，做到福利化和商业化共同发展。建立完善健康养老职业教育和培训体系，为中国健康养老产业发展提供人力资源保障；发挥中医特色优势，提供全方位全周期的中医养生康复服务。发挥中医院的龙头作用，聚焦重点领域，发挥特色优势，加快中医养生康复服务体系建设。整合中医药优势医疗资源、特色养生保健资源，积极拓展不同民族区域中医药自然风光与人文景观，对中医养生旅游市场进行配套开发。加强中医药服务人才培养，加大高层次人才引进力度，支持中医药高校和职业学校开设健康服务类专业，加快培养中医预防保健专业技术人才。大力发展健康保险业，为中国居民健康管理和健康维护提供支付保障。

### （四）健全健康领域相关人才的发展策略

人力资源是影响健康服务发展的关键因素。中国健康服务业关联教育起步晚，缺乏国家主导的健康服务业的教育培训与规划。同时，相关资格认证尚不完善，存在“多头管理”现象，造成市场认可度不高、参培门槛低、培养机构混乱的现象。为此，《“健康中国2030”规划纲要》明确提出，要加强健康人力资源建设。针对中国健康服务从业人员数量和素质不足的情况，一是要加强人才的培养。一方面，需从学科建设入手，制定相关措施鼓励涉及健康服务相关专业的高校与科研机构在人才培育方面做出积极努力；另一方面，还需提升健康服务人才的实践能力。推动高等院校与企业积极对接，为其提供实践的机会，从而同时提升健康服务业从业人员的理论和实践素养。二是加大优秀人才引进力度。建立专门的人才引进机制，设立专门的人才基金和优厚条件，吸引更多的优秀人才加入健康服务行业。三是完善人才考核与激励机制。要及时建立与完善适应行业特点的人才使用、考核与激励机制，譬如，当前最为急需与缺乏的医疗护理员队伍的培养与能力建设问题，已成为老龄化应对的关键问题，有必要及时谋划，长远规划，以保证中国健康服务产业长期发展。

### （五）创新新兴健康服务业态良性发展的机制

积极促进健康与养老、旅游、互联网、健身休闲、食品融合，催生健康新产业、新业态、新模式。发展健康服务业需从建立健全多元化的健康产业体系入手，从拓展产业形式、加强城市健康产业建设和丰富健康产业服务和产品三个角度加快产业发展。[①]

一是拓展产业的形式。首先，要以包括医院、基层医疗卫生机构等这些原有的医疗机构形式为发展基础，并加强这些机构的基础设施建设和信息化建设，满足居民的基本健康需求；其次，要完善接续性机构，如康复医院、护理院、安宁疗护等医疗机构或者床位的建设与发展，满足老龄化社会居民康、养、护连续性整合服务的要求；最后，为了满足居民的多样化和个性化需求，还应拓展产业形式，如建立小型事务所和诊所、医生办公室等，积极利用目前不断涌现的医生集团、护理集团、医护共享服务平台等多种形式，以此来满足高收入人群的一些高端健康需求。

二是加快城市主导型健康产业建设步伐。中国经济发展是以城市为中心进行发展的，与之相适应，健康产业的发展也应以城市为基点。一般的城市应以本地的需求为出发点，并结合本地优势自然资源为基础，发展健康产业的项目，形成自己的特色。而大型城市则可以集中自己的优势资源，注重品牌建设，建设产业集群，发展成为周边区域性健康产业中心，并力争做大做强，在全国甚至全球市场中占据更多的市场份额。

三是丰富健康产业服务与产品。在健康产业的整个产业链体系中，要完善每一个环节的产品设计与服务设计，打造多元化产业体系。以健康保险为例，一方面要根据目标市场的需求，提供对应的适销产品，并在开发保险种类时，在细致的市场划分和调研的基础上提供多样化的健康保险品种；另一方面，需要将现代健康测评与管理技术融入健康保险中，使预防保健和医疗保险相结合，这是发展中国健康保险的必由之路。

## （六）加大健康产品和服务的研发及技术创新力度

健康服务事业的发展需要科技支撑，推动健康产品和服务的不断创新。

---

① 施芳芳：《我国健康产业发展的对策研究——基于 SD 模型的构建》，河北大学硕士学位论文，2015。

与其他国家相比，中国在健康相关产品方面的自主研发和创新能力较低，这就更加要求政府对医学与健康领域的自主创新提供有力支持，促进政策有效落实，在政策上予以一定扶持，以推动健康科技创新。要通过加强学科建设，加快健康科技创新工程的实施，促进产学研一体化融合，建立更好的医学创新激励机制和以应用为导向的成果评价机制，有效提升基础前沿、关键共性、社会公益和战略高科技的研究水平。

# B.7
# 中医治未病实践探索与健康北京建设

屠志涛　王 欣　赵玉海*

**摘　要：** 围绕健康北京建设指导理念和中医在健康城市建设中的特色优势和独特作用，北京市中医管理局在北京市7个区试点实施中医治未病健康促进工程。通过在学术模式、服务模式和管理模式等方面进行大胆创新，推动实现了由“治已病”向“治未病”转变、医疗卫生服务从以疾病为中心向以健康为中心转变，突出了中医在治未病中的核心作用，开创了新时代健康北京建设新局面。

**关键词：** 健康北京　中医治未病　中医药服务

2017年，北京市中医管理局承担了北京市政府为民办实事项目“北京中医治未病健康促进工程”，在东城、西城、朝阳、海淀、丰台、石景山、通州7个区试点实施中医治未病健康促进工程。遴选10万名慢性病患者（高血压、糖尿病）等重点人群，推广使用中医药治未病服务，推广中医养生保健方法，提高群众健康水平。北京市中医管理局紧紧围绕健康北京建设指导理念和中医在健康城市建设中的特色优势和独特作用，开启了中医治未病在健康城市建设中的实践探索和大胆尝试。主要思路和措施如下。

---

* 屠志涛，北京市卫生和计划生育委员会党委委员、北京市中医管理局局长，主治医师；王欣，北京市中医管理局医政处副处长；赵玉海，北京市中医管理局医政处副处长。

## 一 理念转变：从“治已病”到“治未病”

坚持理念转变，围绕健康北京建设大局，变“治已病”为“治未病”，为城市健康“把脉”

（1）推动健康理念的转变。落实全国卫生与健康大会和北京市卫生与健康大会精神，创新开展“北京中医治未病健康促进工程”，坚持、继承和发展中医药“天人合一、形神合一”的健康观、养生观和防病观，将三大思维（互联网思维、大数据思维和中医思维）有机结合，推动实现医疗卫生服务从以疾病为中心向以健康为中心转变。

（2）突出中医在治未病中的核心作用。将中医治未病的优势和特色与健康北京城市建设大局紧密结合，聚焦三个关注点（关注未病、关注百姓、关注实效），利用互联网技术与模式，通过线上线下结合，实施北京大人群（慢性病患者等重点人群）的中医治未病服务管理，实现广大人民群众对中医药治未病真关注、真参与、真知晓、真行动、真受益。

（3）服务由“治已病”向“治未病”转变。引导中医药服务理念、服务内容、服务模式由注重治已病，注重药物治疗，注重专家门诊，向注重治未病，注重综合防治，注重主动供给转变。激发百姓对中医治未病的多样化需求，不断增强百姓应用中医治未病服务的主动性，使北京群众享有更多的中医药服务获得感、幸福感。

## 二 模式转变：从“被动等”到“主动做”

坚持模式转变，围绕治未病精准服务机制建设，变“被动等”为“主动做”，为城市健康“开方”。

（1）创新治未病服务模式。把中医药治未病服务模式放在创新的核心位置，把治未病理念融入生命全周期，将饮食调养、心神调养、修身健体、非药物疗法四法合一，在全国建立首个中医治未病网络平台，培育治未病服务团队、建设治未病科普知识库、完善治未病政策机制。

（2）组建治未病专家技术团队。组建治未病3级专家组，形成“3案9率1指数”，引领中医治未病核心技术创新。3级专家组为：中医治未病首席专家顾问组，聘请两院院士、国医大师为首席咨询专家，指导和引领中医治未病学术发展；中医治未病专业指导组，聘请膳食、心理、运动等方面的专家，指导和培训中医治未病与现代健康理念融合；中医治未病技术专家组，遴选两病（高血压、糖尿病）技术专家组和四法（心理干预、饮食调节、医体结合、非药物疗法）治未病技术专家组，按照分级分工分步设计思路，规划好蓝图、路线图和施工图，组织制订适合与互联网匹配的技术方案、实施方案和培训方案。技术方案关注提高患者达标率、改善率、有效率；培训方案重在提高患者知晓率、依从率、满意率；实施方案强化提高患者管理率、控制率、防变率，通过加权算法，形成中医药治未病指数。

（3）招募组建中医治未病服务团队。在全市招募遴选150支中医治未病团队，共计2000名中医专家实施治未病服务。150支治未病服务团队在中医药技术专家组的统一领导部署下，执行统一的中医药治未病技术方案，统一参加技术专家组组织的培训，统一组织“家庭健康守护者”培训及评奖，统一接受服务团队绩效考核，统一实施中医药治未病网络平台扫码推广方案，完成团队承担的中医药治未病健康促进工程任务。

## 三　激励机制转换：从“要我做”到“我要做”

坚持转换激励机制，围绕“我的健康我主责”，变“要我做”为“我要做”，为城市健康“随诊”。

（1）发挥群众的健康主体作用。立足百姓实际需求，尊重百姓意愿，提高百姓协作程度，激发百姓对中医治未病的多样化需求，不断增强百姓应用中医治未病服务的主动性，使北京群众享有更多的中医药服务获得感、幸福感。

（2）创新健康主体责任的治未病服务理念。创新中医药服务重点人群、重点病种的治未病管理方法，创新中医治未病服务的评价指标和服务指数，实现北京中医治未病新五有："有人给你讲""有人帮你测""有人带你做""有人跟你比""有人发你奖"，培养广大群众养成健康文明的生活方式。

（3）建立激发家庭健康守护者服务的机制。设立"家庭健康守护者"角色，通过各种宣传途径，充分挖掘家庭女主人存量资源，激励家庭用户转化为"家庭健康守护者"学员，学习中医药治未病知识，提高健康管理基本技能，在家庭中开展中医药健康管理工作，构建治未病中心—治未病科—治未病指导室—家庭—个人中医药治未病的健康管理模式。

## 四　创造性转化与创新性发展：从"盲目选"到"精准给"

坚持创造性转化、创新性发展，深入挖掘中医传统文化，变"盲目选"为"精准给"，为城市健康"导诊"。

（1）发挥政府的导向性作用。实施中医药治未病"政府搭台、市场运行"战略，明确市、区、平台、医生团队的责任，建立健全市场参与中医药治未病的激励约束机制，畅通中医治未病服务渠道，引导和带动广大群众理性选择中医治未病服务。

（2）建立治未病平台精准传播机制。强化对北京中医治未病微信平台的科普信息发布管理，精准开展中医药治未病科普信息的推送和发布；建立中医药治未病科普信息的层级审核制度，严格中医治未病科普信息发布的审核，实施层级推送审核管理，逐级完成审核后信息方可在平台推送和发布。

（3）建立中医药治未病科普信息分级制度。按照分级分类分工原则，分别明确中医治未病科普信息发布的范围和内容；建立中医药治未病科普信息发布平台，实施对中医治未病科普信息发布的分类管理，干预类信息应在医患群内每日审核发布，预测类信息应于预测时间点（如节气、四季等）前一周内发布，普适性信息经审核后随时发布，使百姓及时便捷地得到科学规范权威的中医治未病知识。

## 五 项目管理智能化：从“粗放型”到“精细化”

坚持项目管理智能化，围绕管理精细化机制建设，变“粗放型”管理为“精细化”治理，为城市健康“会诊”。

（1）推动落实9项精准化服务管理。政府要做到“组织精准、政策精准、监管精准”；服务单元要做到“团队精准、服务精准、数据精准”；个人要做到“需求精准、评价精准、效果精准”，构建信息化、精细化、整体化的中医药治未病服务体系。

（2）探索建立精细化管理机制，实现智能化“五化”。创新“互联网+”“大数据+”中医药的治未病服务模式，集健康养生文化创造性转化、健康观念转变、服务模式改革、治未病科技创新、治未病智慧监管于一体，形成治未病“五化”：数据化、可视化、清单化、痕迹化、责任化，使北京中医治未病成为健康北京城市建设实践的重要一环。

（3）落实治未病服务的“两联、四即时”：专家团队和服务团队协同互联、医生和患者线上线下服务互联，个人服务即时提供、服务情况即时展现、社区诊断即时预测、指数变化即时更新。突出治未病管理和干预，推进线上线下服务的有机结合，利用互联网放大中医治未病的覆盖范围和服务效率，拓展中医治未病服务大群体的整体观念，将治未病服务送到群众身边，推进中医治未病精准化管理，为城市健康实施“两联、四即时”大会诊。

## 六 效益管理与机制建设

坚持中医治未病工程的质量管理和效益管理，从3个维度、15个机制建设入手，考核城市健康“疗效”。

从3个维度推动实施精准管理、集成创新、社会动员的机制建设，制定了《北京中医药治未病健康促进工程机制建设实施方案》，主要措施如下。

（1）推动精准管理机制建设。建立治未病精准管理联动机制，实时掌握和有效监控治未病服务；建立信息日报制度、治未病排行榜公布制度、信息报送责任追究制度。建立治未病平台精准传播机制，精准开展中医药治未病科普信息的推送和发布；建立中医药治未病科普信息的层级审核制度、治未病科普信息分级制度。建立治未病服务精准联动机制，实施中医治未病团队层级管理制度、治未病服务不定期检查制度。建立治未病微信平台精准运行机制，开展北京中医药治未病服务日常管理以及运营维护工作。建立北京中医药治未病大数据使用管理平台、中医治未病服务监管平台。建立治未病精准服务群体机制，探索中医治未病个体化管理向群体化管理转化的有效路径。建立治未病“五色十类”分级分类管理平台、治未病服务对象评分制度。

（2）推动集成创新机制建设。建立基于移动互联网的五端融合机制，为患者提供全方位，精准、精细的治未病服务。建立医生端、患者端融合平台，线上端、线下端融合平台，服务痕迹端记录管理平台。建立基于大数据的统计分析机制，使整个项目的进展和实施细节随时可查、可看、可统计、可分析。建立大数据实时排行平台、大数据督导管理平台、大数据科研应用平台。建立基于治未病指数的评价考核机制，确保治未病工程全面落地，“九率”全面达标。建立治未病指数加权计算模式、治未病指数发布机制、治未病指数考核模式。建立基于治未病技术的方案融合机制，建设中医药治未病技术体系。建立治未病技术协同建设模式、治未病技术人才培养模式、治未病技术成果转化平台。建立基于治未病市场的产业拓展机制，从而推进中医药治未病产业体系建设。建立治未病增值服务模式、治未病付费模式、治未病联合保险模式。

（3）推动社会动员机制建设。建立激发患者自我管理的机制，使患者了解治未病项目并关注“首都中医治未病”微信公众号，参与个人健康管理。建立服务团队及成员推广扫码机制、服务团队开展线下活动的机制、治未病宣传推广平台。建立激发家庭健康守护者服务的机制，构建治未病中心—治未病科—治未病指导室—家庭—个人中医药治未病的健康管理模式。建立家庭健康守护者培训考核机制、家庭健康守护者管理平台、家庭健康守护

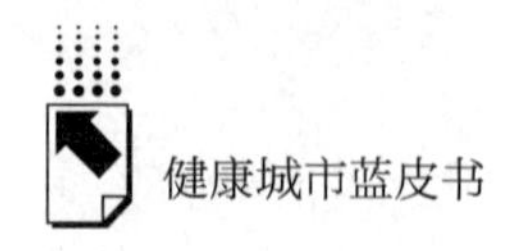


者运营机制。建立激发基层医疗单位服务潜能的机制，发动基层医疗存量劳动潜能。建立基层医疗单位参与机制、基层医疗单位管理平台、基层医疗单位辅助机制。建立激发社会办医机构共同参与的机制，吸纳更多的社会办医机构共同参与。建立社会办医机构参与机制、社会办医机构管理平台、社会办医机构辅助机制。建立激发大健康产业化协同合作的机制，更深入、更精细地为患者提供治未病服务及周边泛健康的产品和服务。建立治未病联合推广合作平台、治未病联合运营合作机制、治未病技术联合应用合作机制。

通过创新中医治未病的学术模式、服务模式和管理模式，精准查找健康北京建设需要努力的方向，紧紧围绕北京市民中医治未病的获得感和幸福感，坚持“落实、落细、落小”原则，扎实超额完成工程任务。截至2017年12月26日，北京中医治未病网络管理平台显示，中医治未病管理人数为134746人，惠及人数为316642人，目前管理人数和惠及人数仍在持续增长中。2018年，北京市中医管理局持续实施北京中医治未病健康促进全覆盖工程，把其余9个区全部纳入服务范围，未来中医治未病将向服务全市百万级、千万级市民努力，发挥中医在治未病中的主导作用，让中医治未病的实践探索成为健康北京建设的重要推动力，努力开创新时代健康北京建设新局面。

# 健康文化篇

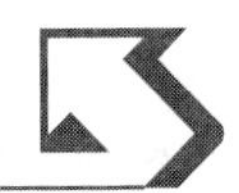

**Healthy Culture**

## B.8
## 健康文化生态建设研究

李嘉珊　樊雪晴*

**摘　要：** 健康文化越来越受到重视，构建健康文化生态应成为新时代的重要任务。传播健康文化的最终目的是将健康理念、健康行动等融入人们的生活方式，并以适当的方式存在于现实当中，通过人与物的交流和互动，实现科学良性的运行机制与环境。中国普遍存在健康文化观念缺失、全科医生明显缺乏、健康媒介数量严重不足等问题，中国与发达国家仍存在较大差距。党的十九大提出支持社会办医、发展健康产业，大健康不再仅仅是一个概念，而是政府所支持所鼓励并最终会落到实处的政策。经过自然灾害与公共卫生事件，中国的相关机制在逐渐完善。为了推动健康文化生态的构建，本文还提

* 李嘉珊，北京第二外国语学院教授，研究领域为国际文化贸易、国际商务沟通；樊雪晴，北京第二外国语学院国家文化发展国际战略研究院雏鹰计划成员。

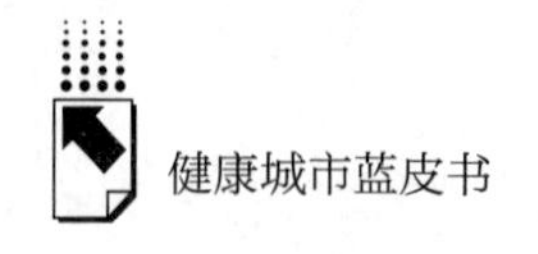


出了加强落实健康产业的扶持工作、夯实医疗健康体系的提升计划、吸引企业主体进入健康市场、利用全社会力量培养全科医生、加强学校健康教育，培育社区健康文化五项有针对性的建议。

**关键词：** 健康文化　文化生态　健康理念

## 一　引言

健康是自古以来人们的追求。古有三皇五帝炼丹求长生，现有服用各种名贵药材消病灾。健康对于一个人、一个家庭，甚至一个国家的发展都具有极其重要的意义。习近平总书记在全国卫生与健康大会中明确指出："没有全民健康，就没有全面小康。"[①] 因此，构建健康文化生态体系显得尤为重要。

当社会经济发展到一定阶段，人们不再追求丰衣足食，进而开始把重点放在健康上面。构建健康文化生态应成为新时代的重要任务，这是实现党的十九大提出的目标的根本保障，是实现美好生活向往的基本需求，更是中国向大健康迈进的重要一步。

健康文化越来越受到重视，人们对健康文化的研究也在逐渐深入，但是对健康文化仍没有准确的界定。我们认为，在新时代，健康文化是指在居民维护健康和增进健康生活方式的过程中，所形成的精神和物质两重层面的组合。健康文化是新时代文化体系中对大众生活至关重要的内容，包括健康理念、健康知识、健康心理、健康行为、健康环境和健康教育等方面。传播健康文化的目的，是让人们产生对健康的意识，培养正确的健康理念，可以通过对健康文化的学习在一定程度上改变固有的不良生活方式

① 《习近平谈治国理政》第2卷，外文出版社，2017，第370页。

与习惯，从而改变人们的身体状况。传播健康文化的最终目的是将健康以文化的方式传承下去。

有关健康文化的研究具有重要的学术价值，其研究成果可以科学指导人们在日常的工作、生活、学习中形成健康的生活方式，建立健康的文化观念，宣扬正确的健康行为，构建全方位的健康文化生态体系。

## 二 国际健康文化

在全方位构建健康文化生态的过程中，全科医生在健康文化宣传方面发挥着极其重要的作用。在国际健康的认知视角下，全科医生拥有较高的综合素质以及较高的专业水平和实操水平。在国外，全科医生人数可以达到医生总人数的30%～60%，甚至更多，而中国截至2016年底每万人拥有全科医生的数量仅为1.51人。全科医生一般拥有较高的学历，有些选择独立执业，有些选择就职于其他医疗机构。英国于1957年在爱丁堡大学医学院成立全科医学系，美国于1969年成立家庭医学委员会，而中国直到1986年才开始了解全科医生这个概念。

"健康教育"于1939年成为伦敦卫生医务者协会的工作目标之一。2000年第五届世界健康促进大会强调，为了实现人人健康和平等的目标，健康教育和健康促进应该是各国公共卫生政策和卫生规划的组成部分。从美国的情况来看，虽然目前其医疗保障系统不是最领先的，并且其中还存在很多问题，但是相比于其他国家，美国非常重视健康教育，是最早开展健康教育的国家之一。

国外对心理健康人员的专业性要求非常严格。从事心理健康相关工作的人员必须通过相关心理健康资格认证，或者经过严格的训练。我们还可以看到，除了要求很严格，心理健康涉及的范围逐渐扩大，法律体系逐渐完善，心理健康领域的发展也会越来越好。

在医疗保障体系方面，世界上最早的社会医疗保障制度出现在德国。德国实施法定医疗保险与私人医疗保险相结合的方式，目的是实现全民覆盖，并且现在已经基本实现。在医疗保险制度的管理上，德国建立了一套非常完整的体系，在联邦层面主要涉及卫生部、医保局、联邦联合委员会、联邦医保最高联合会以及医保经办机构五个方面。这五个方面相互配合、相互制约，使德国的社会医疗保障制度非常完善。

发达国家发展健康产业的主要模式是进行产品多层次直销，层层管理，形成销售团队。国外非常注重品牌全球化的发展，对一个品牌进行大量资金投入，保障产品的质量，使其市场可以发展至全国。同时，非常注重新产品的研发，定期或不定期推出新产品，使得健康产品的质量与功能在研发过程中越来越好。独特的营销模式加上对研发的追求，是国外健康产业成功发展的重要原因。这种模式也在慢慢传入中国，不过中国目前为止尚没有达到发达国家的水平。

## 三　中国健康文化现状及特点

据统计，2017 年底中国大陆总人口达到 13.9 亿人，国内生产总值达到了 82.71 万亿元。不过，中国仍然是世界上最大的发展中国家，因此构建健康文化生态就显得格外重要。医疗卫生机构和医疗人员本来就是构建健康文化生态最重要的力量，但是随着时代的发展，仅仅依靠医疗机构已经远远满足不了新时代老百姓对美好生活的需求。在满足老百姓需求的过程中，需要有从事健康产业的主体加入，需要有民间资本、媒介、教育部门等的加入，从而通过多方努力，逐渐建设一种全方位的健康文化生态。在现实生活中，中国的健康文化有如下特点。

### 1. 健康文化观念极其不平衡

21 世纪以来，随着生活品质的提升，人们对健康文化的关注程度也越来越高，但是健康文化观念仍然处于极度不平衡的状态。

健康管理学就是人们渴望健康的需求日益增长的产物。从事健康管理学相关工作的人员本应在加强健康文化建设、促进健康文化传播的过程中尽到相应的义务，然而在现实生活中，部分人员并没有发挥出应有的作用。在这些学习健康管理学的人中，有一部分人对健康文化没有深刻的理解，没有认识到文化建设对学科建设的重要意义，对健康管理学也没有形成全局意识。

在以往的健康文化观念中，人们只有在身体出现问题后才会想到去医院医治，没有形成“治未病”的观念，也很少会想到在健康时购买保险。表1是中国2016年各地区的保险深度和保险密度。[①] 从表1可以看出，北京、上海的保险深度与保险密度稳居第一位、第二位，而西藏的保险深度与保险密度处于末位。排名在前的地区与排名靠后地区的保险深度与保险密度相差较大，北京的保险深度约为西藏的4倍，而北京的保险密度约为西藏的12倍。

**表1　2016年全国各省份保险深度与保险密度**

| 序号 | 省份 | 保险深度(%) | 保险密度(元) |
|---|---|---|---|
| 1 | 北京 | 7. 39 | 8471 |
| 2 | 上海 | 5. 57 | 6332 |
| 3 | 山西 | 5. 42 | 1912 |
| 4 | 四川 | 5. 24 | 2087 |
| 5 | 辽宁 | 5. 06 | 2546 |
| 6 | 广东 | 4. 80 | 3522 |
| 7 | 河北 | 4. 70 | 2014 |
| 8 | 新疆 | 4. 57 | 1864 |
| 9 | 黑龙江 | 4. 46 | 1798 |
| 10 | 甘肃 | 4. 30 | 1183 |
| 11 | 宁夏 | 4. 25 | 2004 |
| 12 | 河南 | 3. 87 | 1640 |
| 13 | 浙江 | 3. 84 | 3222 |
| 14 | 吉林 | 3. 74 | 2024 |
| 15 | 陕西 | 3. 73 | 1884 |
| 16 | 安徽 | 3. 63 | 1426 |
| 17 | 云南 | 3. 56 | 1116 |
| 18 | 江苏 | 3. 54 | 3373 |
| 19 | 山东 | 3. 44 | 2338 |
| 20 | 重庆 | 3. 43 | 1994 |

① 保险深度为保费收入与国内生产总值之比，反映的是保险业在国民经济中的地位。保险密度为保费收入除以人口数量，反映的是国民参加保险的程度。两者可以反映出国民经济和保险业的发展水平。

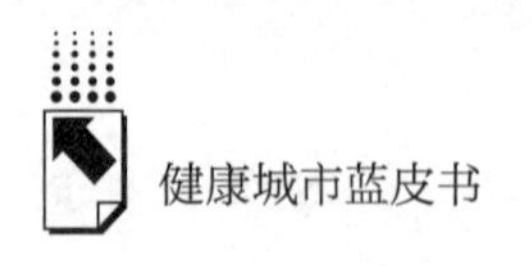


续表

| 序号 | 省份 | 保险深度(%) | 保险密度(元) |
|---|---|---|---|
| 21 | 江西 | 3.31 | 1333 |
| 22 | 海南 | 3.29 | 1462 |
| 23 | 湖北 | 3.26 | 1797 |
| 24 | 福建 | 3.22 | 2390 |
| 25 | 天津 | 2.96 | 3423 |
| 26 | 湖南 | 2.84 | 1307 |
| 27 | 贵州 | 2.74 | 910 |
| 28 | 青海 | 2.67 | 1169 |
| 29 | 内蒙古 | 2.61 | 1939 |
| 30 | 广西 | 2.57 | 978 |
| 31 | 西藏 | 1.93 | 687 |

资料来源：中国保监会。

2. 全科医生极其缺乏

全科医生作为健康文化生态构建中的重要部分，直接影响着健康教育、健康文化宣传以及健康相关法律的推动。2011 年《国务院关于建立全科医生制度的指导意见》发布，意味着全科医生制度全面建立。

在中国，全科医生的发展一共分为三个阶段。第一个阶段是 1986 ~ 1996 年的萌芽阶段。1986 年，世界家庭卫生组织（WONCA）有关负责人及其他国家和中国香港地区、台湾地区的全科医生来到内地，传播全科医生的理念。在他们的影响与支持下，第一届国际全科医学学术会议在北京成功举办，继而开始在全国范围内传播全科医生理念，并于 1992 年招收第一届本科临床医学专业（全科医生专门化）试点班。第二个阶段是 1997 ~2010 年的初期阶段。在医疗卫生事业发展的同时，相关问题也逐渐凸显出来，政府先后出台了《关于卫生改革与发展的决定》（中发〔1997〕3 号）、《关于发展城市社区卫生服务的若干意见》（卫基妇发〔1999〕第 326 号）、《关于发展全科医学教育的意见》（卫科教发〔2000〕第 34 号）、《预防医学、全科医学、药学、护理、其他卫生技术资格考试暂行规定》（卫人发〔2001〕164 号）等一系列政策，旨在控制并消除发展医疗卫生事业过程中的问题，在科学范围内以最快的速度发展全科医生事业。第三个阶段是2011年至今的加快发展阶段，随着政府对全科医生相关意见与政策的发布，各院校也紧跟政策的步伐，对全科医生的教育也逐渐规范化。

中国全科医生数量较少。据国家卫计委统计，截至2016年底，中国全科医生数量约为20.9万人，虽然相比于2012年底的11万人已经有了很大的提升，但对人口基数如此之大的中国来说，供给仍然远远小于需求。而浙江省作为全科医生比例最高的省份，每万人口也只有4.04个全科医生，西藏自治区每万人口更是仅有0.61人。北京作为首都同时作为最早建设全科医生队伍的城市之一，截至2016年底，每万人也只有3.87个全科医生，全面发展全科医生仍有很长的道路要走。

3. 对于心理健康更加重视

随着城市病的出现，人们承受着巨大的生活压力与工作压力，心理问题成为新时代的另一个重要问题。据世界卫生组织统计，中国约有1100万人处于精神“亚健康”状态。从图1中我们可以看出，亚健康人群分布于成年人的各个年龄段，其中35～40岁年龄段所占比例最大。

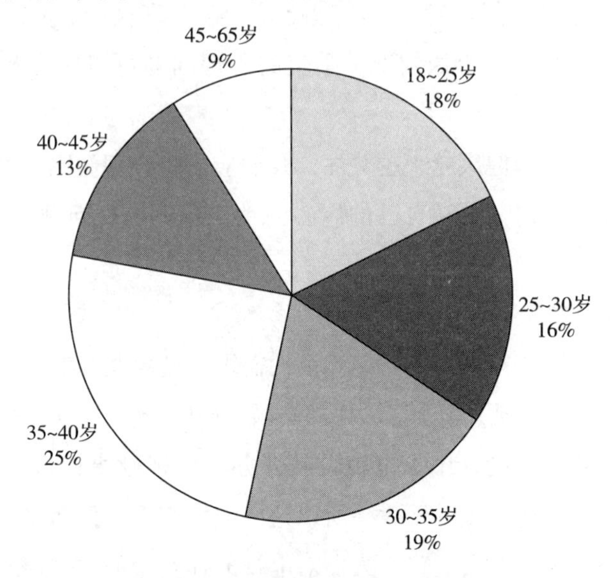


**图1　中国人亚健康年龄分布（抽样调查）**

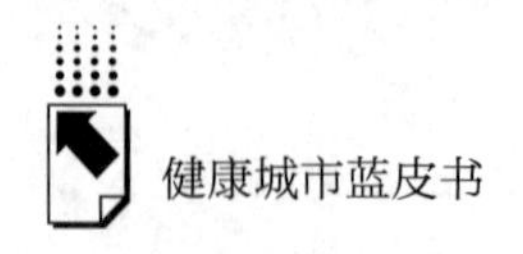



抑郁症是精神疾病中的一种。大多数自杀致死的人都有抑郁症状，其中诊断为抑郁症的患者高达60%。中国是抑郁症患者最多的国家。临床数据显示，中国抑郁症发病率为3.0%～5.0%，且发病年龄逐渐降低。随着明星抑郁症的公开报道，人们也开始关注抑郁症问题，也不再把抑郁症患者理解为只是精神病院的囚笼困住的小鸟，抑郁症患者就在我们身边，他们大多数在人前的表现和正常人一样。有因抑郁症自杀的事件，同样也有抑郁症患者经过正确的心理疏导和治疗成功痊愈的案例。徐照会将抑郁症患者分为对照组和实验组，对对照组抑郁症患者进行常规治疗，对实验组的抑郁症患者则增加心理暗示治疗，包括健康教育、成功案例介绍、环境暗示、表情暗示以及积极建立人际关系等。实验结果表明，实验组抑郁症患者自我效能得分明显提升，社会功能障碍得分明显降低。由此可知，积极心理暗示治疗也是一种对抑郁症患者治疗产生积极效果的方式。

在北京，很多学校都有专门的老师对学生进行心理辅导，学校会定期请心理老师进入课堂对学生进行授课，心理咨询室也会有相应的设施。大学作为人们成年后最常接触的场所，更是重视学生的心理健康，针对部分学生会有心理老师进行一对一的心理疏导，各个班级配有心理委员，定期向老师汇报学生的心理健康情况，学生的心理问题可以得到及时的疏导和解决。

社会整体对心理健康越来越关注，我们应当将心理健康与身体健康放在同等重要的位置，时刻关注自己的内心活动，感觉出现问题及时寻求帮助，注重身心发展。

4. 健康媒介数量不足

媒介的成长基于人们对于美好生活的需求，健康媒介对提升人们的健康文化意识起着至关重要的作用。中国健康媒介历史悠久。从健康栏目来看，早在20世纪60年代初，中央电视台就开办了电视健康栏目《医学顾问》，但是由于当时电视机数量并不大，所以这些健康知识的传播仅限于较富裕的人。随着经济发展与时代进步，人们对电视的拥有量增加，伴随而来的就是健康栏目迅速发展。图2是2007～2013年健康栏目频道占有情况，我们可以看出，2013 年频道占有数量比 2012 年增加了 9 个，而栏目数量更是增加了 30 档。健康栏目自此开始发展起来。

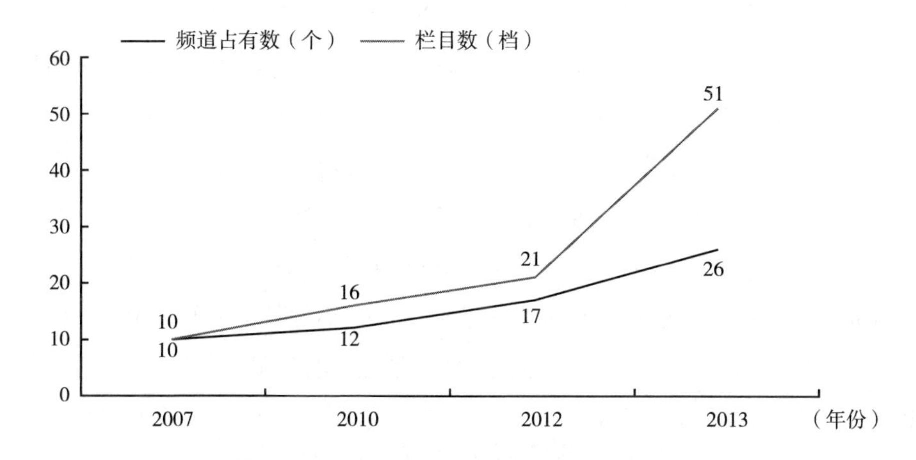


**图 2　健康栏目频道占有数量及栏目档数**

资料来源：宋永琴、姜思羽：《电视健康类栏目对“健康文化”的生态建构》，《文化学刊》2013 年第 3 期。

第二个大众传播媒介是广播。在电视未能普及之时，收音机是人们获取外界信息的主要方式，即使到现在网络如此发达的时代，一些老年人仍然选择打开收音机，伴着广播入睡。江苏健康广播、山西健康之声、镇江健康生活广播等通过各档健康节目，向民众传达准确的健康知识、宣扬正确的健康习惯，在帮助人们加强对健康文化的理解方面产生了很大作用。

网络的发展对电视栏目和广播有着很大的冲击，微信成为我们日常生活中必备的软件，由微信衍生出来的各个健康公众号如雨后春笋般涌现，健康相关手机应用层出不穷。我们应该具有分辨信息真假的能力，对朋友圈传播的一些似是而非的信息不要盲目跟从，应听从专家的意见，养成规律的生活方式。

5. 健康文化产业得到大力支持，大健康市场发展迅速

党的十九大提出：“支持社会办医，发展健康产业。”① 大健康不再只是

① 习近平：《决胜全面建成小康社会　夺取新时代中国特色社会主义伟大胜利——在中国共产党第十九次全国代表大会上的报告》，人民出版社，2017，第 48 页。

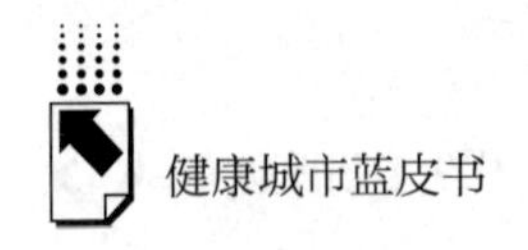


一个概念，而是政府支持、鼓励，并最终会落到实处的政策。

大健康市场的发展是与当代经济发展水平紧密相关的。人均国内生产总值3000美元是一条分界线，达到后大健康市场的发展就会呈飞速增长态势。1963年，美国人均国内生产总值达到3000美元，在之后的7年里，有超过600家新型健康食品公司成立。1974年日本人均国内生产总值突破了3000美元，1976年更是突破了5000美元，大健康行业消费额也开始突飞猛进，从20世纪70年代的1亿美元提升到了2000年的1000亿美元。

2008年中国人均国内生产总值达到3000美元，此后两年间，中国就有9个城市的人均国内生产总值超过了5000美元。“十二五”期间，中国医疗卫生机构总收入由16473.0亿元上升至29537亿元。医疗卫生机构数由2011年的954389个增加至2015年的983528，增长率约为3.05%，但是各地区所占比例基本保持不变。由此可以看出，经济的发展带动着大健康市场的发展。

## 四　中国案例

1. 公共卫生事件：2002～2003年“非典”

提及“非典”，至今有人仍会觉得是最恐怖的事件之一。“非典”是一种急性呼吸道传染病，主要依靠近距离飞沫或接触患者呼吸道分泌物进行传播。2002年，广东省佛山市首次出现“非典”案例，并于2003年迅速蔓延至很多大城市，如北京。“非典”在当时引起了全社会的恐慌，学校大规模停课，患者和医务人员死伤无数。虽然我们现在对“非典”的病因、传播途径了解了很多，但在知识匮乏，对“非典”没有准确定义的年代里，“非典”确实引发了人们不理性的行为。当时人们把“非典”称为怪病，民间流传着煲醋和喝板蓝根冲剂可以预防“非典”的毫无根据的传言，米醋和板蓝根冲剂的销量一路飙升，甚至有人在内地买不到的情况下专门从香港购买，米醋和板蓝根的价格也被炒到了平常价格的几倍、几十倍甚至几百倍。这个传言对于当时的群众来说就像是救命稻草。直到后来“非典”疫情得到控制，人们也开始了解到米醋和板蓝根冲剂并不能真正预防“非典”。我们从此次“非典”事件中也得到了很多经验和教训。

（1）应急机制的建立。在防治“非典”期间，政府意识到了应急机制的重要性，也看到了中国在应急方面的能力明显欠缺。2003 年 5 月 9 日，温家宝签署国务院第 376 号令，公布施行《突发公共卫生事件应急条例》。在与“非典”抗争胜利后，北京市作为首都以及“非典”的重灾区之一，也加快了建设应急管理体系的步伐。全国各地的应急机制都在持续建立，应急能力大幅度提升。

（2）及时传播相关疾病知识。中国地大物博，人口众多，所以对一些相关知识的传播是非常必要的。如果没有准确的信息，就很容易形成无根据的谣言。在“非典”初期，由于人们对其认识不全面，才会出现疯狂购买米醋和板蓝根冲剂的情况。如果当时人们了解如何预防和对待“非典”，那么恐慌和抢购白醋、板蓝根的事情也就不会存在了。后来人们了解了“非典”，知道如何正确预防和治疗的时候，就可以理性地对待非典。2009 年甲型 H1N1 流感爆发。在流行初期，电视广播媒体大范围报道，各种预防措施也及时公布出来，人们对甲型 H1N1 流感并没有形成恐慌。由此可知，及时传播相关疾病知识，让人们了解疾病，可以有效控制疫情。

（3）信息公开。在“非典”盛行期间，信息不透明是另一个大问题，各个发言人的发言内容相差甚大，这也是导致人们更加恐慌的原因之一，老百姓无法了解治疗情况与死亡人数。“非典”期间，各方直到疫情非常严重时才把真实信息公开出来。而甲型 H1N1 流感作为另一种比较大型的传染病，在暴发期间一直保持着信息公开，这使得我们虽然同样恐惧流感，但是了解了如何治疗、可能出现的结果是什么，反而没有觉得没有“非典”那么可怕了。

2. 自然灾害：汶川地震

2008 年 5 月 12 日，四川省汶川县发生了唐山大地震后伤亡最严重的一次地震：里氏震级为 8.0 级，矩震级为 8.3 级，地震波及范围广，极重灾区达到了 10 个县，较重灾区达到了 41 个县，一般灾区共涉及 186 个县，就连香港特别行政区、澳门特别行政区都有明显震感。汶川地震后，地震才被真正重视起来，为了加强对地震的重视，国务院特批每年的 5 月 12 日为“全国防灾减灾日”。地震是自然灾害，我们无法控制地震的发生，我们能做的就是通过各种手段减少人员伤亡。中国在各个方面努力减轻地震对人们的伤害。

（1）提升应用技术。自汶川特大地震以来，中国不停探索可以用于地震的科技。搭载雷达生命探测仪的无人机成为地震之后研发的新科技，它可以在各种不利环境下大面积探测生命特征。之后诞生的一款蛇形探查机器人则是专门针对狭小空间及管道探查制造的。2018 年 2 月 2 日，中国地球物理场探测卫星计划的首发星“张衡一号”成功发射，为中国地震研究提供了重要的数据支持。而中国地震监测网络也已经可以达到对震级为 1.0 级以上的地震进行 120 秒内自动定位速报。

（2）推广抗震技术。汶川地震后，全国大规模对房屋、建筑等进行加固，针对农村住房的御灾能力，会根据当地气候环境设计合适的抗震技术，重大工程和基础设施应用减隔震技术，抗震技术得到了全面推广。

（3）普及防震减灾知识。中国土地面积大，作为地震严重的国家之一，发生地震的次数约占世界的 1/3，所以对于中国来说，让人人都了解地震相关知识是首要任务。有关地震的知识并没有完全普及，包括地震中应该如何保护自己，怎样逃生，怎样利用现有工具形成安全空间等待救援，如何发出信号让搜救人员了解确切方位，等等。通过各种媒体传播防震减灾知识，可以使人们加深对防震减灾的理解，即使地震真的发生也可以冷静面对。地震对人们的心理素质也有一定的考验，通过宣传防震减灾知识可以使人们正确认识地震，增强心理素质。对于公司、学校来说，定期进行地震模拟逃生练习，也是传播地震相关知识的好方法。

## 五　构建健康文化生态的有效路径

### 1. 加强落实健康产业的扶持工作

《“健康中国 2030”规划纲要》提出，要推动健康产业转型升级，满足人民群众不断增长的健康需求。有关健康产业的相关政策陆续推出，各部门也在全力配合政策的实施。各地方政府应合理安排发展健康相关产业工作的进程，确保做好健康产业推进工作，稳步高效落实健康产业发展目标。

2. 夯实医疗健康体系的提升计划

伴随着网络的发展，健康医疗应与互联网联系起来，以起到事半功倍的作用。现在，人们相继推出了健康类相关应用程序，但是对人口基数很大的中国来说仍然供不应求。健康类相关应用程序的推广力度也不够大，并没有某一个具体的应用程序为人们所熟知。健康产业应有针对性地宣传自己的产品。各地区也应结合当地特点制订相应的医疗健康体系提升计划，从服务水平、医疗设施、保障制度等多个方面完善医疗健康体系，为人们提供全面的服务。

3. 吸引企业主体进入健康市场

企业是健康市场的主体，对于健康市场来说，主体数量仍然过低。政府应鼓励企业加入健康市场，通过减税等手段吸引企业对健康领域的投资或者吸引企业走进健康市场，为健康市场注入新的活力，使人们可以因此得益。

4. 利用全社会力量培养全科医生

中国的全科医生资源匮乏，政府应加大对全科医生的支持力度，在全国招收全科医生发展对象，全方位建设全科医生队伍，使全科医生可以深入中国各个地区。还需要提高医生的社会地位，优化全科医生与医院的关系，提高全科医生的经济收益，从而从根本上全面解决全科医生缺乏的问题。

5. 加强学校健康教育，培育社区健康文化

很多高校已经将健康文化渗入学生的在校生活之中，对学校环境的建设、日常的课余生活都有合理的安排。健康文化教育应落实到各个学校与社区之中，多途径、多渠道、多方面、多角度宣传健康文化。在宣传的过程中应着重强调建立健康文化生态的益处，力求提升大众对健康文化的认识，更新人们固有的陈旧观念。要将健康文化的传播落到实处，确定好工作的重点，制订具体的实施计划，严格落实，以此来构建并发展健康文化生态体系。

# B.9

# 健康文化的实施路径研究

## ——基于海南省的实践探索

刘学军*

**摘　要：** 健康文化指向于一切有益于维持和促进人的身体、心理、道德、社会适应等多层面完好状态。其主要特性在于丰富内容的继承性和时代性，表现形式的多样性和针对性，传播载体的丰富性和创新性，实际成效的普遍性和科学性。其作用在于，健康文化是健康中国建设的重要基石，是健康城市建设的重要内容，是健康人群培育的重要传承。海南省积极探索将健康文化融入文体事业，多措并举发展健康文化、促进健康素养。海口、琼海、陵水等地健康文化建设加快探索，并积累了经验：一是要统筹谋划，大力加强健康文化建设的组织领导；二是要加强管控，切实发挥健康文化传播的重要作用；三是要分类指导，努力适应健康文化服务的多种需求；四是要激励引导，注重打造健康文化产品的精品力作；五是要共建共享，着力提升健康文化利用的实际效果。

**关键词：** 健康文化　健康中国　海南

在健康中国战略成为党的十九大做出的新时代重要部署之一的背景下①，

* 刘学军，海南省爱国卫生运动委员会办公室主任。

① 习近平：《决胜全面建成小康社会　夺取新时代中国特色社会主义伟大胜利——在中国共产党第十九次全国代表大会上的报告》，人民出版社，2017。

尤其是健康文化明确作为一级指标纳入全国健康城市健康乡村建设评价体系后[①]，理论与实践层面对健康文化的研究与探索更加重要。

## 一　健康文化概述

### （一）健康文化的基本内涵

作为文化的重要组成部分，健康文化着眼于健康、落脚于文化。通过文献梳理不难发现，文化具有丰富的内涵，并且时至今日健康命题已经超越了医学范畴，而日益凸显人文内涵和文化属性。文化的哲学本质即人化，它是人类在历史发展进程中所创造的物质财富与精神财富的总和。[②] 目前，国内外普遍认可生物—心理—社会医学模式下的健康定义，即健康是身体、心理、社会适应乃至道德等多层面完好的状态。[③] 因此，健康文化指向于一切有益于维持和促进人的身体、心理、道德、社会适应等多层面完好状态，囊括健康相关的价值理念、知识技能、产品功能、服务方式、行为规范、组织制度等各个层面的内容，其核心在于推动精神层面的健康意识和理念转化为实际的健康素养和健康行为。

进入中国特色社会主义新时代后，健康文化的内涵更加丰富。不过，健康文化仍是一个颇具中国特色的新概念。虽然中国自身拥有历史悠久、独具特色的传统养生文化，但是在国际上并不存在与健康文化完全对应的名词。综合来看，中国当前所说的健康文化与西方国家的健康教育和健康促进有异曲同工之妙。必须特别指出的是，本文所说的健康

---

① 《全国爱卫会关于印发全国健康城市评价指标体系（2018 版）的通知》，中国政府网，http：//www.nhfpc.gov.cn/jkj/s5899/201804/fd8c6a7ef3bd41aa9c24e978f5c12db4.shtml，最后访问日期：2018 年 8 月 28 日。

② 刘进田：《马克思主义哲学原理》，中国政法大学出版社，2005。

③ 世界卫生组织：《中国老龄化与健康国家评估报告》，世界卫生组织中文网站，http：//apps.who.int/iris/bitstream/handle/10665/194271/9789245509318 - chi.pdf；jsessionid = 167F7B97C5A091232CF88BCCD28FE0AB？sequence = 5，最后访问日期：2018 年 8 月 28 日。

文化，并非特指反对黄赌毒、弘扬真善美的纯粹意识形态领域的“健康文化”。

### （二）健康文化的主要特性

1. 丰富内容的继承性和时代性

由于人存在自觉能动性，在人化自然和自然化人的过程当中，凡是人类健康活动所涉及的领域和所加工的对象，都可以说属于健康文化的范畴。在悠久历史与丰富现实的交相辉映下，健康文化的内容既表现出对历史文化的一脉相承，又展现出鲜明的时代色彩。例如，现代医学所倡导的健康生活方式的四大基石，即戒烟限酒、合理膳食、适量运动、心理平衡，就与中国传统的中医“治未病”理念不谋而合。由此可以预见，博大精深的中医文化在新时代必将焕发出勃勃生机，也自然不难理解习近平总书记 2016 年 8 月在全国卫生与健康大会上强调“要坚持正确的卫生与健康工作方针”“树立大卫生、大健康的观念”“把以治病为中心转变为以人民健康为中心”。[①]

2. 表现形式的多样性和针对性

如果说抽象意义上的观念、思想等作为核心层的文化内容是统领健康文化的灵魂，那么文化传播渠道、诉求方式等外延层的文化形式则是展现健康文化的肉体。伴随着信息技术工具的日益进步以及受众人群的差异化细分，健康文化的表现形式日趋丰富多样而又不失针对性。由于婴幼儿、青少年、壮年、老年等生命历程不同阶段的明显差异，以及不同群体的性别、文化、收入等人口特征的区别，处于不同生命阶段和具有不同特征的人群对于健康知识的理解、传播渠道的偏爱必然有所差异。例如，老年人对报纸、电视等传统媒介的健康感性宣传更易接受，而年轻知识分子则更钟情于互联网、微信等新兴媒介的深度健康解读。因此，以需求为导向，当前健康文化呈现出感性诉求与理性诉求方式兼具、传统媒介传播与新兴媒介传播并举的状况。

---

① 习近平：《把人民健康放在优先发展战略地位　努力全方位全周期保障人民健康》，《人民日报》2016 年 8 月 21 日。

3. 传播载体的丰富性和创新性

除了内容和形式上颇具特性以外，健康文化在所依托的载体方面同样非常丰富，并且能够伴随价值创新与工具创新与时俱进。健康文化的理念和知识就可以通过各种健康产品及健康服务等载体展现出来，起到“润物细无声”的作用。譬如，不少健康理念和知识通过公益广告和曲艺尤其是儿歌、地方戏曲等群众喜闻乐见的形式传播，大大丰富了健康文化的载体。依托各种主题宣传日以及年轻人流行的新兴网络节目，宣传推广健康文化也是一种载体的丰富与创新。另外，核心层的健康文化与外延层的健康文化赖以生存并得以延续所依附的制度、组织及机构等附加层的健康文化可视为支撑健康文化的骨骼。譬如，推进健康文化相关工作所依附的各方主体、制度保障、政策法规等，也成为健康文化的载体，并且创新的空间非常广阔。

4. 实际成效的普遍性和科学性

健康文化既然有内容层面的继承性和时代性、形式层面的多样性和针对性、载体层面的丰富性和创新性等多阶段、多维度的保障，尤其是“健康优先、科学发展”的原则和“全民参与、共建共享”的运作机制，自然决定了成效方面的普遍性和科学性。近年来，健康文化的支持政策及时出台，健康中国尤其是健康城市、健康乡村建设工作迈上新台阶，在将健康文化作为一级指标纳入健康城市、健康乡村建设评价体系进行考核的背景下，我们也乐观地看到各地正积极发展健康文化，通过卫生健康的正确理念和知识的广泛传播以及受众的有效接受，辅以组织体制机制的保障，朝着实现促进人的身体、心理、社会适应多层面完好状态的目的积极前进。

## （三）健康文化的重要作用

1. 健康文化是健康中国建设的重要基石

中国具有悠久的健康文化传统，在漫长的社会实践中形成了一套涵盖饮食起居、精神修养、身体运动等多个方面，注重阴阳平衡、积极促进健康、富有民族特色、体系较为完善的养生理论和方法，并对中华民族的健康维护

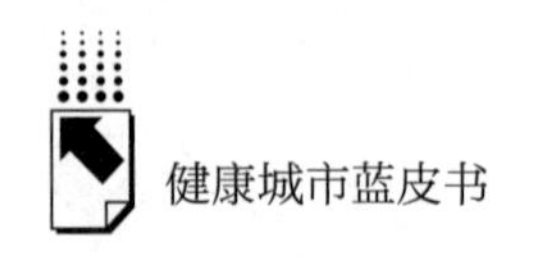


和文化传承做出了重要贡献。在中国特色社会主义新时代，人民美好生活需要日益广泛，不再局限于物质生活的满足，对健康的需求日益增长，而健康文化的核心层、外延层、附加层更加丰满。作为下一步推进健康中国建设的宏伟蓝图和行动纲领，《“健康中国2030”规划纲要》本身就通篇闪烁着健康文化的光辉，所倡导的“正确的卫生与健康工作方针”“健康优先、改革创新、科学发展、公平公正”的主要原则，以及“共建共享、全民健康”的战略，可视为健康文化的核心层；所提出的“普及健康生活、优化健康服务、完善健康保障、建设健康环境、发展健康产业”等重要抓手，可视为健康文化的外延层；所强调的“健全支撑与保障”“强化组织实施”，可视为健康文化的附加层。因此，《“健康中国2030”规划纲要》的全面实施过程实际上就是健康文化各个层面同步推进的过程，健康文化自然成为健康中国的重要基石。

2. 健康文化是健康城市建设的重要内容

健康文化涉及思想和理念，是健康城市建设的灵魂和主体。自世界卫生组织倡导健康城市建设以来，健康文化就渗透在健康促进的理念之中。例如，1986年的《渥太华宣言》所提出的健康促进三大工作策略（倡导、赋权、协调）中，就明确倡导有利于健康的社会文化。在新时代中国的健康城市建设中，健康文化作为具体抓手，又与营造健康环境、构建健康社会、优化健康服务、培育健康人群等重点任务结合在一起。对此，《关于开展健康城市健康村镇建设的指导意见》（全爱卫发〔2016〕5号）和全国爱卫会2018年3月底公布的《全国健康城市评价指标体系（2018版）》，都提供了具体的实践指向。可以预见，健康文化这个“规定动作”和硬性任务必将成为各地开展健康促进工作的重要抓手。鉴于中国所具有的地理空间广阔性、区域复杂性、文化多样性，各地健康文化的发展应结合实际、富有特色、凸显实效。

3. 健康文化是培育健康人群的重要因素

遵循“知信行”模式，较高的健康素养要求个体能够较好地获取和理解健康信息，并有效运用这些信息维护和促进自身健康。健康素养主要包括基本知识和理念、健康生活方式与行为、基本技能三个方面。在现代医学模式下身体、心理、道德、社会适应等多层面完好状态的健康内涵，文化的丰富内涵和广袤外延，以及健康文化内容的继承性和时代性、形式的多样性和针对性、载体的丰富性和创新性、成效的普遍性和科学性等主要特性，注定了健康文化要成为健康人群的重要因素。考虑到建设健康中国的最终目的是实现全生命周期、全人群的健康，但是全生命周期毕竟按照生命历程又可划分为婴幼儿、青少年、壮年、老年等不同阶段，全人群亦可按照区域、性别、文化、收入等因素划分为具有不同特征的群体，而不同群体、不同层级的健康文化素养水平又有所差异甚至区别悬殊，因此，健康文化的实施路径要因地制宜、精准施策，健康文化的发展任重而道远。

## 二　海南健康文化的积极探索

### （一）海南富有健康文化的优良基因

海南省拥有独特的生态环境、区位优势和自然资源，为发展健康文化提供了得天独厚的条件。基于历史和现实的视角，海南岛确实富有健康文化的优良基因。

海南岛地处热带北缘，总体属于热带季风气候，长夏无冬，年平均气温为22℃～27℃，素有“天然大温室”的美称。海南岛的森林覆盖率为55%，建成自然保护区72个，面积为268.5万公顷，海南是全国环境质量最好的省份。海南的地缘条件、植被状况与同纬度的夏威夷、巴厘岛等黄金海岸滨海度假区，共同组成一条环绕地球的翡翠链，被誉为“上帝后花园”。良好的自然环境成为宝岛生灵的护卫神。依山傍海的地理条件积淀了海南居民偏爱原味食品的文化记忆，更加注重营养平衡；与北方深厚的酒文化不同，海南居民并没有劝酒酗酒的氛围；独立的地理单元、优良的生态环境、简单的生活方式，造就了与世无争、自得其乐的岛民心态；在亲近自然、融入自然的日常生产生活过程中，海南居民亦具有热爱运动、休闲健身

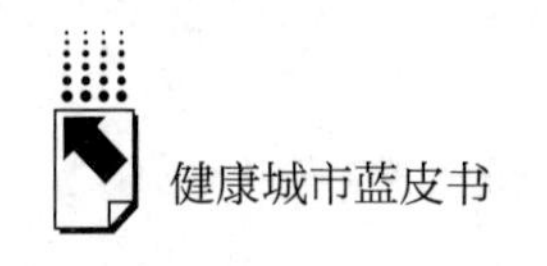


的良好习惯——从健康生活方式的四大基石来看，海南岛居民表现俱佳。

健康文化的优良基因，使得海南人均寿命高于全国平均水平，更存在不少“长寿之乡”“百岁老人”。2017 年，海南居民健康素养水平达到 10.8%，同比提高了 3%。2018 年 4 月，海南健康素养促进行动项目顺利通过国家考核评估并获得好评。因此，海南岛是名副其实的“健康岛”“长寿岛”。

## （二）海南积极探索健康文化的实践

作为祖国第二大宝岛和全国改革开放的生动缩影，海南省一直致力于实现全省人民的幸福家园、中华民族的四季花园、中外游客的度假天堂“三大愿景”，积极打造“健康岛”“长寿岛”“生态岛”，充分激发全社会共建共享健康海南，先后出台了《关于推进健康城市健康村镇建设的实施意见（试行）》《海南省卫生（健康）城市、卫生（健康）村镇创建方案》等文件，积极宣传健康理念知识，广泛报道健康文化活动，探索将健康文化融入文体事业，多措并举发展健康文化、促进健康素养。海口、琼海、陵水等地健康文化建设加快探索。

1. 海口市的先行之路

海南省省会海口别称“椰城”，曾于 1995 年 9 月被世界卫生组织和原卫生部选为世界卫生组织中国健康城市项目试点城市，健康文化工作起步早、地位高。近年来，海口市委、市政府对健康文化工作更加重视，成立了以分管副市长为组长，市委宣传部、卫计、文体、教育、各区政府等 32 家成员单位负责人为副组长的健康教育和健康促进工作领导小组，形成了发展健康文化的工作合力。

（1）注重将健康文化融入各项工作。长期以来，海口始终把建设健康文化工作渗透到城市规划、建设、治理和经济社会其他领域的实际工作中。例如，城市总规划明确提出，建设“具有优良生态环境的健康宜居城市”；先后在万绿园、滨江路、西海岸等地建设健康步道近 300 公里；搭建覆盖健康教育机构、医疗机构、媒体、学校、机关、企事业、镇街、社区（村委会）、窗口单位、农贸市场和公共场所等领域 5500 多家单位的健康教育工作网络；通过海口电视台、海口广播电台、《海口日报》等传统媒体以及海口网、微信、微博等新媒体开展健康文化宣传；等等。

（2）注重在塑造城市品牌的过程中提升公民健康素养。海口将发展健康文化与打造城市品牌深度融合，坚持走群众路线，通过广大市民讲卫生、讲文明、树新风，形成了“人人参与、人人健康”的全民创建局面，先后荣获“全国卫生城市”“全国节水先进城市”“中国历史文化名城”“中国优秀旅游城市”“国家环保模范城市”“全国城市环境综合整治优秀城市”“全国双拥模范城市”“国家园林城市”“全国造林绿化十佳城市”“中国人居环境奖”“国家创新试点城市”等荣誉称号，实现了健康文化与城市品牌的良性互动。2015 年，海口市公民健康素养水平达到 15.04%，比国家《全民健康素养促进行动规划（2014—2020 年）》的阶段目标水平高出 50%；全市体育指导员数量达 2.41‰，经常参加体育锻炼人数达 50% 以上。

2. 琼海市的试点实践

琼海市位于海南省东部，是举世瞩目的“博鳌亚洲论坛”举办地，是年轻而富有魅力的海南区域性中心城市，也是 2016 年 11 月全国爱卫办确定的 38 个全国健康城市建设首批试点城市之一。

（1）琼海市建立完善健康城市暨健康文化工作机制，成立琼海市健康城市建设工作领导小组，下设办公室，办公室内设健康环境、健康社会、健康服务、健康人群、健康文化、健康产业和保障支撑 7 个专项组，其中健康文化专项组由市文体局牵头，成员由文明办、卫计、教育、民政、规划、城管、团委、广播电视台、科协等单位组成，统筹推进健康文化建设。

（2）持续开展健康文化专项行动。坚持政府主导、部门协作、动员社会、全民参与，以“和谐我生活，健康琼海人”为主题，深入开展“三减三健”（减盐、减油、减糖，健康口腔、健康体重、健康骨骼）、适量运动、控烟限酒、心理健康、健康宣传、健康“细胞”等专项行动，形成全社会共同行动、携手践行健康生活方式的良好氛围。截至 2017 年底，已建成 3 个健康主题公园、1 条健康文化示范街道、5 条健康步道、2 个健康小屋，以及山叶、文坡 2 个健康社区和 20 多个健康机关、健康餐厅、健康学校，

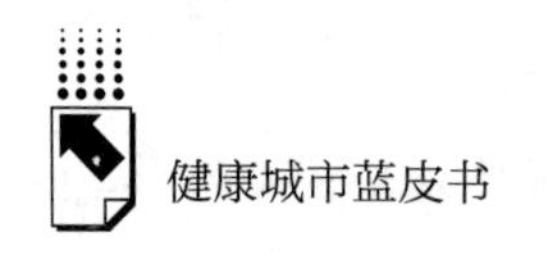


并在城区各单位、社区（村委会）、广场、公园等地设立健康教育宣传栏180多个。全市中小学健康教育开课率达100%，经常参加体育锻炼人口比例达33.1%，城乡居民达到《国民体质测定标准》合格以上的比例为88.4%。

（3）探索创新健康文化的表现载体。主动将健康文化融入城市品牌创建、科普宣传和民俗作品中。例如，以创建全国文明城市和巩固国家卫生城市为契机，积极推进以良好的身体素质、精神风貌、生活环境和社会氛围为主要特征的健康文化建设，在城区兴工路打造具有琼海特色的健康文化街；分别在琼海广播电视台、《琼海通讯》开设《健康快车》《健康专栏》栏目，将健康素养知识、健康生活方式、传染病和慢性病健康知识向广大群众进行广泛传播和普及；积极创作表现健康文化的作品，市琼剧团在原有基础上复排《双姻缘》《烽火情缘》《穷人布施》等优秀剧目，融入健康元素，以群众喜闻乐见的琼剧形式传播健康理念和知识，等等。

3. 陵水的积极探索

作为海南岛东南部新兴的璀璨明珠，地处北纬18°的陵水黎族自治县拥有长达57.5公里的海岸线，属于国内少有的热带岛屿性季风气候，区位优势明显。陵水以汉族为主，黎族、苗族居民较多。在中国特色社会主义新时代和加快建设美好新海南的新征程中，陵水进入高质量发展快车道，在健康文化领域进行了积极探索。

（1）不断夯实健康文化的政治保障。经过两年来的磨合，位于海南岛东南部沿海陵水黎安片区的海南国际旅游岛先行试验区党工委、管委会与陵水黎族自治县委、县政府成功实现科学有效的合署办公，真正做到实行一套人马、两块牌子，政治协同为县区健康文化的融合发展保驾护航。陵水依托高级别的“创建国家卫生城市创建海南文明县城”指挥部，委托有资质的第三方专业机构编制了《陵水黎族自治县健康城市建设规划（2018—2020年）》，聚焦健康文化主题，主动打破健康文化的基础设施、产品服务所受到的行政空间限制，积极推动实现海南国际旅游岛先行试验区与陵水县域健康文化资源的有效整合。

（2）持续加大健康文化财政投入力度。近年来，陵水依托强有力的财政支持和体制保障，新建和改建了以陵水城市广场——黎锦雕塑、陵水农民协会（顺德会馆）旧址等为代表的一批文化基础设施，建成陵水体育中心、体育馆、中华龙舟赛场等一批体育设施，极大地提升了城市健康文化硬件设施的品质，扭转了全县长期以来没有大型公共文体场所的落后局面。大力实施电影电视“村村通”、农村文化室、农家书屋等一列文化信息资源共享工程，按照“城乡并进、辐射发展”的要求，截至2017年底，11个乡镇均建立了乡镇文化站，116个行政村建有153个配有篮球场或排球场和健身设施的村级文化室，助力推动乡村健康文化的深入开展。

（3）积极打造特色健康文化品牌。结合本县健康文化需求强劲、外来“候鸟”人群日趋增多等特点，持续深入开展陵水城市巡展、黎苗“三月三”、文化下乡、光坡圣女果采摘骑行、候鸟“陵河之韵”文艺健身等一批精品文化活动品牌，积极探索健康与体育、休闲旅游融合发展，县广场文化活动被列为第一批全国公共文化服务体系示范项目。协同发展陵水优势体育项目和少数民族运动项目，齐头推进全民健身事业与体育产业，成功举办世界女子高尔夫球大赛、中国国际羽毛球挑战赛、中华龙舟大赛总决赛、全国广场舞总决赛，以及全县体育运动会、中国象棋竞赛、围棋竞赛等国内外精彩赛事，有力协办环岛自行车赛、环岛帆船赛、海南省“力加杯”排球赛、海南省第五届少数民族传统体育运动会等重大赛事活动，全县体育品牌影响力不断扩大，全民健身的社会氛围日渐浓厚。

### （三）海南健康文化建设的制约因素

尽管近年来海南省健康文化建设呈现出风生水起的良好态势，但制约因素仍然较多，主要表现在以下四个方面。

（1）认识不足。目前，海南发展健康文化所涉及的各方主体对健康文化的认识仍然有限，更有甚者竟然把建设健康中国、健康海南、健康城市、健康乡村背景下的健康文化简单等同于反对黄赌毒、弘扬真善美的纯粹意识形态领域的“健康文化”。总体而言，海南各级各方面对健康文化内涵的认

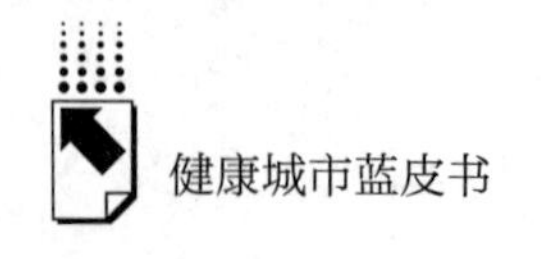


识仍有待廓清，对健康文化重要性的认识有待加强，对健康文化实施路径的理解有待厘清。

（2）机制不顺。健康文化工作直接涉及党委政府多个部门的工作，目前主要涉及爱卫、宣传、文体、教育、体育、财政、环保、社保、就业等关乎人民生命安全和身心健康的各个领域，但目前全省各级政府尚没有专门负责健康文化建设的牵头部门和专职人员，这就造成发展健康文化的统筹安排和管理欠缺，难以形成多方协同推进的合力。

（3）能力不强。当前，海南发展健康文化存在严重的能力不强的短板，并且能力欠缺是健康文化各相关主体普遍存在的问题，既存在政府领导不足、部门协作欠缺的突出短板，又存在社会力量薄弱、群众参与不够的发展掣肘，更存在专业研究和服务机构缺乏、群众文化素质整体偏低的问题。

（4）保障不力。健康文化的发展繁荣离不开相应政策、经费等条件的有力保障，然而当前海南缺乏健康文化发展方面的政策支持文件，缺乏开展健康文化工作所需要的相应人才、经费等要素支撑条件。要高效发展健康文化，尤其需要加强政策、经费、人才等支持要素的保障。

## 三　健康文化的实施路径思考

### （一）统筹谋划，大力加强健康文化建设的组织领导

全面加强健康文化建设涉及爱卫、宣传、文体、教育、财政、环保、社保、就业等关乎人民健康和民生的各个领域，只有切实加强组织领导，建立健全“政府领导、部门协作、全社会参与”的跨部门组织体系和运行机制，不断强化机构、人才、经费等要素保障，才能搞好顶层设计，才能确保实现“健康融入万策”，形成多主体、全方位推进健康文化建设的有效合力。

为此，省和市县政府层面有必要在爱卫会基础上成立（或专门成立）健康城市、健康乡村建设领导小组（或类似机构），由同级政府主要领导或分管领导担任组长，并将健康文化建设作为该小组的重要工作之一，由其负

责统筹协调推进健康文化建设全局性工作，研究推进康文化建设重要项目、重要政策、重要工程和重要工作，指导各级各部门开展工作。领导小组及其办事机构应定期召开专题会议研究推进工作，形成信息及时反馈、问题及时研究、工作不断推进的工作机制。每年下发专项工作方案，明确各职能部门和各级政府工作职责和具体工作目标及任务。定期对各行业、各部门及各级各单位健康促进与教育工作进行督导考核，推动工作长效常态化。各级各部门要对照职责要求，制定相关工作细则，有步骤有计划地推进健康文化建设，努力构建一环扣一环、一级抓一级、层层抓落实的工作格局。

### （二）加强管控，切实发挥健康文化传播的重要作用

随着信息传递技术的进步和自媒体的普及，当前形形色色的所谓“健康文化”良莠不齐、泥沙俱下，给广大受众造成了极大的困扰甚至严重的损失。因此，有效维护健康文化传播的权威性和公信力，确保发挥健康文化传播的重要作用，是必须首先解决的一个重要问题。只有切实加强健康文化传播的统一严格管控，努力采取有效措施打造官方权威传播渠道，才能坚决维护健康文化传播的权威性和公信力，坚决守好健康文化的主阵地，最大限度地改变鱼龙混杂的现状。在此基础上，不断拓展健康文化传播的覆盖面，努力创造和采取群众喜闻乐见的传播形式和方式，才能最大限度地发挥好健康文化传播的重要作用。

（1）进一步拓展传统健康传播媒介。充分发挥报刊、户外、广播、电视等传统意义上的媒体传播途径，在传统媒体开设健康文化的固定栏目。主动利用举办大型体育赛事的有利时机，融入健康宣传，倡导健康运动。建立卫生健康部门与新闻媒体部门协作机制，促进媒体健康科普工作规范有序开展。重点办好养生保健类节目和栏目，鼓励和引导各类媒体制作、播放健康公益广告。依托健康主题公园、健康步道、健康文化长廊等载体，开展“健康中国·人人共享”健康宣传，大力普及健康知识，倡导低碳绿色生活理念，让群众了解健康文化、喜爱健康文化，成为健康文化的承载者、践行者、受益者。

（2）积极开发利用好新兴健康媒介。充分利用数字电视、数字电影、数字杂志、数字报纸、数字广播、手机短信、移动电视、网络、桌面视窗、触摸媒体、移动客户端等新媒体以及云计算、大数据、物联网等信息技术传播健康知识，加大宣传频度、广度，提高健康教育的针对性、精准性和实效性。通过微信、云健康服务手机应用、智慧医疗网、可穿戴设备、电子健康档案等多种形式，搭建互联互通的健康传播平台。

（3）广泛开展群众性健康文化活动。有序组织“健康进万家·幸福伴我行”主题活动。结合当地文化、风俗习惯等实际，创造富有乡土气息、群众喜闻乐见的健康教育形式，选择吸烟、酗酒不良生活方式导致疾病的群众现身说法，大力普及“健康素养66条”，开展人人知晓自我血压、适宜运动、健康知识、健康行为、急救技能“五个人人知晓”健康管理倡导行动，提升群众健康素养。

## （三）分类指导，努力适应健康文化服务的多种需求

（1）坚持以现实问题为导向。以人民健康为中心，树立大卫生、大健康的理念，结合居民最迫切的健康需求和健康促进工作的需要，有针对性地推进健康文化建设工作，将健康理念及相关内容渗透到城市规划、产业发展、市政建设、道路交通、社会保障等各项公共政策的制定和实施过程并给予分类指导、保障落实，切实将健康文化融入所有政策、覆盖全人群和全生命周期，使健康文化建设相关理念入脑入心并转化为现实行动。

（2）坚持以群众需求为牵引。立足于健康文化的需求侧，细分把握全人群、全生命周期内部的差异性，不断丰富健康传播的内容，创新健康传播的形式，探索实施精准传播，提高健康传播的效果。运用医学、生物、社会、人文信息等相关大数据，发掘健康教育、健康促进、健康管理等领域健康传播资源，掌握不同人群、不同年龄、不同职业的差异化健康需求，实施靶向性健康定位、时效性健康定量、整合性健康定性的精准健康传播，满足个人、家庭、社区、城市健康管理的多样化需求。

（3）坚持以典型示范为动力。及时树立重点人群、重点领域组织开展健康文化建设的先进典型，充分发挥典型示范带动的作用，推动实现健康文化全覆盖。大力建设健康学校示范点，通过开展“健康从娃娃抓起”“安全急救进校园”“春蕾活动”等活动，营造良好的健康校园文化，使青少年群体培养良好的行为习惯。积极推进健康乡村建设，通过开展“农村素养提升”项目，提高农村人口卫生意识和防病能力。积极打造健康社区，通过深入社区开展健康巡讲、组建社区慢病自我管理小组，提高老年群体防治慢性病及传染病的素养。

## （四）激励引导，注重打造健康文化产品的精品力作

（1）实施健康文化产业的支持政策。作为现代服务业的重要组成，健康文化产业可以生产出满足日益增长的健康文化需求的相关产品和服务，也是未来保持经济中高速增长的新的增长点。因此，要制定实施有利于健康文化产业发展的土地、税收、人才等要素领域的优惠政策，各级财政可通过健全稳定可持续的投入机制，引导金融机构加大对健康文化产业的信贷、债券等融资支持，有效释放政策杠杆的撬动作用，及时解决健康文化产业发展的资金、人才等要素方面的短板，鼓励和支持健康文化产业发展，不断满足人民群众日益增长的高质量健康文化需求。

（2）积极打造健康文化的精品力作。秉持继承优良传统、创新时代风范、科学加工包装的原则，积极促进健康文化与养老、旅游、互联网、健身休闲、食品、保险等领域相互融合，努力催生健康文化的新产品、新服务、新业态，形成更多群众喜闻乐见的健康文化作品，力争打造出一系列品种丰富、结构合理的健康文化精品。继续传承海南健康文化的优良基因，充分依托天然的生态环境资源禀赋，将健康元素融入传统的书籍、报刊、歌舞、小品、地方戏曲等文化载体以及流行的影视作品、公益广告、短视频、快播等新型平台，积极打造健康文化主题公园、健康文化体验馆等地方特色场所，努力形成凸显健康、绿色、环保、安全等主题，独具海岛特色的热带健康文化精品力作。

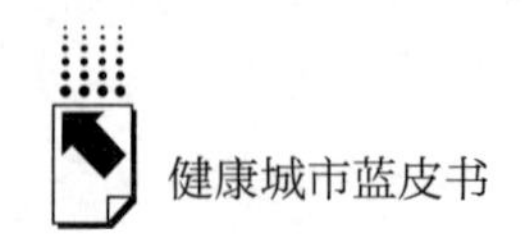


（3）创新健康文化的联动形式。积极探索将健康文化与群众的生产生活相结合。利用“世界卫生日”“世界无烟日”“全国高血压日”“联合国糖尿病日”“结核病日”“艾滋病日”等主题日，开展形式多样的健康文化宣传活动。充分发挥医疗卫生机构主要阵地和计生专干、乡村医生的作用，将健康教育融入日常工作。加强健康教育与医疗服务的有机结合，将健康教育纳入家庭医生签约服务内容，在为群众提供基本医疗服务的基础上，积极开展全程健康管理服务，促进卫生服务模式由“以疾病为中心”向“以健康为中心”转变。

## （五）共建共享，着力提升健康文化利用的实际效果

（1）坚持全民参与、共建共享。以人民为中心，充分发挥人民的主体作用，推进以良好的身体素质、精神风貌、生活环境和社会氛围为主要特征的健康文化建设，在全社会形成积极向上的精神追求和健康文明的生活方式。坚持政府主导与调动社会、个人的积极性相结合，发挥政府的组织优势，促进部门协作，鼓励、组织和引导机关、企事业单位、社区、家庭和居民参与健康文化建设活动，推动人人参与、人人尽力、人人享有，提升健康文化保障、服务和管理水平，使健康文化福祉惠及广大群众。

（2）积极推动健康文化资源下沉。健全市民公约、村规民约等社会规范，倡导公序良俗，让健康理念深入人心。健全完善乡村文化活动室、图书室、文化广场等场所，丰富群众文化生活，发展乡村特色文化。充分发挥工会、共青团、妇联、科协等群众团体的桥梁纽带作用和宣传动员优势，传播健康文化，动员全社会广泛参与健康促进行动。调动各类社会组织和个人的积极性，发挥健康促进志愿者的作用，注重培育和发展根植于民间的、自下而上的健康促进力量。

（3）积极挖掘和培育群众健康文化。通过鼓励和引导等方式，努力挖掘和发扬光大地方传统文化中的健康文化元素。鼓励社会力量、地方贤能和广大群众采取自娱自乐、自编自演等方式开发适合不同人群、不同地域特点的特色健康文化，充分激发广大群众的积极性、主动性和创造性，努力形成

人人崇尚健康、人人促进健康的社会文化氛围。通过村规民约等方式，有效引导居民形成健康的行为方式，全面提升居民健康素养，并将这种健康素养提升的成果以文化形式固化和延续下来，实现健康文化与全民健康相互促进的良性循环。

# 健康产业篇

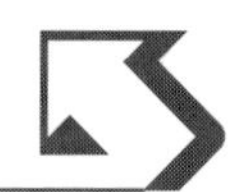

**Healthy Industry**

# B.10
# 主动健康生态建设与健康城市发展

李蔚东　李　佳*

**摘　要：** 随着经济发展水平的不断提升，人类健康的发展水平同步提升，健康的内涵也不断丰富。与此同时，由环境、生活方式和行为引起的慢性疾病逐渐替代急性病成为影响个人健康的关键因素，以创造健康价值为中心的主动健康替代传统的以防病治病为中心的模式将成为必然趋势。主动健康涉及影响人类健康的医疗、运动、营养及环境四大场景的多种业态。应运用先进的科技成果，促进供需协同，实现全生命周期、全健康过程、全服务半径覆盖，为健康价值创造提供“中国

* 李蔚东，清华大学卫生与发展研究中心研究员，哈佛大学公共卫生学院中国行动计划项目部主任顾问，主持多项国家级重点课题，著有《新健康革命》《构建全民健康社会》等；李佳，硕士，北京慈云健康科技有限公司战略发展总监。

方案”。

**关键词：** 主动健康　供需协同　健康价值创造　健康城市

## 一　主动健康体系概述

### （一）主动健康概念的提出

健康是人类生存和发展的根本，人民健康是国家富强的标志。随着技术进步和经济发展，对健康的定义也不断拓展，并仍在进一步充实和完善中。目前被广泛接受的健康概念包括三个层次：一是生理状态良好，人体功能正常，没有疾病和躯体残缺；二是心理健康，主要包含良好的个性、处世能力和人际关系；三是社会健康，对社会环境的各个方面能够动态适应。健康内涵的不断丰富对健康事业和健康产业提出了更高要求，主要体现在从被动健康到主动健康的转变。

根据世界卫生组织的研究，多项因素共同影响个人健康，其中遗传占15%，环境占17%，卫生服务占8%，生活方式和行为占60%。如表1所示，传统的被动健康观念主要着力点在于提高卫生服务的可及性和公平性，以防病治病为核心提供产品与服务；主动健康延展了传统健康观念的内涵，着眼于人类可持续的环境和生活方式，以人的健康价值创造为中心，围绕全人群、全生命周期和全健康过程提供连续服务。

**表1　主动健康与传统健康的区别**

| 项目 | 传统健康 | 主动健康 |
|---|---|---|
| 核心关注点 | 防病治病 | 健康价值创造 |
| 特征 | 非个性化、非连续化的服务 | 个性化、连续化服务 |
| 产业关联性 | 健康与其他产业联动性差 | 健康融入所有产业 |
| 个人主动性 | 缺乏参与意识 | 个人共建共享 |

## （二）主动健康产业体系的内涵

主动健康产业围绕环境和生活方式对个人的健康持续提供服务，产业链条长、涉及面广，包含并丰富了传统健康产业体系。主动健康生态体系以卫生服务创新和健康农业、科学健身及健康建筑等非医学健康干预力量的崛起为主要特征，以供需协同的全民健康信息化建设和新健康装备向民众生活的全场景延伸为支撑，以健康危害防控与健康价值创造为核心，形成医学干预和非医学健康干预服务协同，全民参与、攻防兼备的国民健康保障系统和医疗健康一体化连续服务生态。

## （三）必然性与可能性

主动健康是产业发展的趋势，也是个人对健康追求的重要体现。①健康产业发展的必然要求。目前，中国健康事业与健康产业仍然以卫生服务为重点展开，由于医疗保障制度存在局限性，不能有效遏制卫生健康体系存在的“重医学干预卫生服务、轻非医学干预健康服务”问题的恶化。经过多年努力，中国实现了基本医疗保障的全覆盖，基本医疗保险 + 大病保险报销比例大幅提高，但是“重卫生、轻健康”的服务体系，使医保支付压力越来越大，特别是在高血压、糖尿病等慢性疾病成为主要健康危害的背景下，传统卫生健康体系“低效率、多痛点”的特征尤为明显。②个人健康的需要。生活方式和行为成为国民健康的决定性因素。改变个人的生活方式和行为，必须要促进个人主动健康意识的觉醒，建立促进全民参与创造健康的反馈机制和激励机制。

主动健康相关产业将迎来爆发的窗口期，主要是因为政策、技术和市场的三重共振。①政策的鼓励。在 2016 年全国卫生与健康大会上习近平总书记指出：“要把人民健康放在优先发展的战略地位，以普及健康生活、优化健康服务、完善健康保障、建设健康环境、发展健康产业为重点，加快推进健康中国建设，努力全方位、全周期保障人民健康，为实现‘两个一百年’奋斗目标、实现中华民族伟大复兴的中国梦打下坚实健康基础。"[①] 2017 年《"十三五"健康产业科技创新专项规划》发布，国家重点研发计划《主动健康和老龄化科技应对》开始实施，主动健康相关产业和业态获得国家政策的强力支撑。②技术的发展。在移动互联网、云计算、大数据及人工智能等技术成熟前，对个人连续的、全生命周期的监控和服务是不可想象的；随着相关技术的成熟，相关服务不仅可以实现而且价格持续下降，将催生产品、服务和模式的创新。③人民健康意识的觉醒。随着生活水平的提高，人民对健康饮食、科学健身、心理健康和健康环境建设相关服务的需求越来越大，成为主动健康相关产业崛起的主要推动力量。

## 二　健康产业发展现状

### （一）新型医疗

新型医疗主要包括精准化的新型诊疗、数字化的协同医疗及智能化的智慧医疗，强调连续服务、深度服务和个性化服务，是对传统医疗服务的升级与补充。

精准医疗是借助于基因测序、蛋白质组学技术，以及大数据科学等先进技术，对病人进行"个性化定制"的服务，对提高复杂疾病的诊治效率、降低副作用有较大帮助。精准医疗包含精准诊疗和精准治疗。据中国产业信息网预测，全球精准医疗市场到 2020 年产值将超过 1000 亿元，未来 3 年复合增长率将达到 15% 以上。[②] 中国目前是全球基因测序、液体活检等细分领域增长最快的区域之一，随着精准医疗被列入"十三五"规划重点项目，相关的技术与应用突破将会加速，中国的精准医疗应用将迎来长足发展。

远程协同医疗是基于数据、信息、知识共享的，支持分级诊疗、区域协

---

① 《习近平：把人民健康放在优先发展战略地位》：新华网，http：//www.xinhuanet.com/politics/2016－08/20/c_1119425802.htm，最后访问日期：2018 年 9 月 15 日。

② 《2017 年中国精准医疗行业发展规模预测分析》：中国产业信息网，http：//www.chyxx.com/industry/201702/498046.html，最后访问日期：2018 年 9 月 15 日。

同的整合服务模式，可缓解目前普遍存在的医疗资源分布不均、基层医疗资源利用不足的难题，推动医疗领域的效率变革。协同医疗的主要业态包括基于移动医疗装备和互联网的远程医疗及医疗服务，以及口腔、眼科等特色专科疾病的协同服务，将医疗资源通过医联体等组织形式共享，促进优质医疗资源下沉，力求做到全民特别是基层的优质医疗服务覆盖。出于技术限制、医疗习惯、就诊意识及激励机制等多个方面的原因，2015 年前中国协同医疗进展缓慢；随着互联网技术的成熟、国家政策的鼓励及消费者教育的开展，从 2016 年起出现明显加速的趋势，到 2018 年仅远程医疗产值就将超过 172 亿元。[①]

智慧医疗利用大数据、人工智能等技术，在疾病预防、诊治、资源配置与患者服务四个方面提供个性化、精准化的服务，主要业态包括疾病预警、智能辅助决策、慢病管理等。智慧医疗的应用能够精准识别高危人群促进疾病预防、提升医生诊断水平以及优化院后疾病管理。随着人工智能算法等的发展，在技术上智慧医疗的实现难度小，核心的制约因素在于数据的采集、清洗与处理。中国医疗及健康机构信息化程度不高、信息孤岛效应明显，数据的采集与共享成为制约智慧医疗成熟应用的最大障碍。

### （二）健康农业

健康农业是从农业研发、生产、运输、加工、销售到消费的全链条始终遵循以健康价值创造为核心的理念，提供安全、营养、具备健康功能的农产品以及体验、旅游、养生等健康附加服务，是将三次产业融合在一起的新型农业。健康农业包括两大内涵：一方面是生产全过程无害，另一方面是对有健康价值的产品与服务进行价值链重构。基于生产全过程无害的观念的健康农业，至少包括强调利用先进技术保障食品安全的绿色农业、全程使用有机肥料和有机饲料的有机农业，以及整合农业生产与文化、旅游产业的复合养

① 《2018～2023 年中国远程医疗行业市场前瞻与投资战略规划分析报告》，前瞻产业研究院网站，https：//bg. qianzhan. com/report/detail/08a68ecc884b45e7. html，最后访问日期：2018 年 9 月 15 日。

生农业业态，国内关于健康农业的探索主要就在这个方面。基于健康价值创造视角的健康农业，迄今为止还是一个全新的领域，强调的是农产品按照健康价值的重新定义，按照健康价值来为农产品定价。如今，从商业业态发展和产业趋势来看，功能益生食品作为健康农业的突破口最具发展前景。

发展健康农业必然是农业发展的大势所趋，一方面可以通过三次产业的联动，提升农业的附加值，从而切实带动农业发展与农村振兴；另一方面，也可以提升全民健康水平。然而，由于产业链条复杂、涉及面广、缺乏完善的评价体系、配套水平有限等，健康农业的发展虽然具有广阔的前景，仍然需要经历政策、技术、市场等多个方面的成长成熟过程。

### （三）科学健身

科学健身是主动健康生态建设中的重要一环，也是创造健康价值的重要产业。2014 年 10 月，随着《国务院关于加快发展体育产业促进体育消费的若干意见》出台，全民健身上升为国家战略，《全民健身计划（2016—2020年)》的颁发，更是使体育健身产业成为创业者、各路资本布局的热点产业。据懒熊体育统计，2017 年国内体育行业融资项目为 180 余项，总额度接近 90 亿元，其中健身领域的融资频率居首位。创业项目的突起加速了健身产业的商业模式创新与市场教育力度，将极大地促进中国健身产业的发展。预计到 2020 年，每周参加 1 次及以上体育锻炼的人数将达 7 亿人，经常参加体育锻炼的人数将达 4. 35 亿人，体育消费总规模将达 1. 5 万亿元。①

在资本与政策的双重驱动下，全民健身产业和事业发展迅速，但是发展分布不均衡，未来仍需不断促进技术创新与资源下沉。当前，体育健身的业态仍以传统的器械、传统的健身房模式占主导地位，物联化、专业化的健身器械市场化应用较少，健身全生命周期数据采集不全。在全民健身的背景下，社区与健身融合是最大的趋势，加快对社区健身场景的渗透，探索建设

① 《180 起融资、90 亿额度，2017 年体育创业投融资的基础数据都在这里》，懒熊体育，http：//www. lanxiongsports. com/posts/view/id/8610. html，最后访问日期：2018 年 9 月 15 日。

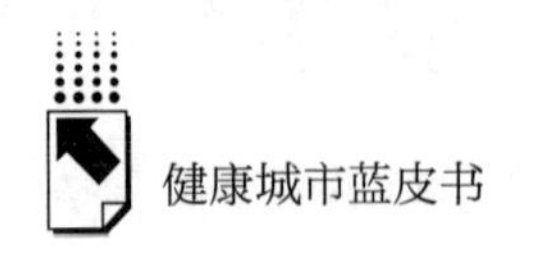


社区健康促进服务中心，无论是在商业还是在公共产品提供的角度均具有重大意义。

## （四）健康建筑

建筑是人们工作、生活、交流、休憩的场所，人类超过80%的时间是在室内度过的，建筑的健康性能成为影响人们健康的重要因素。按照被广泛接受的国际WELL建筑标准及住建部的健康建筑评价标准，建筑需要充分考虑空气、水、声、光、健身、人文、人体工学等影响健康的要素，构建相应的基础设施及服务。“房子是用来住的”的定位，决定未来建筑将更加注重健康功能和性能。中国成为WELL建筑标准注册项目全球冠军市场，渗透率存在巨大的提升空间。[①] 从存量项目的经济效益来看，健康建筑对普通建筑的二手房拥有5%～50%的溢价，而增量成本在每平方米30～200元，假设未来健康建筑渗透率约为当年的5%，则每年健康建筑新增产值在400亿元以上。

随着人民生活水平提高，对于健康建筑的要求也将越来越旺盛，而健康建筑真正普及开来，需要标准与基础设施的完善。无论是开发商还是消费者，都愿意具有健康功能和性能的建筑支付价值，建立健康建筑国家标准和行业标准有助于降低消费者的甄选难度，从而加速推广普及。健康建筑技术与基础设施不成熟也是制约健康建筑推广的因素。

## （五）数字交互

数字化是不可逆的时代大潮，数据是未来世界的能源和动力，信息化是数字化的基础。健康领域的信息化既包含旨在提升服务能力的健康服务供给侧的信息化，也应该包含以消费需求方权利为中心的需求侧的信息化，因为主动健康需要发挥需求侧的自主意识和自主参与，支持需求侧全生命周期、

① 《IWBI 发布 WELL v2™》，IWBI 官方网站，https://www.wellcertified.com/cn/articles/iwbi%E5%8F%91%E5%B8%83well-v2%E2%84%A2，最后访问日期：2018年9月15日。

全健康过程的信息化建设尤其重要，而这是当前健康信息化建设中被忽视的环节。

中国供给侧信息化历史不长、覆盖程度较差，高集成度、高共享度的信息化解决方案尤其缺乏。2017 年，中国供给侧信息化的市场规模接近 400 亿元，而且仍将呈现高速增长的趋势。供给侧的信息化建设需要历经管理信息系统、临床信息系统、院内信息集成、区域医疗卫生信息平台建设四个阶段。主要问题包括数据接口不同的问题、数据交互中的隐私保护问题、数据资产的权属问题。解决这些问题一方面需要建立统一的数据标准，另一方面需要配套启动需求侧信息化能力建设。

建设以需求侧为权利中心的数据，是主动健康产业的重要基础。主动健康产业服务需要跟踪个人全生命周期、全健康过程的数据，而目前的供给侧信息化只是各医疗机构产生的片段化的孤立数据，以需求侧为中心、确立消费者对自身健康数据的所有权，才能够将各个服务的供给侧的数据统一起来形成完整的健康图景。区块链技术对于解决数据的隐私和确权问题有重大意义，能够将健康数据的产生、维护和使用者都记录下来以确定权属，通过加密算法和智能合约的方式调取数据，可以保证数据的安全性。

### （六）装备与器械

装备与器械是主动健康产业服务体系的重要基础设施，特别是能够贴近消费者个性化需求的移动化、智能化的医疗装备与器械。整体来看，中国医疗器械市场规模约为 6000 亿元，近 5 年复合增速超过 20%，是医疗健康产业中景气度最高的细分领域之一。[①] 近年来，在分级诊疗政策鼓励下，本土医疗器械企业快速崛起，但是仍然主要集中于中低端器械领域，在高端的数字诊疗装备、体外诊断产品、高端耗材及移动医疗装备等领域，无论从技术沉淀还是从市场应用来看，均是较为薄弱的环节，存在较大的进口替代空

① 《6000 亿市场规模，2018 年医疗器械瞄准 6 大方向》，中国医疗器械行业协会，http：//www. camdi. org/news/6718，最后访问日期：2018 年 9 月 15 日。

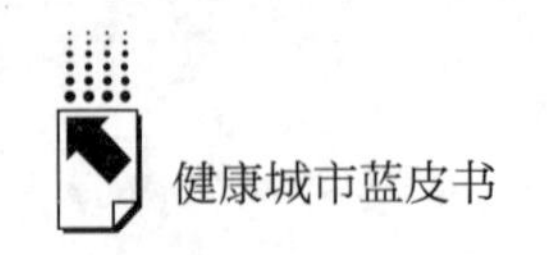


间。除了高端的医疗器械之外，智能可穿戴设备、可用于建筑的物联网产品等与个人健康关联性较强的设备也应纳入主动健康产业中。虽然 2018 年第一季度全球可穿戴设备出货量高达 2510 万台，但是由于大部分产品互联的终端有限，未能够实现与建筑、食品及运动场景的互联，渗透率仍然较低，随着技术的突破及成本的降低，未来可穿戴设备在健康领域的作用也会越来越明显。[①]

## 三　主动健康产业发展趋势总结

### （一）健康产业与数字技术的结合会越来越紧密

中国已经成为全球数字化创新的高地，依托国内庞大的市场，可以进行最广泛、最大量的数字化实验并迅速迭代、不断优化。数字化大潮如今正席卷所有低效且能迅速改造的行业，空间大、效率低、痛点多和需求长尾的健康产业更是如此。从健康产业的发展需求来看，也存在从碎片化、多触点模式到以消费者为中心的个性化模式的转变，个人全生命周期、全健康过程的数据成为一切健康服务的核心基础，数据的采集与处理技术对健康产业将起到较大的作用。物联网技术与设备的应用是数据采集的基础，对影响个人健康的医疗、营养、健身与环境可实现全过程的采集与交互，为各个因素对健康的影响效果提供数据证明，从而不断催生新的主动健康业态。云计算与区块链将分别在供给侧与需求侧数据存储和共享中发挥重要作用，基于云的供给侧系统有助于发展协作医疗与远程医疗，从而促进医疗资源下沉并提升现有资源的使用效率；基于区块链的需求侧系统有助于确认健康数据共享中的权属确定、保真与隐私保护问题，实现健康数据的有序高效流通，也可以建立个人健康信用实现对个人健康行为的激励机制。大数据、人工智能技术是

---

① 《IDC：2018 年 Q1 全球可穿戴设备出货量 2510 万台　Apple Watch 增长 13.5%》，IDC，http：//www.199it.com/archives/733626.html，最后访问日期：2018 年 9 月 15 日。

支撑健康数据价值最大化的直接驱动力，其成熟与应用可以根据个性化需求精准高效地匹配资源，将健康价值创造推向新的高度。

## （二）健康服务半径的“十百千万”全场景、零距离覆盖

以人为中心的健康服务需要实现对个人健康过程的全半径覆盖。覆盖范围0~10米的主要包括可穿戴设备、健康建筑及近人体空间的健康监测，实现对个人健康数据的采集。100~1000米主要由社区健身器材、数字健康家庭服务等来覆盖，对个人在家庭和社区的健康服务需求实现覆盖。1~10公里由新型医疗机构来覆盖，包含高端的诊疗技术与诊疗装备，主要以对传统的医院进行技术和服务赋能升级为主。10~100公里通过移动体检车和移动诊疗车等设备来覆盖，利用移动式的医疗装备促进医疗健康服务向消费者靠近。100~1000公里主要通过云平台、人工智能、远程影像等远程手段覆盖，可以有效扩大优质医疗资源服务半径，特别是让基层医疗机构也可以通过远程技术获取优质服务。

## （三）建设促进供需互动协同的激励机制是主动健康产业发展的关键

主动健康生态的主要特征之一就是供需协同互动，通过移动、远程、智慧化等技术手段不断促进健康资源下沉、提高服务效率、丰富服务种类非常重要，也是产业中各方努力的重要方向。要改变人的行为，更好地创造健康价值，个人健康意识的唤醒、健康基础设施及激励机制是关键，这是刚起步却充满潜力的方向。健康基础设施的完善主要是指各类可穿戴、运动、健康建筑等涉及人民健康的智慧物联基础设施，能将个人健康信息数字化并实现采集。更重要的是建立激励机制，采集个人全生命周期的健康数据后便可对个人健康进行信用评级和精准服务，更注重自身健康行为的人会以更低廉的价格获得优质的健康服务，激励个人改善自身的生活习惯，更好地适应健康价值创造的需求。这种机制将极大地提升健康体系的效率，带来新服务模式的集中出现。

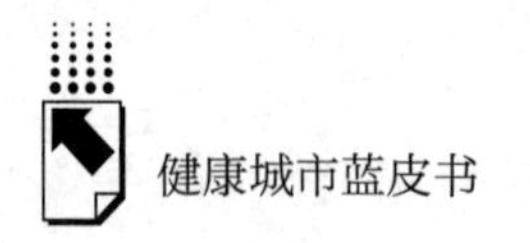



## （四）“中国主动健康智慧”将引领世界主动健康产业发展

依托巨大的市场和迅速迭代的能力，在中国完成“实验”并推广至全球的“中国主动健康智慧”在互联网、设备制造等多个产业领域受到认同，中国的“主动健康与老龄化科技应对重点研发计划”，有望引领全世界主动健康产业发展。首先是理念的创新，主动健康理念是在医疗资源分布不均、医疗体系效率低下等多个痛点基础上产生的，而这也是全世界面临的共同问题，建设主动健康生态就是解决该类问题的一种全新思路。其次是中国市场空间大、消费者众多，是新技术的测试及应用、服务保障能力的提升的绝佳平台，在中国完成“中试”的方案在向全球推广时，在技术与服务能力方面是有保障的。最后是中国市场消费能力差异化明显且消费习惯多种多样，这就要求“主动健康中国方案”有非常明显的多样性和适应性，以便全方位满足各个层级的健康消费需求。

# B.11
# 中国节能环保产业发展思考

冯慧娟　裴莹莹　薛　婕*

**摘　要：** 节能环保产业作为中国七大战略性新兴产业之一，成为推动经济发展的重要新动能。中国节能环保产业发展的现状和问题是：产业规模扩张明显，市场竞争力弱；市场化进程加速，市场秩序有待完善；多元化投融资格局基本形成，资金短缺仍是重要瓶颈；技术水平大幅提升，原始创新能力和动力不足。从发展趋势来看，中国节能环保产业仍将呈高增长态势，产业结构将向装备制造和服务业并重升级，业内整合并购和跨界整合引发产业格局变迁，产业“走出去”步伐加速。建议加强市场监管，营造公平竞争的市场环境；优化政府资金的引导作用，完善PPP、绿色金融等市场化机制；加强技术创新驱动，提速节能环保技术评估和成果转化；做大做强企业和产业集聚区，促进产业规模化和集约化发展；加快出台产业“走出去”战略的配套措施，拓展国际市场。

**关键词：** 节能环保产业　技术驱动　市场监管

节能环保产业是中国的战略性新兴产业，发展节能环保产业可以为国民

* 冯慧娟，博士，教授级高工，主要研究方向为环境经济管理、产业经济；裴莹莹，硕士，高级工程师，主要研究方向为环境管理、节能环保产业；薛婕，博士，高级工程师，主要研究方向为环境经济管理、产业经济。

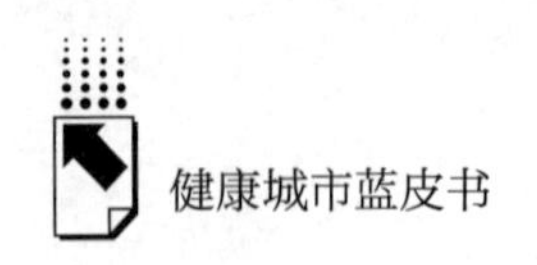


经济可持续发展节约资源能源、保护生态环境提供物质基础、技术保障和服务。发展节能环保产业是实现绿色低碳发展、推进生态文明建设的战略选择，也是推动供给侧结构性改革的重要抓手。“十二五”时期以来，在保增长、促转型、调结构的新形势下，国家出台了一系列利好政策，并将节能环保产业确定为“十二五”时期的战略性新兴产业和国民经济支柱产业，显著拉动了市场需求，扩大了市场空间，产业得到快速发展。党的十九大更是将“壮大节能环保产业、清洁生产产业、清洁能源产业，推进资源全面节约和资源循环利用”作为建设美丽中国、推进绿色发展的重要任务。

## 一 中国节能环保产业发展现状及问题

### （一）产业规模扩张明显，市场竞争力弱

“十二五”时期以来，中国节能环保产业发展势头强劲，产值由2010年的2万亿元增长到2015年的4.55万亿元（见图1），年均增长率超过15%，形成委托承包、BOT、BOO、TOT等多种商务模式以及京津冀、长三角、珠三角等集聚发展区，成为经济发展新常态下新的经济增长点。[①] 但是，该产业总体规模在国民经济结构中的比重偏低，仅占3%，与国民经济支柱产业的要求仍有一定差距。而且，小微企业是当前节能环保产业的主力军，产业集中度和规模效率低，规模50人以下的小微企业在3万余家环保企业中占比高达92%，企业普遍缺乏市场竞争力和综合解决问题的能力。

### （二）市场化进程加速，市场秩序有待完善

“十二五”中后期，节能环保产业市场化进程加速。随着节能环保市场逐步放开，市场进入壁垒降低，但是与之相应配套的管理机制还不完善。由

① 冯慧娟、裴莹莹：《论我国环保产业的区域布局》，《中国环保产业》2016年第3期。

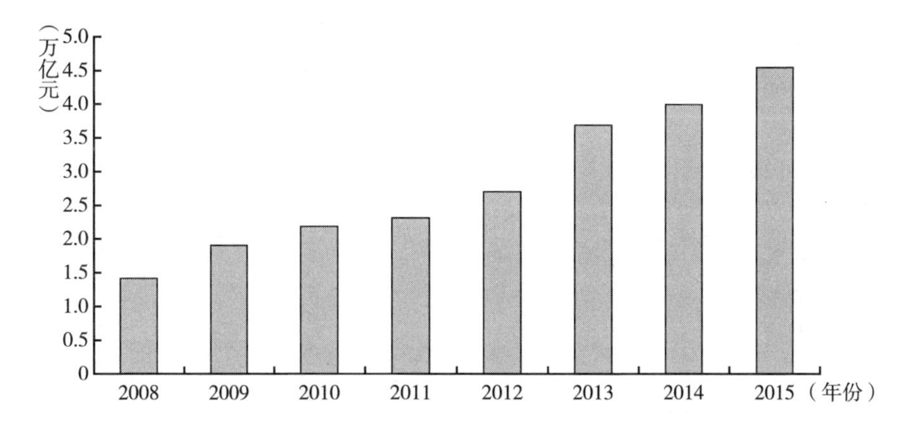


**图1　2008～2015年中国节能环保产业产值**

于缺乏有效监管，市场竞争秩序混乱，例如，随着《关于废止〈环境污染治理设施运营资质许可管理办法〉的决定》实施，从行政审批角度降低了污染治理企业进入相关业务领域的门槛。但是，环境服务业的中小型环境服务运营商的技术及环境管理水平参差不齐，部分企业以降低环境治理标准为代价，刻意压低环境服务价格以抢占市场，低价低质恶性竞争的现象比较严重。一些国家明令淘汰的“三高”设备仍有企业在使用；政府、市场、第三方和排污主体在采用PPP、第三方治理等市场化模式的过程中存在责任边界不清等问题。①

## （三）多元化投融资格局基本形成，资金短缺仍是重要瓶颈

政府不断加大对节能环保产业的投资力度，其中，2014年环境污染治理投资达总额到9200多亿元（见图2）。而且，不断引入社会资本，基本形成PPP、第三方治理、绿色金融、产业基金等多元化投融资格局。但是，由于节能环保产业属于重资产行业，投资大、周期长，而中国众多中小节能环保企业缺乏融资能力，资金短缺严重，特别是用于研发的资金严重不足。国务院发展研究中心研究显示，从2015年到2020年中国绿色发展的相应投资

① 裴莹莹、杨占红：《我国发展节能环保产业的战略思考》，《中国环保产业》2016年第1期。

需求约为每年 2.9 万亿元，其中政府的出资比例只占 10% ~15%，超过 80% 的资金需要社会资本解决，绿色发展融资需求缺口巨大。

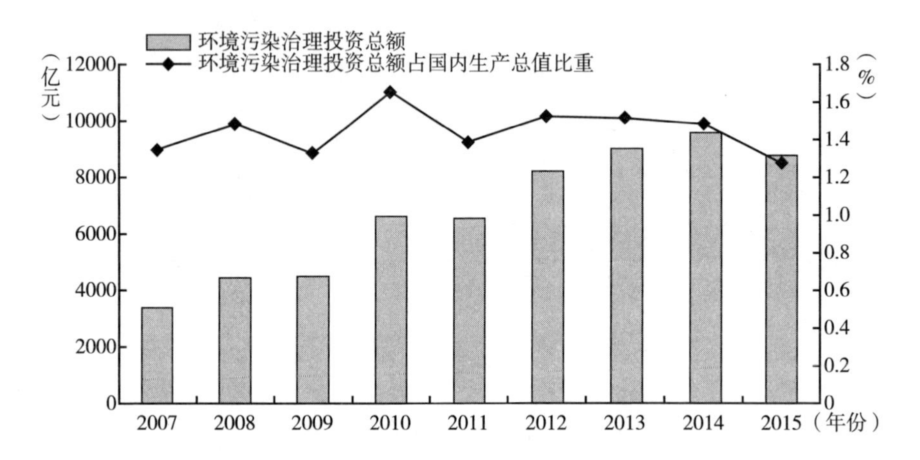


**图 2　2007 ~2015 年环境污染治理投资及其占国内生产总值的比重**

资料来源：国家统计局编《中国环境统计年鉴 2017》，中国统计出版社，2015。

## （四）技术水平大幅提升，原始创新能力和动力不足

中国节能环保技术装备迅速升级，技术水平不断提升，发明专利申请数量由 2010 年的 31917 件上升至 2014 年的 70559 件。主导技术和产品基本可以满足市场需求，在重点节能环保技术方面取得一定的突破。但是，以小微企业为主的节能环保产业组织特征由于节能环保技术原始创新较少，导致产业内技术创新能力不足。目前，中国环保产业企业中仅有 11% 左右的企业有研发活动，并且其研发资金占销售收入的比例约为 3.33%，远低于欧美 15% ~20% 的水平。而且，由于技术交易、转移和扩散的市场化机制尚未形成，导致关键技术科技成果转化率低，阻碍了产品和设备的产业化。[①]

① 《〈中国环保产业发展状况报告（2017）〉全文发布》，碳排放交易网，http：//www.tanpaifang.com/tanguwen/2018/0524/62022.html，最后访问日期：2018 年 8 月 28 日。

## 二　节能环保产业链分析

产业链是以各种产业联系为基础，围绕某类产品或服务形成的涉及产业内多个环节的链式结构。环保产业链是针对环保产业本身而言的，包括上游环保技术研发、中游环保装备和产品生产，以及下游环保设施运营。

### （一）产业链构成

1. 典型环保产业链

环保产业横跨制造业和生产性服务业。典型的环保产业链的上游主要进行环保技术研发，包括科研院所、研发型企业和企业的研发部门；中游主要进行环保装备和产品的生产与销售，包括装备制造以及以产品生产和供应为主的单位；下游主要开展污染治理工程实施和环保设施运营，服务对象是排污单位（包括企业和市政公共部门）（见图 3）。

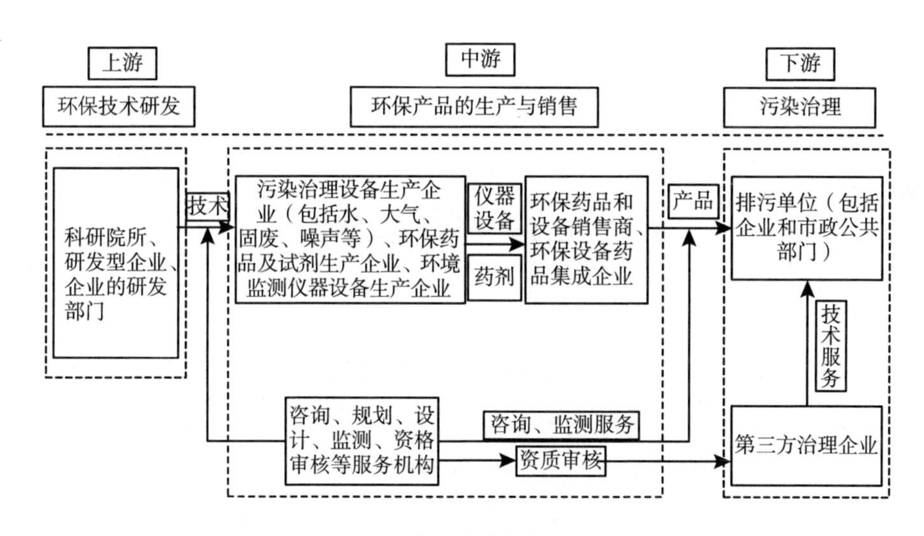


图 3　典型的环保产业链

随着环保产业的战略地位日益提高，环保标准日趋严格，下游服务对象往往要求“一体化”“一站式”服务，需要有一个“集成商”整合产业链，包括经销商、施工单位、直线服务提供商、第三方机构、总承包分包商、集成商等。因此，在新的需求下，“集成商”参与模式下的产业链延伸。上游是产品生产企业、装备制造企业和技术研发单位，为产品设备经销商、工程实施单位等提供服务；产业链中游以项目或工程分包为主，也包括第三方服务机构；产业链下游以总承包、总集成商为主，是整个产业链的最终目标，也是产业链价值创造的关键环节（见图4）。

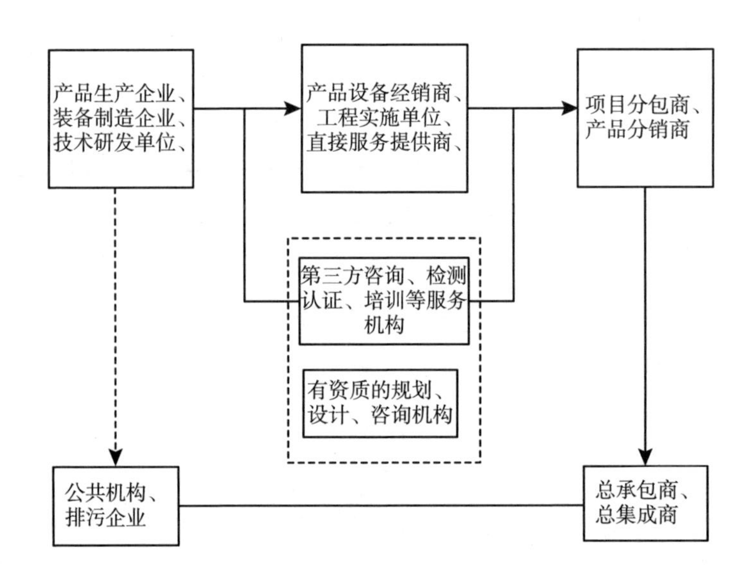


**图4　“集成商”参与下的环保产业链**

2. 资源循环利用产业链

生态环境部颁布的环保产业包括资源循环利用产业，而资源循环利用行业的原材料是各行各业产生的废弃物，其产业链运行不同于一般意义上的环保产业。以资源循环利用中的重点行业再生资源产业为例，其产业链运行如下。

再生资源产业链主要包括再生资源的回收、资源化加工和利用三个主要环节（见图5）。废旧物资的回收是再生资源产业链条上的第一个环节。由回收者从源头回收各种废弃物，再转卖给集散交易市场中的商户，从中获取交易利润。通过此环节使废弃物从分散状态变得相对集中。资源化加工处于产业链的中游，是再生资源产业链上的桥梁和纽带，是将回收来的各种废旧物资，采用一定的技术手段，通过物理、化学处理，经过分类、分拣、清洗、拆解、破碎等初加工和深加工的生产性活动得到可被生产企业进行利用的原料（即再生资源中间产品）的过程。再利用是再生资源产业链的下游，是生产加工企业利用部分或全部再生原料通过生产性活动生产最终产品的过程。

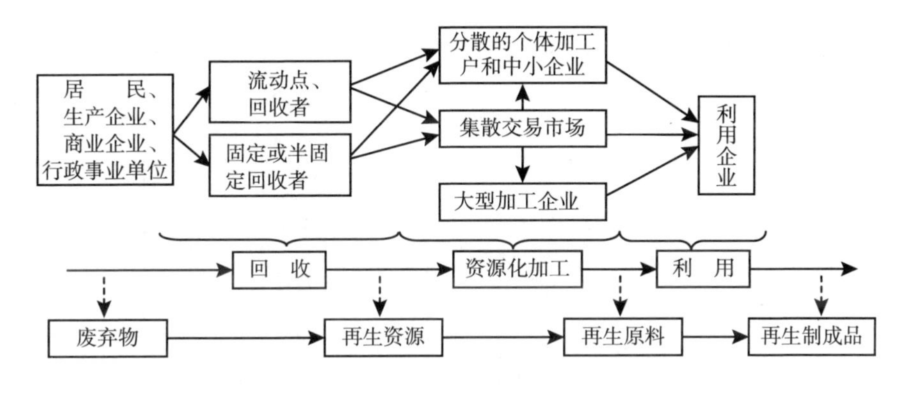


**图5 再生资源产业链**

## （二）产业链重点环节

从整个环保产业链条的价值分配来看，环保装备行业和环保服务行业是产业链的重点环节。

1. 环保装备制造业

（1）行业规模。自2011年以来，环保装备制造业保持了年均20%以上的增速，2016年实现产值6200.00亿元（见表1）。据中国环保机械行业协会统计，2016年全国环保装备制造业主营业务收入为2951.7亿元，同比增长7.9%；行业利润总额达到202.1亿元，同比增长9.1%，利润率较2015年略有降低，约为6.5%；环保装备进出口总额为217亿元，顺差为9.5亿元。

表 1　2011 年、2016 年全国环保装备制造业整体发展情况

| 年份 | 生产总值(亿元) | 利润额(亿元) | 利润率(%) |
| --- | --- | --- | --- |
| 2011 | 1304.59 | — | 7.53 |
| 2016 | 6200.00 | 202.1 | 6.50 |

资料来源：工信部、中国环保机械行业协会。

2011 年，中国环境保护专用设备产量为 23.49 万台/套。总体来看，中国环境保护专用设备产量呈现上升的趋势，2016 年增加到了 88.67 万台（见图 6）

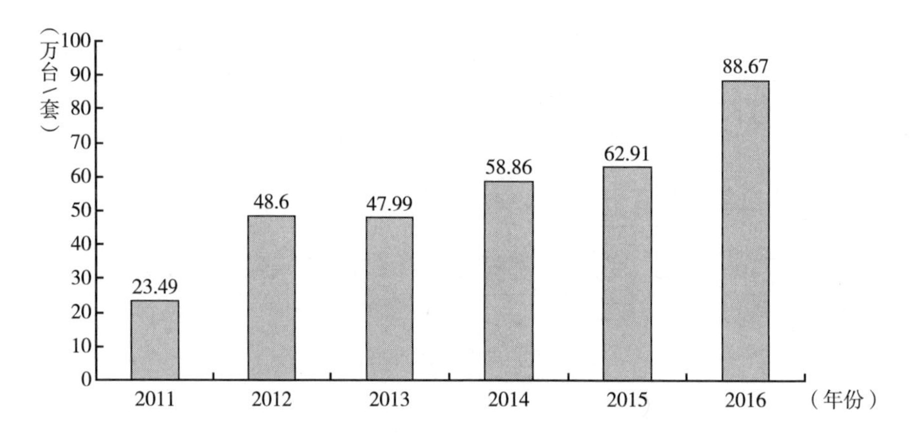


图 6　2011～2016 年中国环境保护专用设备产量变化情况

资料来源：国家统计局、中国产业信息网。

从行业结构或产品结构来看，中国环保专用设备中的水污染防治设备产量近年来增长速度快，已超过大气污染防治设备。环境监测专用仪器仪表行业发展迅速，规模以上企业由 2011 年的 66 家增加到 2016 年的 108 家。行业总产值由 2011 年的 110.59 亿元增加到 2016 年的 247.42 亿元。

（2）行业特征。在环保装备制造业经济增长强劲的同时，经营成本持续增长，高投入、低产出的格局依然没有改变，盈利水平虽有增长，但总体水平依然较低。由于环保装备制造业进入门槛相对较低，国内不论是大气、

水还是固废装备制造，普遍存在企业规模小、数量多、实力弱、盈利水平低的特点。行业集中度低，大企业和一些骨干企业除核心部件自己生产外，其他部件以外协加工为主。但是，原材料涨价、流动资金短缺、劳动力成本上升，影响了企业产能和产品质量。

以环保装备制造中的环境监测仪器仪表领域为例，中国的产品目前主要涉及水、空气、土壤，经过十几年的发展，此类仪器仪表已经有了相当程度的发展。先河环保、聚光科技、雪迪龙、天瑞仪器等国内一批上市仪器公司已经具有一定的研发能力。但是，当前中国生产的环境监测仪器仪表大多是功能单一、故障率高、附加值低的中低端产品，在品种和数量上不能满足市场需求，同时伴随监测频率低、采样误差大、监测数据不准确等问题。高质量的分析仪、专用监测仪器和自动检测系统多是从国外引进的，国产仪器占比很小。

2. 环境服务业

（1）行业规模。环境保护服务业发展水平是环保产业成熟度的重要标志。“十一五”时期中国环保产业收入总额约为 1500 亿元，年均增长率约为 30%，从业单位约为 1.2 万个，从业人员约为 270 万人，环境保护服务业增加值占五成，2100 多个单位获得环境污染治理设施运营许可证。

目前，中国环境保护服务从业单位约为 8820 家，从业人员为 51.8 万人，销售收入为 1706.8 亿元，销售利润为 183.6 亿元。与 2004 年相比，中国环境保护服务年营业收入增长了 546.3%，年平均增长速度为 30.5%。[①]

从产业结构来看，污染治理及环境保护设施运行、环境工程建设是现阶段中国环境保护服务的主要领域（见图 7）。2011 年，全国污染治理及环境保护设施运行服务从业单位为 3893 个，营业收入为 722.2 亿元，营业利润为 62.2 亿元（见表 2）。

---

① 吴舜泽、逯元堂：《第四次全国环境保护相关产业综合分析报告》，《中国环保产业》2014 年第 8 期。

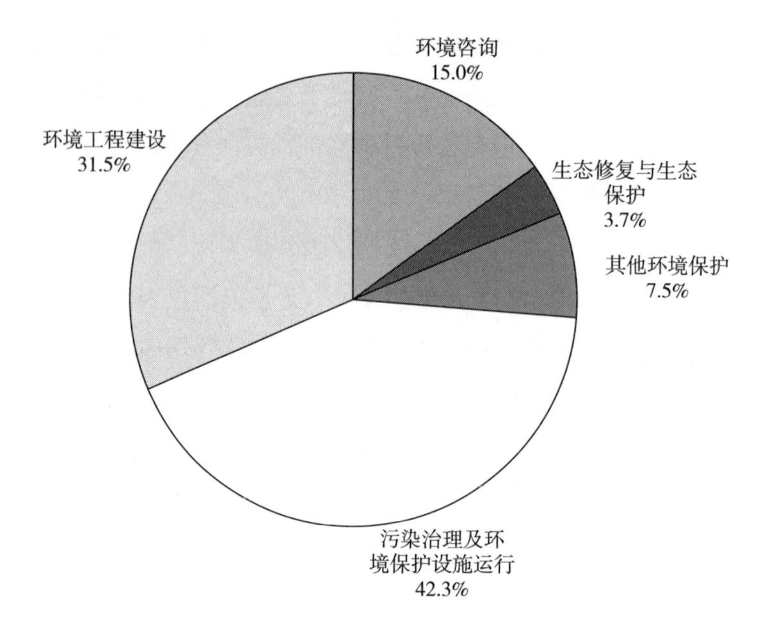


**图7　环境保护服务业各服务类型的营业收入占比**

资料来源：中国环保产业协会。

**表2　2011年全国环境保护服务业基本情况**

| 服务类型 | 从业单位数(个) | 营业收入(亿元) | 营业利润(亿元) |
| --- | --- | --- | --- |
| 污染治理及环境保护设施运行 | 3893 | 722.2 | 62.2 |
| 环境工程建设 | 1733 | 538.0 | 61.1 |
| 环境咨询 | 1816 | 256.7 | 38.7 |
| 生态修复与生态保护 | 658 | 63.2 | 7.3 |

资料来源：中国环保产业协会。

从区域布局来看，东部地区发展较快，特别是北京、江苏、广东、上海、浙江发展迅猛，其从业人员数量在全国位居前列（见图8）。北京环境保护服务收入超过200亿元，江苏、广东和浙江3个省均超过100亿元（见图9）。[①]

① 吴舜泽、逯元堂：《第四次全国环境保护相关产业综合分析报告》，《中国环保产业》2014年第8期。

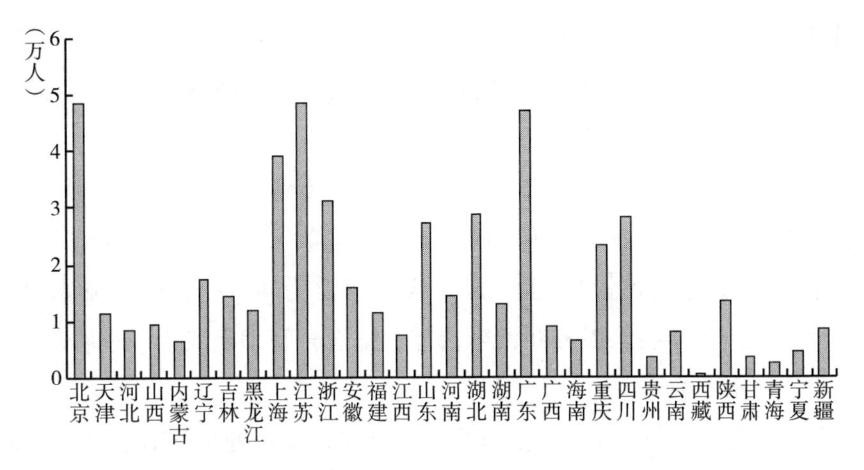


**图8 环境保护服务业全国从业人员地区分布情况**

资料来源：中国环保产业协会。

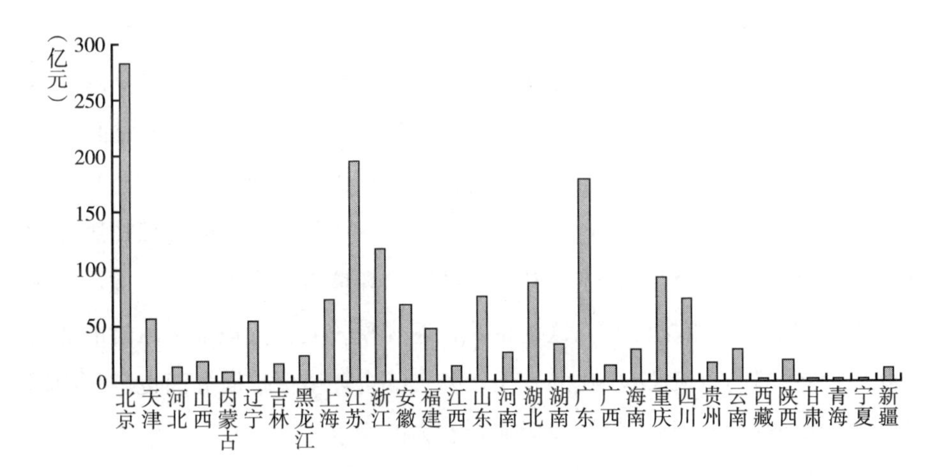


**图9 全国环境保护服务业销售收入地区分布情况**

资料来源：中国环保产业协会。

江苏省环境保护服务业发展迅速，已从以咨询、设计、培训为主，拓展到运营、检测、审计、评估、诊断等领域。2012 年，全省节能环保服务业规模达 123.5 亿元。全省获国家备案的节能服务公司已达 116 家，甲级环境工程勘探设计资质单位有 12 家，环境工程专业承包一级资质单位有 16 家，二级资质单位有 68 家，环境污染治理设施运营资质单位有 260 家。已形成

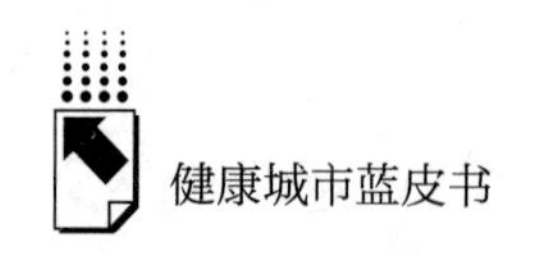


鹏鹞环保、天楹赛特等集投资、研发设计、设备制造、工程承包、运营管理于一体的企业集团。环境工程承包服务、环保设施运行服务以及环境信息是未来发展的重点。①

广东省环境保护服务业市场化、社会化、专业化走在全国前列。2012年，环境保护服务从业单位为758家，年营业收入为180.13亿元。其中，污染治理及环境保护设施运行服务从业单位为409个，年营业收入为110.53亿元。环境技术服务和污染治理设施运营管理已成为广东省环境服务业发展的重要内容。

随着生态省建设的加快，浙江省环境保护服务产业市场需求急剧扩大，通过合资合作方式，积极引进著名跨国环保企业参与浙江的环境服务项目，提高企业的管理、服务及技术水平，增强竞争力，促进了环境保护服务业的发展。

（2）行业特征。从环境保护服务业的从业企业来看，由于产业链下游服务对象往往要求“一体化”“一站式”服务，需要有一个“集成商”整合产业链，包括经销商、施工单位、直线服务提供商、第三方机构、总承包分包商、集成商等。所以，过去小规模、单独从事某一环节环境保护服务的企业逐步被综合集成设计、施工和运营的大型环境服务商所替代，逐步占领环境保护服务业的市场份额。这些企业普遍规模较大，抗拒市场风险的能力较强。而且，随着环保市场化的发展，外资综合环境保护服务商也进军中国环境保护服务市场，与国内企业形成强有力的竞争。

## 三　中国节能环保产业发展趋势研判

### （一）产业仍将呈高增长态势

“十三五”末期，节能环保产业将发展成为国民经济的支柱产业，全国

---

① 薛婕、周景博：《中国环境保护产业重点发展区域的经济绩效评价》，《环境污染与防治》2017年第2期。

节能环保产业将保持年均15%左右的增长率，到2020年产值将超过8万亿元。[①] 随着国家宏观战略导向和环境保护力度的不断加大，产业扶持政策不断增加，节能环保产业必将迎来历史上最好的政策机遇期。环保产业将重点围绕水、气、土细分领域展开。碳市场全面启动，碳减排产业潜力巨大。

## （二）产业结构将向装备制造和服务业并重升级

2015年，中国节能环保产业中高效低耗的先进环保技术装备与产品的市场占有率仅为10%，主要以传统装备制造业为主。随着节能环保产业规模扩张，节能环保装备制造业和节能环保服务业也必将得到大力发展，节能服务业总产值由2008年的417.3亿元增至2015年的3127.34亿元（见图10），环保服务业年收入总额从2010年的1500亿元增长到2015年5000亿元，发展速度也高于节能环保产业的其他领域。2015年节能环保服务业产值超过8000亿元。在新的需求下，标准化、成套化、智能化是环保产业的根本发展方向。节能环保服务业将从单一环节服务业逐步发展为一体化的综合节能环保服务业，有效提高行业集中度。

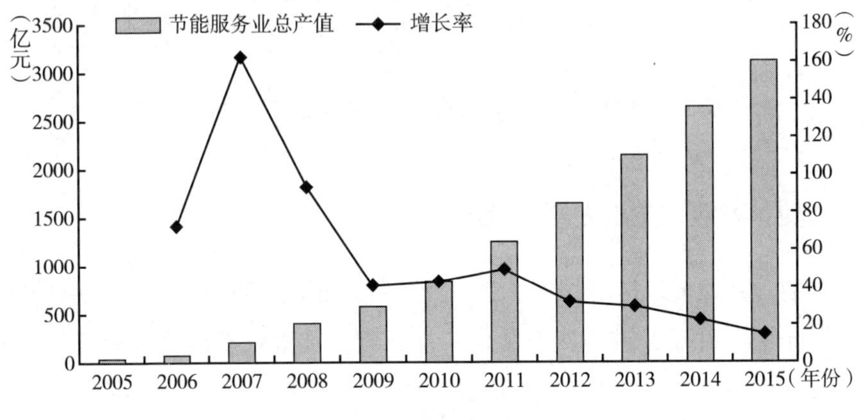


**图10　2005～2015年节能服务业总产值趋势变化**

① 中国工程科技发展战略研究院：《中国战略性新兴产业发展报告2016》，科学出版社，2017。

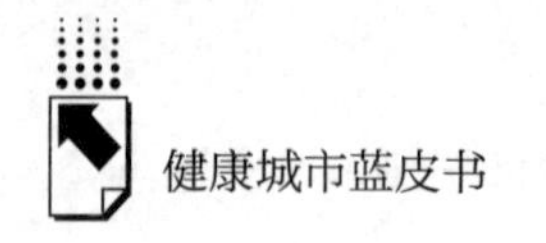



### （三）业内整合并购和跨界整合引发产业格局变迁

目前，环保行业的整合并购趋势明显，资金规模已由2012年的12亿元急增到2015年的600亿元（见图11），集中在较成熟的水务和固体废弃物行业。非节能环保企业的跨界收购资金占总额的25%。中石油、中国中铁四局等也通过资本、技术、工程和设备等途径进军节能环保产业，使得整个产业持续升温，业内兼并重组将形成行业龙头的相对垄断竞争格局，而跨行业重组则会带来产业链条的延伸。

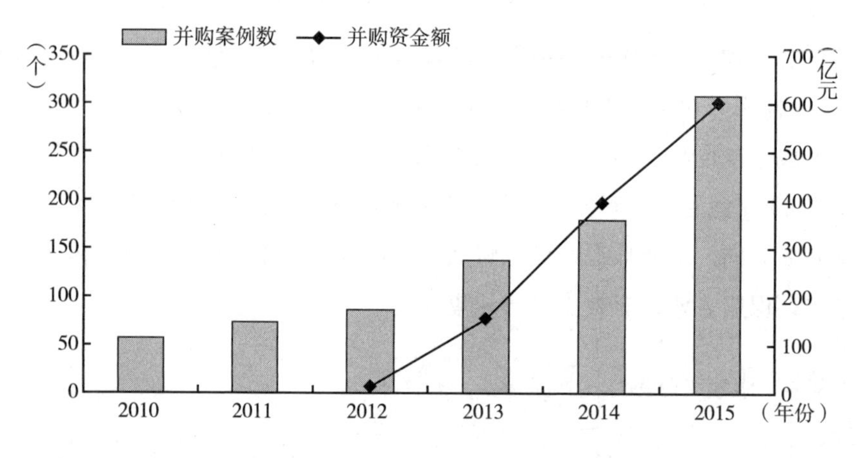


**图11　2010～2015年环保行业并购案例数及并购资金额**

### （四）产业"走出去"步伐加速

党的十九大报告指出，要以"一带一路"建设为重点，坚持"引进来"和"走出去"并重，遵循共商共建共享原则，加强创新能力开放合作，形成陆海内外联动、东西双向互济的开放格局。面对节能环保市场的全球化发展和国内传统环保基础设施建设趋于饱和的态势，调整节能环保企业发展战略，向国际市场进军，将成为一种趋势。2017年原环保部等四部委联合发布《关于推进绿色"一带一路"建设的指导意见》，建设绿色"一带一路"的各项措施深入推进、逐步落实。同时，中材节能、桑德环境、北控水务等骨干节能环保企业，已获得了多个海外项目订单，开拓了多个国家市场，积累了丰富的建设运营经验。

## 四　中国节能环保产业发展的政策建议

### （一）加强市场监管，营造公平竞争的市场环境

从节能环保产业的特殊性出发，管理部门在简政放权、减少行政干预的同时，重点要加强市场监管。包括加强节能环保产品质量监管，强化产品标准体系以及质量检测体系建设；加强价格监管，加强固定资产投资项目节能评估和审查，突出行业管理，严格执法监督，制定违规处罚机制，形成反向约束。

### （二）优化政府资金的引导作用，完善 PPP、绿色金融等市场化机制

鉴于中国节能环保产业目前所处的发展阶段，仍需继续加大中央预算内投资、财政资金以及税费优惠的扶持力度，但要优化支持方向和方式。完善引入社会资本的市场化框架，包括加快制定国家节能量交易相关规范、研究制定排污权有偿使用费的收取使用和交易价格、建立和完善 PPP 运作程序等。加快发展绿色金融，优化绿色金融相关配套政策，构建多层次的绿色金融体系。[①]

### （三）加强技术创新驱动，提高节能环保技术评估和成果转化速度

鼓励和推动节能环保产业的技术自主研发和创新，加强技术驱动。完善

---

① 董冰洁、周培红：《节能环保产业发展的金融支持研究——基于上市公司数据的实证分析》，《科技管理研究》2015 年第 3 期。

科技创新和成果转化的激励政策。搭建节能环保产业技术创新平台，支持关键性技术研发，提高技术成果转化率，推动产学研相结合，加速成果转化，完善技术服务推广和成果转化机制，完善环评制度和评价体系，加快推进污染防治最佳可行技术编制工作。

### （四）做大做强企业和产业集聚区，促进产业规模化和集约化发展

积极引导中小型节能环保企业找准产业链定位，走向专业化、精细化。实施龙头企业带动战略，发挥龙头企业的带动作用，培育一批综合环境保护服务企业，增强投融资和整合产业链、提供整体解决方案的能力建设。发挥产业聚集效应，推动产业集群化、集约化发展。对已经形成的长三角、珠三角、环渤海等重点产业集群，要因势利导，推动产业升级。

### （五）加快出台产业“走出去”战略的配套措施，拓展国际市场

完善中国节能环保产业“走出去”的政策法规，包括节能环保产业海外投资的相关规则、标准以及交易模式等。实施出口优惠政策，推动环保产业国际交流和合作，建设一批环保产业国际化发展示范基地及示范工程。搭建政府公共服务平台，利用各种会议、展览等，大力宣传中国节能环保产业，及时准确地了解国际节能环保产业发展动向、需求及相关节能环保产业制度和规范等。①

---

① 周国梅：《“一带一路”战略背景下环保产业“走出去”的机遇与路径探讨》，《环境保护》2015 年第 8 期；刘婷、卢笛音：《推动我国环保产业积极主动“走出去”》，《中国环境报》2015 年 12 月 22 日。

# 健康人群篇

**Healthy Population**

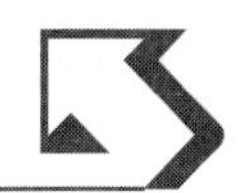

# B.12 “将健康融入所有政策”在中国健康城市建设中的应用初探

石 琦*

**摘 要：** “将健康融入所有政策”是世界卫生组织第八届全球健康促进大会的主题。2013年“将健康融入所有政策”的理论和实践被引入国内，与国内多年来开展爱国卫生运动的实践经验高度契合，并在各地建设健康城市和卫生城市的工作中不断得到发展应用，逐步成为健康城市建设的重要指导方针。在建设健康城市的过程中，“将健康融入所有政策”的实施并非一帆风顺，仍存在一些困难和问题。接下来，要坚定不移地在健康城市建设过程中深入实施“将健康融入所有政策”方针；加强健康城市领导者实施“将健康融入所有政策”的

* 石琦，中国人口宣传教育中心副主任，博士，世界卫生组织“可持续发展中的健康促进”专家咨询组成员，协和医科大学公共卫生学院客座教授，中国医院协会第三届常务理事，主要从事健康促进与健康教育理论与实践、卫生事业管理、健康传播等。

能力；加强跨部门合作的力度，努力解决健康的社会决定因素；加强健康城市实施“将健康融入所有政策”效果的监测和评估。

**关键词：** 将健康融入所有政策　卫生与健康　健康中国

历史经验表明，建设健康城市是建设健康中国的重要抓手，是推进新型城镇化建设的重要内容，也是新时期爱国卫生运动的重要载体。“将健康融入所有政策”源于世界卫生组织健康促进理论中的“制定健康的公共政策”。在全球创建健康城市的实践中，“将健康融入所有政策”一直或多或少地得以体现，并最终成为指导健康城市建设的重要指导方针。2013 年，“将健康融入所有政策”的理论和实践被引入中国，逐步得到健康城市理论和实践工作者的认同，并在不同层级的政策文件和标准规范中得到应用。本文将探讨“将健康融入所有政策”在健康城市建设中应用的价值、现状以及存在的问题，并提出相关政策建议，以期在未来健康城市建设工作中更好地应用“将健康融入所有政策”，助力健康中国建设。

## 一　“将健康融入所有政策”的内涵

“将健康融入所有政策”是世界卫生组织第八届全球健康促进大会的主题。世界卫生组织将“将健康融入所有政策”定义为一种以改善人群健康和健康公平为目标的公共政策制定方法，它系统地考虑这些公共政策可能带来的健康后果，寻求部门间协作，避免政策对健康造成不利影响。

“将健康融入所有政策”的提出是基于历届全球健康促进大会的成果，特别是 1986 年的《渥太华健康促进宪章》、1988 年的《阿德莱德公共卫生政策建议》等全球性健康促进权威文件。2006 年，芬兰在其担任欧盟轮值主席国期间固定下来这一提法。在《2011 年里约健康社会决定因素政治宣言》《2011 年联合国慢性非传染性疾病防控峰会政治宣言》等国际规约中以及一些国家的行动中，“将健康融入所有政策”均得到了体现。

2013 年第八届全球健康促进大会在芬兰召开，大会的主题就是“将健康融入所有政策”，大会通过《赫尔辛基宣言》，呼吁各国政府承诺采纳“将健康融入所有政策”的策略，将健康的社会决定因素作为政治优先；确保实施“将健康融入所有政策”所需的组织结构和程序；加强卫生部门的能力，利用领导力、伙伴关系、倡导和调解等手段，促使其他政府部门通过实施“将健康融入所有政策”实现健康产出；加强实施“将健康融入所有政策”所需的人员队伍、组织机构和技术技能；采取透明审计和责任机制，建立起政府内部、不同政府相互之间及公民对政府的信任；建立利益冲突防范机制，确保政策形成不受商业利益和既得利益的影响；确保公众和民间团体能够有效地参与“将健康融入所有政策”的开发、实施和监督。[①]

在实施“将健康融入所有政策”的过程中，卫生部门担负着以下不可替代的责任：理解其他部门的政治议程和管理规则，为政策选择建立知识和证据基础，在政策发展进程中评价不同部门有关政策或方案的健康结果，与其他部门一起建立讨论和解决问题的平台，评价跨部门合作和政策制定的效果，通过更好的机制、资源、机构和熟练的工作人员加强能力建设，与政府其他部门合作，帮助其实现目标，同时促进健康和福利。与相关部门共同获益是卫生部门协调相关部门的重要原则。进行健康影响评价是实施“将健康融入所有政策”的主要工具和方法。

从 2013 年开始，“将健康融入所有政策”的理论和策略被被引入国内，迅速与中国在卫生健康领域的多年实践紧密结合，得到有关领导和专家的大力推广和研究应用。2016 年 8 月中共中央、国务院召开的全国卫生与健康

---

① 《赫尔辛基宣言》，百度百科，https：//baike. baidu. com/item/赫尔辛基宣言，最后访问日期：2018 年 8 月 28 日。

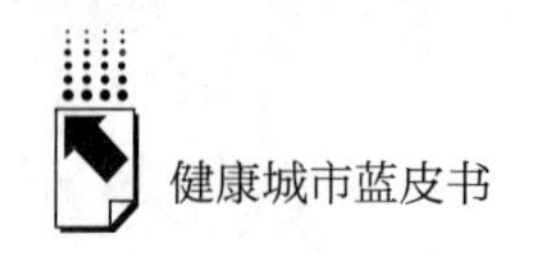



大会确定的新时期卫生与健康工作的基本方针是："以基层为重点，以改革创新为动力，预防为主，中西医并重，将健康融入所有政策，人民共建共享。"[①] 这是中共中央、国务院站在新的历史起点上，对卫生与健康工作方针做出的重大调整，"将健康融入所有政策"正式成为这一方针的新的重要组成部分，成为所有卫生健康工作的重要指针，也为健康城市建设指明了新的发展方向。

## 二　在健康城市中落实"将健康融入所有政策"的重要意义

根据世界卫生组织健康促进理论，健康城市是以场所为平台进行健康促进的最高表现形式，是能够保护城市辖区内人群健康的有效载体。近40年来全球健康城市运动和中国65年来开展爱国卫生运动的实践经验表明，健康城市对保护人群健康、提高社会福祉、推进经济社会协调发展起到了重要作用。

从城市的运行管理机制来看，不同部门对维护城市辖区内人群健康发挥不同的作用。例如，水利部门负责保证居民饮用水达到安全标准，对水源污染问题进行治理。交通部门负责道路交通安全，尽可能减少因交通事故带来的健康损害。这就要求城市各个公共管理部门的政策要协调一致，朝着有利于健康的目标，才能实现健康城市的总体目标。因此，健康城市的运行管理机制天然具有"将健康融入所有政策"的基因。

从城市发展规划来看，越来越多的城市将健康作为吸引居民的首要考虑因素。例如，在新建住宅区时，将医院、学校、幼儿园纳入建设规划，使居民可以在短时间内享受到健康服务。城市绿地和休闲空间也是居民健康生活必不可少的条件，正在成为城市建设规划的重要内容。

从城市居民的健康需求来看，健康城市不只是意味着居民能够得到更好的医疗服务，居民更加期待有高水平的公共卫生服务，以及高质量的其他公

① 《习近平谈治国理政》第2卷，外文出版社，2017，第371页。

共服务。例如，良好的教育能够为个人提升健康素养水平打下坚实的基础，方便的社区卫生服务能够让居民真正享受到“小病在社区”的便利，甚至足不出户就有家庭医生上门服务。

由此可见，交通、教育、城建等各个城市管理部门的政策，均可能对居民健康产生直接或间接的影响，因此成为健康的社会决定因素。只有这些政策的利益取向是有利于健康的，而且在这些领域的公共政策制定之初，能够通过健康影响评价避免对居民健康产生负面影响，才能实现不断提高居民健康水平的目标。

## 三 具体实践及经验

2013 年“将健康融入所有政策”的理论和实践被引入国内，与国内多年来开展爱国卫生运动的实践经验高度契合，并在各地建设健康城市和卫生城市的工作中不断得到应用，逐步成为健康城市建设的重要指导方针。

全国爱卫会于 2016 年 7 月下发的《关于开展健康城市健康村镇建设的指导意见》中，第一次明确把“将健康融入所有政策”列为指导思想，要求坚持以人的健康为中心，针对当地居民的主要健康问题和健康需求，制定有利于健康的公共政策，将健康相关内容纳入城乡规划、建设和管理的各项政策之中，促进健康服务的公平、可及。① 这标志着中国健康城市建设工作全面实施“将健康融入所有政策”的理念和方法，站在新的历史起点上，从公共政策角度全面关注城市人群健康。

2016 年 11 月，《全国爱卫办关于开展健康城市建设试点工作的通知》印发，标志着新一轮健康城市建设在全国全面启动。健康城市建设重点包括以下几个方面：一是建立有利于健康的政策机制，将健康城市建设纳入政府的绩效考核内容。二是在健康影响因素评价方面，在居民健康状况调查等基

① 《全国爱卫会关于印发〈关于开展健康城市健康村镇建设的指导意见〉的通知》，中国政府网，http：//www. nhfpc. gov. cn/jkj/s5898/201608/3a61d95e1f8d49ffbb12202eb4833647. shtml，最后访问日期：2018 年 8 月 28 日。

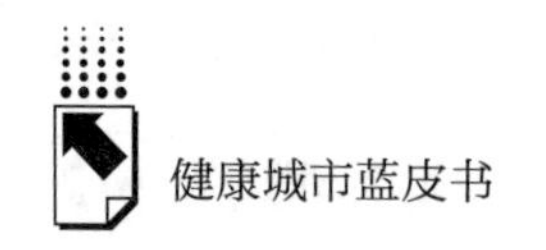


础上，制定健康城市的发展规划。三是开展以社区为重点的健康细胞工程，也就是要建设健康社区、健康村镇、健康单位、健康学校、健康家庭。四是探索全民健康管理工作的模式，对不同的人群实施分类健康干预。五是开展健康城市的评价，将对所有国家卫生城市进行第三方评价。六是开展试点和示范工作，全国首批确立了38个试点城市，同时将定期评选优秀的示范城市，以示范引领带动全面广泛开展。[①] 在这一重要文件中，特别强调“将健康融入所有政策”的重要理念，再次确立了其在健康城市建设中的指导地位。

为了推进健康城市建设，了解卫生城镇创建活动的成效，全国爱卫会办公室委托第三方专业机构，根据中国国情，借鉴国际经验，研究建立了由健康环境、健康社会、健康服务、健康文化和健康人群5个方面、44项指标构成的健康城市评价体系，并对获得国家卫生城市称号的247个城市进行了评价。评价的主要结果如下。

（1）各个城市都积极地推进实施“将健康融入所有政策”方针，绝大多数城市印发了健康城市建设的政策文件和发展规划。

（2）各个城市人群健康状况明显高于全国平均水平，如人均预期寿命比全国高2.7岁，婴儿死亡率低60.5%，孕产妇死亡率低57.2%。

（3）环境卫生状况明显高于全国的平均水平，如生活垃圾集中处理率比全国高26%，城乡环境卫生状况以及生态环境明显改善。

（4）健康服务体系更加健全，每千人口执业（助理）医师数高于全国24.9%。

（5）居民健康素养明显提高，城市人均体育设施用地面积高于全国80.7%，经常参加体育锻炼的人口比例高22%。[②]

这次评价工作对进一步提高健康城市建设的发展水平、推动健康城市建

① 《全国爱卫办关于开展健康城市建设试点工作的通知》，中国政府网，http：//www.nhfpc.gov.cn/jkj/s5898/201611/f1cb9ed675274c0fab49a87410ce9e20.shtml，最后访问日期：2018年8月28日。

② 王国强：《在世界卫生组织第九届全球健康促进大会健康城市市长论坛上的发言》，中国上海，2016年11月。

设深入开展具有十分重要的意义，也为目前正在进行的首批健康城市试点工作第三方评估奠定了扎实的基础。对247个城市的评价结果由时任国家卫生计生委副主任王国强在第九届全球健康促进大会上予以发布，向全球展示了中国开展爱国卫生运动60多年的丰硕成果。同时，健康城市作为卫生城市的升级版，与国际先进理念充分接轨，以健康城市建设为平台，推进实现联合国可持续发展议程。在第九届全球健康促进大会上，国际和国内百名健康城市市长共同倡议并签署了《健康城市上海共识》，与《2030可持续发展中的健康促进上海宣言》共同成为大会的主要成果。

各地在实践中，响应国家号召，逐步加大实施“将健康融入所有政策”的力度，探索出了宝贵的经验。例如，出台健康城市建设的政策性文件，将实施“将健康融入所有政策”作为重要指导思想和指导方针，组建跨部门合作的机构，加大对健康城市建设的组织协调力度。部分城市针对突出的健康影响因素，制订部门合作方案和计划，分阶段、分重点解决影响健康的突出问题。有的省份由卫生健康行政部门牵头，成立健康影响评价评估专门机构，定期为相关部门提供健康影响因素相关数据。一些研究机构将实施“将健康融入所有政策”的方法、工具、路径等作为研究项目，通过国际和国内理论和实践研究，丰富方法学内容，为各地实施“将健康融入所有政策”提供方法和工具。

## 四　存在的问题

在建设健康城市的过程中，“将健康融入所有政策”的实施并非一帆风顺，仍存在一些困难和问题。时任国务院副总理刘延东在爱国卫生运动65周年暨全国爱国卫生工作座谈会上指出，将健康融入所有政策的“大卫生”“大健康”工作格局尚未形成。[①] 具体体现在以下几个方面。

---

① 刘延东：《发扬优良传统　建设健康中国　谱写爱国卫生运动新篇章》，《北京健康城市》2017年第1期。

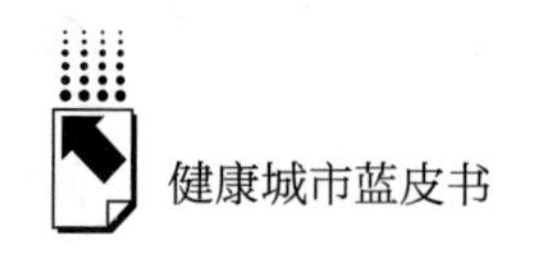


（1）城市的领导者仍需加强对“将健康融入所有政策”的理论学习和实践操作。尽管“将健康融入所有政策”已经成为健康城市建设的基本方针，但是目前中国尚未建立完整的健康影响评价评估体系，各地仍在探索实践。部分省份的领导者迫切希望能够加强“将健康融入所有政策”的理论学习，希望借助于专家团队，帮助建立起实施“将健康融入所有政策”的实施、评价、评估体系。可以说，在未来一段时间内，无论是对健康城市的管理者，还是对专家学者来说，如何开发针对健康城市的健康影响评价评估工具和方法仍然是一大挑战。

（2）各地实施“将健康融入所有政策”仍存在较大差距。由于对健康城市建设的重视程度、工作重点不同，加之受各地经济社会发展水平的影响，各地实施“将健康融入所有政策”的力度和进度仍存在较大差距。有的城市已经制定了较为完整的政策文件，成立组织协调机构，建立起监督监管机制，有效地实施“将健康融入所有政策”。也有的城市尚未制定有效的政策文件和协调机制，未能够系统地回顾和评价现有与健康相关政策的影响。

（3）部门合作解决城市健康的社会决定因素难度较大，亟待加强。这是实施“将健康融入所有政策”的瓶颈问题。之所以尚未形成“将健康融入所有政策”的“大卫生”“大健康”格局，在很大程度上取决于各部门对其本身的工作到底能够产生多大的健康影响缺乏足够的认识。也就是说，对健康的社会决定因素的理解尚不充分、不到位，导致仍按惯性只专注于本部门的工作，未能跳出本部门利益之外，思考部门政策有可能产生的健康影响。这既是观念问题，也是能力问题，是目前健康城市建设中需要解决的重点问题。

## 五　政策建议

如何进一步在健康城市在贯彻落实“将健康融入所有政策”基本方针，笔者提出以下政策建议。

（1）坚定不移地在健康城市建设过程中深入实施“将健康融入所有政策”方针。刘延东指出，中国爱国卫生运动65周年的历史经验之一，就是始终坚持预防为主综合治理的基本策略。建立健全政府主导、多部门协作、全社会参与的工作机制，从治理健康影响因素入手，推动“将健康融入所有政策”，加大干预力度，全方位减少健康危害，打出了保障健康的“组合拳”。[①] 要探索有效的工作机制，将健康政策融入教育、交通、城市规划、生态保护等各领域，让“健康细胞”扩展至社区、单位、基层、家庭等方方面面，夯实基层基础性工作，为健康中国建设筑牢网底。

（2）加强健康城市领导者实施“将健康融入所有政策”的能力。在建设健康城市的过程中，城市的领导者肩负着重要的责任，决定着健康城市行动的方向、策略和效果。为此，要加强健康城市领导者实施“将健康融入所有政策”的领导能力，利用高层培训等机会，使领导者们理解“将健康融入所有政策”的理论内涵和实践经验，使这些理念和实践能力能够融入领导者们的城市发展理念和治理能力。首要的是使城市领导者们树立起健康优先的意识，无论制定何种社会公共政策，都能考虑到这些政策对辖区内居民健康的影响。在这个过程中，卫生健康部门的人员负有重要的责任，要善于利用各种机会引导领导，获取领导的信任和支持，从健康视角切入相关社会政策制定过程。

（3）加强跨部门合作的力度，努力解决健康的社会决定因素。跨部门合作本身难度较大，不容易做到。然而，跨部门合作是实施“将健康融入所有政策”的核心，也是实施者必备的技能。为此，在实施过程中，卫生健康部门要与相关部门友好协商，共同找到问题所在，弄清楚是否存在共同利益或冲突。对可能存在的冲突，要想办法转化为共同利益，取得共识，才具备进一步合作的基础。寻找问题的所在往往会涉及对健康的社会影响因素的认识、理解和挖掘，如问题对健康的重要性、是否与政府优先考虑的重点一致、应对策略是否可行、部门间合作的机会是否存在等。在此过程中，需要有协调机制的保障，也需要不同部门人员有高超的协调技巧。

① 刘延东：《发扬优良传统　建设健康中国　谱写爱国卫生运动新篇章》，《北京健康城市》2017 年第 1 期。

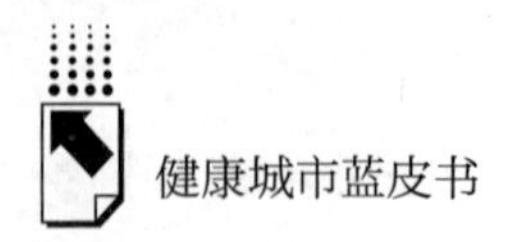


（4）加强健康城市实施“将健康融入所有政策”效果的监测和评估。实施“将健康融入所有政策”需要各级政府充分考虑健康影响，建立起必要的组织机构。各个健康城市目前都有爱国卫生运动委员会，可将其作为健康城市实施“将健康融入所有政策”的支持性机构。定期召开协调会议，请各相关部门报告实施进展。从政策制定之初就确定对其进行健康影响评价所需要的数据、方法和证据，指定专门机构和人员负责收集这些数据和证据，定期进行分析整理，评估政策实施对居民健康和健康公平带来的影响，以总结经验、发现不足，在有必要时及时进行政策调整，对政策制定和实施过程保持动态管理，发挥应有的促进健康和健康公平的作用。

# B.13
# 北京市全民健身与冬奥会互助研究

史江平　黄亚玲　丁 冰　张 云　朗 玥*

**摘　要：** 全民健身活动是实现全民健康的重要途径和手段，是全体人民增强体魄、幸福生活的基础保障。实施全民健身计划是国家的重要发展战略。北京已进入奥运周期，2022 年冬奥会为北京市进一步开展全民健身带来了机遇，为开展冰雪运动创造了有利条件。本文从北京市全民健身与冬奥会的互助机制角度展开研究，得出如下研究结论：从对冬奥运的影响来看，开展全民健身运动有利于提高冰雪项目的科技水平，扩大奥运会人才基数，营造良好的冬奥会氛围；申办与筹办冬奥会则有助于扩大北京市冬季运动项目的群众基础，加强北京市冰雪运动基础设施建设，丰富全民健身运动的内容。建议从社区、企业、学校三个层面采取各种有针对性的措施，提高全民健身运动与冬奥会互助机制的作用。

**关键词：** 全民健身　全民健康　2022 年冬奥会　互助机制

---

* 史江平，大学学历，北京市体育局群众体育处处长，高级经济师，主要研究方向为劳动经济、人力资源、信息技术与、“体育 +”；黄亚玲，博士，教授，博士生导师，现任北京体育大学奥林匹克与体育社会学教研室（体育人文社会学）主任、国家体育总局体育社科研究基点主任，国内 7 所大学客座教授，主要研究领域为体育社会学、体育社会组织、奥林匹克运动，主持和参与国家社科基金重大、重点、一般课题以及省部级课题 30 余项，发表论文 80 多篇，完成和参与完成论著与教材 30 余部，获得国家级、省部级科研奖励 12 项；丁冰，原北京市体育局群众体育处副调研员，研究方向为农村体育、职工体育、科学健身；张云，研究生学历，北京市体育局群众体育处主任科员，研究方向为体育管理、社区体育、体医融合；郎玥，体育人文社会学博士，北京体育大学管理学院讲师，主要研究方向为奥林匹克运动、体育行政。

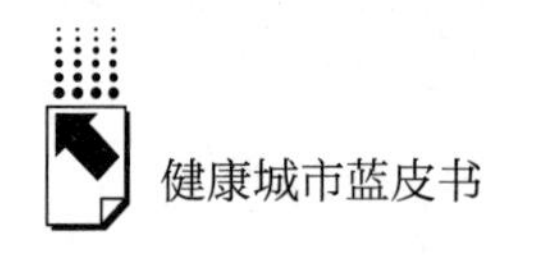


## 一 前言

随着亚健康人数的增多、青少年体质下降等问题的出现，对全民健身活动进行深入研究的必要性逐渐凸显。2014 年 10 月，《国务院关于加快发展体育产业促进体育消费的若干意见》（国发〔2014〕46 号）发布，全民健身上升为国家战略，预示着将以前所未有的改革力度，将提高全民族身体健康作为现代政府职责的重要内容。

举办冬奥会是实施“京津冀一体化”国家战略的重要手段和举措，也是提高居民体育意识、参与体育活动以及促进体育产业发展的难得机遇。以冬奥会为契机，广泛开展群众冰雪运动，既是奥林匹克精神的内在要求，也有助于打破中国冰雪运动发展的地域局限性，有效推进冰雪运动向更广地区发展，让全国民众普遍感受冰雪运动的魅力并亲身参与，有效改善人民健身和生活的方式。

## 二 全民健身与冬奥互助机制概念的厘定

全民健身与冬奥的互助，顾名思义，即全民健身与冬奥之间相互作用、相互帮助，两者之间更多呈现的是互动关系。互动的基本含义是“共同作用或相互影响的状态或行为”。它的主体和客体为同一领域、同一系统或同一概念下的多个不同事物。在申办和举办冬奥会期间，贯穿“全民健身与冬奥互助”这个主题，正是对奥林匹克精神的实际诠释。全民健身活动在全国范围广泛开展，必将使冬季奥林匹克知识以及体育运动知识得到更加广泛的普及。

## 三 全民健身与冬奥会之间的互动关系

### （一）全民健身的含义与功能

#### 1. 全民健身的含义

在中国，全民健身的含义与群众体育、社会体育的意思相近，它是指全国人民（不分男女老少）增强力量和柔韧性，增加耐力，提高协调性，提升身体各部分的能力，从而使人民身体强健。

2. 全民健身的功能

全民健身活动是实现全民健康的重要途径和手段，是全体人民增强体魄、幸福生活的基础保障。实施全民健身计划是国家的重要发展战略。全民健身活动不仅对每个人的身心发展有着直接的影响，而且对整个民族素质的提高具有重要价值。随着亚健康人数的增多、青少年体质下降等问题的出现，研究者开始对全民健身活动进行深入研究。身体素质的重要性日益彰显，中国首次将全民健身上升到国家战略的角度，以前所未有的改革力度采取政策支持、加大财政投入等措施，将提高全民族身体素质作为现代政府职责的重要内容。

2016 年 6 月 15 日，国务院印发了《全民健身计划（2016—2020 年）》，就“十三五”期间深化体育改革、发展群众体育、倡导全民健身新时尚、推进健康中国建设做出整体部署，明确指出：“全民健康是国家综合实力的重要体现，是经济社会发展进步的重要标志。”“弘扬体育文化，促进人的全面发展”位列“十三五”时期全民健身七大任务之首。要求把体育文化融入体育健身的全周期和全过程，特别是围绕体育赛事，传播项目文化、弘扬体育精神、健全大众心智与人格。

全民健身运动符合中国体育事业发展的规律，是解决中国居民日益增长的体育健身需求与群众体育发展欠缺这一矛盾的关键环节。北京作为首善之区，先后制定了《北京市全民健身条例》《北京市全民健身实施计划（2016—2020 年）》等，对北京市全民健身运动的健康发展起到了积极的推动作用。可以预见，全民健身将持续升温，迎来一个发展的春天。

### （二）冬奥会的功能

1. 展开政治角逐的新战场

《奥林匹克宪章》指出，奥运会是以促进世界和平为宗旨的，独立于政治之外。但是，这种理想化的目标并没有收到切实和明显的效果。例如，

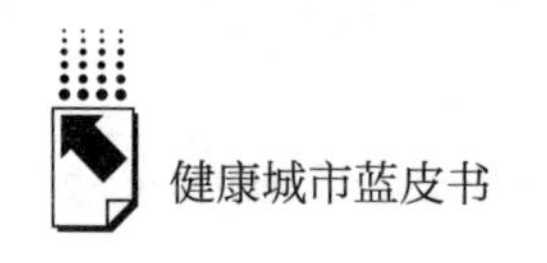


1936 年德国举办第四届冬季奥林匹克运动会，当时执政的希特勒通过冬奥会开始宣扬纳粹主义、反共产主义、反资本主义等，为的是能够在大萧条时期赢得更多狂热分子的支持。

2. 提升经济水平的加速器

世界选择中国，和中国选择举办冬奥会是必然趋势。中国坚持申办冬奥会，也是看出了举办冬奥会能带来的巨大影响。我们认为，举办奥运会需要投入很大的财力、人力和物力，但从投入产出比来看，奥运会带来的效应并不会立竿见影。理论和实践都已证明：奥运会是城市乃至国家发展的加速器。

3. 科技展示的平台

奥运会是对全世界各国运动水平的总检阅，也是各国科技水平的总展示。北京冬奥会同样不会逊色，“冰丝带”国家速滑馆将成为全球第一个智慧型体育场馆。“冰丝带”最厉害之处是智慧型体育场馆，这一点体现在智通化观赛服务、智能化场馆管理、智慧化赛事组织三大方面。

### （三）全民健身与冬奥会之间的互动关系

在开展全民健身和筹备冬奥会的整个过程中，通过开展项目，体育社会组织之间加强互动，全民健身与冬奥会的互动关系在一定程度上发生了微妙的变化，这是一个动态的过程。

1. 北京市全民健身和冬奥会之间的冲突

北京市全民健身和冬奥会之间最大的矛盾体现在体育资源划分上。以冰球项目为例，近年北京校园冰球的开展如火如荼，许多学校都主动联系附近的冰场积极开展各种冰球活动。北京冰球近年参与人数增长迅速，但主要停留在青少年人口层面。就竞技层面而言，北京冰球专业队运动员仍以外省市引进人才和海外“留学生”为主。如何将坚实的群众基础转化为竞技实力，是摆在我们面前的重要课题。

2. 北京市全民健身和冬奥会之间的合作

从北京市全民健身和冬奥会之间的合作方面来看，双方的共同目标就是实现体育大国，走向体育强国，通过各自的发展为加快建设体育强国献力。

“冰丝带”国家速度滑冰馆是冬奥会的新建场馆，可以满足速度滑冰、短道速滑、花样滑冰、冰壶、冰球、班迪球六大类冰上运动项目的竞赛要求。冬奥会结束后，它能满足3500人同时上冰的全民健身需求。“冰丝带”的存在恰好解决了北京市全民健身和冬奥会在场馆资源使用方面的矛盾。

3. 北京市全民健身和冬奥会之间的相互依赖

北京市全民健身和冬奥会之间的相互依赖建立在双方合作的基础之上。由于一开始资源不平等导致的矛盾将逐渐减少，合作以后也可以为双方带来益处。随着北京市全民健身与冬奥会的深入合作，双方在实现彼此资源上的成功交换后，会形成相互依赖的合作关系。

### （四）构建全民健身与冬奥会之间的互动机制是中国群众体育和竞技体育协同持续发展的必然要求

借北京成功申办冬奥会的契机，大力推广和普及北京市的冰雪运动项目，将使北京市迎来发展冰雪运动的最佳时机。此外，促进全民参与冰雪运动，也将对2022年北京冬奥会成功举办提供最有力的支持。

1. 全民健身与冬奥会互动机制的构成

（1）全民健身与冬奥会互动机制的参与主体。从整体来看，参与主体主要包括政府、企业、社会团体及个人。政府主要在宏观层面上进行引导和调控；有效的企业赞助和良好的商业运作模式是全民健身和冬奥会持续互动的抓手；冰雪运动协会等体育社团，可以统筹协调滑冰场、滑雪场等经营单位和冰雪运动俱乐部资源，推动群众性冰雪体育组织健康发展；各级体育行业协会能够发挥“枢纽型”社会组织的作用，引导冰雪体育组织加强品牌化建设。

（2）全民健身与冬奥会互动机制的制度系统。北京在冬奥会申办报告中已做出在办好冬奥会的同时扩大民众广泛参与冰雪运动的承诺，并制定了相应的制度措施。《全民健身计划（2016—2020年）》《体育发展“十三五”规划》《冰雪运动发展规划（2016—2020年）》《全国冰雪场地设施建设规划（2016—2020年）》等文件，也积极引导社会力量参与设施建设，大力发展冰雪运动。对这些规划任务的贯彻落实，是冬奥会周期全民健身事业有力发展的重要保证，也是各级体育部门和体育组织依法治体的基本职责。

（3）全民健身与冬奥会互动机制的培训系统。培训系统主要依托社会体育指导员和相关信息平台对冰雪知识不断进行普及。在实施“全民健身与冬奥会互动”机制的过程中，滑雪指导员发挥着主导作用。截至2017年底，全国从事滑雪教学工作的滑雪指导员约为2万人，其中考取国家体育总局和人事部颁发的滑雪社会体育指导员证书的指导员总计9177人，占46%。

（4）全民健身与冬奥会互动机制的保障系统。从宏观层面来看，政府部门要不断加大对全民健身与冬奥会互动机制的调控，特别是对全民健身运动的政策性扶持。从微观层面来看，各种互动机制参与的主体都起着强有力的保障作用。

（5）全民健身与冬奥会互动机制的运行渠道。从用户接触冰雪广告分布的渠道来看，网络渠道成为推广冰雪运动的重要窗口。要发挥媒介的导向作用，在全国范围内引导冰雪运动文化发展；利用自媒体等大力宣传冬奥会的品牌优势，推动冰雪运动长效发展，降低群众参与冰雪运动的门槛。

2. 全民健身与冬奥会互动机制的意义

首先，就群众体育而言，正如习近平总书记所言：“坚持共享办奥，积极调动社会力量参与办奥，提高城市管理水平和社会文明程度，加快冰雪运动发展和普及，使广大人民群众受益。”① 冰雪项目不再是欧美国家的独宠，“3亿人上冰雪”大幕拉开，将打破中国冬季运动发展的地域性局限，有效推进冬季运动向更广大的地区发展，让全国民众都感受到冰雪运动的魅力。

其次，从竞技体育来说，冬奥会项目后备人才培养模式的多元化创新是竞技体育社会化和市场化的必然要求。国家体育总局联合地方体育部门、专业体育院校、各类企业和社会团体，共同建设中国高水平冬奥会重点项目后

① 《评论：共享办冬奥，让民众有更多“获得感”》，中国新闻网，http://www.chinanews.com/ty/2015/12-02/7652375.shtml，最后访问日期：2018年8月28日。

备人才培养基地，针对2022年北京冬奥会的重点项目开展备战工作。

总的来说，全民健身与冬奥会的积极互动，是竞技体育的榜样作用、示范作用和群众体育的扩散作用协同发挥效能的必然要求，也是两者持续发展的必然要求。我们不仅要形成冰雪运动的人才培养模式，吸引更多的人参与冰雪运动，也要满足人们参与冰雪运动的休闲和竞技需求，提升满足人们冰雪运动需要的层次。

## 四　北京市全民健身对2022年冬奥会的影响

### （一）提高冰雪项目的科技水平

为了迎接2022年冬奥会的到来，中国在冰雪项目的科技方面有了很大的提升。平昌冬奥会闭幕式上所展现的“北京八分钟”的视频就处处体现了冬奥会项目的科技感。并且，北京市在发展大众冰雪运动方面，研发和推广了平民化的冰雪运动器材设备，将一些简易的冰雪运动模拟器材也纳入了全民健身器材范围。

与此同时，目前北京市建立了冰球、花样滑冰、冰壶、短道速滑、速度滑冰和单板、双板U形场地滑雪、大跳台滑雪男女16支专业队伍。北京市还与中国冰球协会、北京首钢体育文化有限公司合作，共建北京首钢冰球国家队俱乐部，通过“雏鹰计划”培养高水平后备人才。2017～2018赛季，在国内外赛事中共获得冠军22项次、亚军13项次、季军21项次。花样滑冰6人、男子冰球8人、女子冰球11人、雪上项目7人，共计32人入选国家队。北京市的冰雪运动竞技实力正在稳步提升。

### （二）扩大奥运会人才基数

在2017～2018赛季的“北京市青少年冰球俱乐部联赛”中，共有29家俱乐部的162支代表队约2600名运动员参赛。目前，北京市注册冰球俱乐部已达36家，注册球员达3583人。北京市是全国青少年冰球人口最多的城市之一，北京的小球员也正在成长为国家队的生力军。2017 年，北京市 16 个区共计成立 83 支青少年冬季项目运动队，开展短道速滑、花样滑冰等 6 个项目的业余训练，实现了“三个全覆盖”。[1]

### （三）营造良好的冬奥会氛围

据统计，第三届北京市民“快乐冰雪季”共举办群众性冰雪活动 22 大项 2312 项次，参与者达 182.5 万人次。其中，市级活动举办了 260 项次，参与者达 49.4 万人次；区级活动举办了 2052 项次，参与者达 133.1 万人次。共带动、激励全市 461.6 万人次直接前往冰雪场馆滑冰滑雪，为“三亿人上冰雪”贡献了首都力量，营造了良好的氛围。与此同时，北京市还积极利用京交会、文博会、冬博会的时机，为体育组织、体育经营单位搭建服务平台，促进冰雪健身、冰雪培训、冰雪旅游、冰雪会展等业态发展。

## 五　2022年冬奥会对北京市全民健身的影响

### （一）扩大北京市冬季运动项目的群众基础

首先，提高国民开展冬季运动的意识。自从申办冬奥会的消息发布以后，张家口下辖的小县城崇礼一夜爆红。崇礼的变化证明了申办冬奥会对普通人的巨大影响，东北以外地区的人对冰雪运动的意识正在觉醒。其次，激发了群众参与冬季运动的兴趣。

### （二）增强北京市冰雪运动基础设施建设

首先，促进专业运动场馆向民众开放。自联合申办冬奥会以来，张家

---

① 即项目全覆盖（所有的冰雪大项在本市都有开展）、布局全覆盖（每个区至少有 1 支运动队）、参赛全覆盖（所有运动队都参加年度青少年冰雪赛事）。

口、延庆等地已经开始了冬季运动专业场馆的新建工作，包括 5 个新建场馆和对已有旧场馆的专业改造在内，共有 12 个冬季运动专业场馆正在建设和升级换代的过程当中。而根据申办冬奥会的理念之一——“节俭办奥运”，这些专业标准的冬季运动场馆在比赛结束后将全部向公众开放。其次，激发民间投资冰雪运动基础设施的热情。民间投资人更是闻风而动，无论是专业场馆、赛道还是与冰雪运动相关的比赛器械、装备以及大量辅助设施（如住宿、餐饮），都成为民间投资者关注的对象。

## 六　北京市全民健身与冬奥会互助的路径

### （一）冬奥会与北京市社区全民健身的互动策略

1. 加强北京市社区冰雪运动意识和指导人员培养

不论是提高居民的冰雪健身意识，还是传授冰雪运动技能，都需要培养一定数量的社区合格冰雪运动指导员，提高社区冰雪运动质量。社区内冰雪运动指导员在选择社区冰雪运动项目、帮助居民掌握运动技术等方面发挥着重要作用。

2. 加强社区性冰雪运动的组织管理

北京市的社区冰雪运动组织，主要是在社区内由企事业单位组成的冰雪运动协会、街道社区冰雪运动协会，以及自发性社区冰雪运动组织等。在筹备 2022 年北京冬奥会的过程中，需要加强互动，根据北京市社区体育组织的管理经验，进一步加强社区内各个冰雪协会的管理，整合各个冰雪协会的资源，协同发展。

3. 开展多样性的冰雪活动，丰富大众冰雪运动的内容

北京市社区体育活动中心应该朝产业化和社会化方向发展。在考虑各个群体（包括老年人和妇女）冰雪运动需求的前提下，社区体育活动中心可以与学校联合，以社区周边学校体育场地和冰雪嘉年华为依托，强调社区与学校的相互融合。

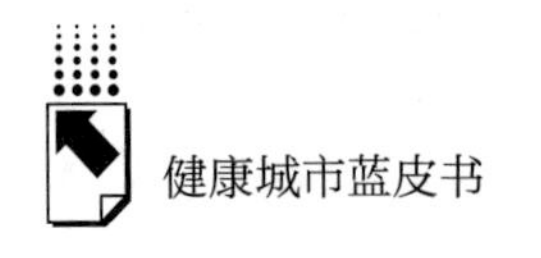


## （二）冬奥会与北京市企业全民健身的互动策略

1. 完善冰雪场地设施

企业在完善冰雪场地设施方面的作用主要表现在两个方面：一是不断更新冰雪场地的设施设备，不断提高冰雪场地设施的水平和质量。在大众冰雪运动市场中，企业通常是通过完善冰雪场地设施来增强自身的竞争力。应充分发挥企业在冰雪场地资源方面的积极作用。

2. 改善相应的管理和服务人员素质

北京申办和筹办冬奥会，加快了北京市冰雪运动普及和发展的速度，但目前北京市冰雪产业管理人才的缺口较大。因此，需要探索企业冰雪运动专业人才培养体系，为冰雪运动专业人才提供上升通道。

3. 引导冰雪消费时尚，培育冰雪体育产业市场

随着中国经济持续快速增长，人民生活水平和质量有了质的飞跃。同时，通过申办和筹办 2022 年冬奥会，北京已经拥有了大量的冰雪消费人群。因此，北京的冰雪企业应该积极举办冰雪赛事，以实现自身发展。同时，要大力宣传冰雪文化、冬奥会文化，以引领大众冰雪消费时尚，让更多的北京市民了解、参与和热爱冰雪运动。

## （三）冬奥会与北京市学校全民健身的互动策略

1. 培养青少年参与冰雪运动的兴趣

要结合北京市自然条件和各学校基本情况，构建冰雪运动项目教学体系。各学校应根据本校学生的冰雪运动需求，来选择适合本校发展的项目，引导和激发青少年参与冰雪运动的兴趣，吸引更多的青少年加入冰雪运动。

2. 培养冰雪项目师资，保障冰雪项目人才供应

北京市的高等体育院校应与中小学形成联合机制，将冰雪项目的师资人才培养成“即学即用”的应用型人才，组织他们到各中小学对青少年进行冰雪技能教学，实现冰雪人力资源的最大化利用，促进学校冰雪运动的可持续发展。

3. 加强与校园周边现有冰雪场地的合作

学校因为场地受限，建设冰雪运动场地存在困难，因此各学校应加强与周边场馆的合作。同时，也要鼓励学生在周末及节假日自行安排时间参与冰雪运动，培养青少年参与冰雪运动的习惯，为青少年终身参与大众冰雪运动奠定良好的基础。

# 案 例 篇

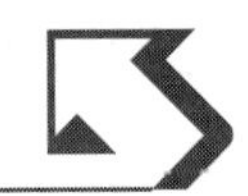

**Case Study**

# B.14
# 三亚从创建卫生城市到建设健康城市实践研究

何世刚　张守让*

**摘　要：** 健康城市是卫生城市的升级版，健康城市建设应从理论层面和实践层面与卫生城市创建区分开来。海南省三亚市巩固国家卫生城市创建成果进入常态化，探索健康城市建设的路径，是推动三亚市经济社会发展迈向新高度的必然选择。本文从理论内涵出发，论述卫生城市与健康城市的区别与联系；梳理三亚市卫生城市创建的实践经验与工作成就，结合中央及地方政策、三亚市自身发展优势，分析其发展机遇；以健康城市建设的六

* 何世刚，法学学士，历任三亚市国土环境资源局副局长、三亚市司法局局长、三亚市政府副秘书长（正处级）、三亚市水务局局长，现为海南省三亚市政府副市长，市爱国卫生运动委员会副主任；张守让，在职研究生学历，历任三亚河西区委委员、管委会副主任、天涯区副区长，现为三亚市爱国卫生运动委员会办公室主任、党组书记。

大板块为着眼点，总结实践探索，分析三亚市健康城市建设的形势，找出发力点，提出三亚市健康城市建设的任务目标，为三亚市提升健康城市建设水平夯实基础。研究发现：三亚以巩固国家卫生城市为抓手，全面夯实健康城市基础；以健康细胞创建为着力点，积极普及健康生活；以六大生态保护为主攻方向，全力打造良好生态健康环境；以发展公共卫生为基础，完善健康管理；以提升全民健康素养为目标，着力推动健康文化传播；以“三结合、三合作”模式，探索健康村试点建设新路径。接下来，三亚市应该从营造健康环境、构建健康社会、优化健康服务、培育健康人群、弘扬健康文化五个方面着手，切实推动从创建卫生城市到建设健康城市的转变。

**关键词：** 卫生城市　健康城市　海南三亚

健康城市和健康村镇建设是新时期爱国卫生运动的重要载体，是推进健康中国建设的重要抓手。开展健康城市、健康乡村建设，对三亚市全面建成小康社会，实现“初步建成世界级滨海旅游城市”的发展目标具有重要意义。目前，海南省三亚市巩固国家卫生城市（以下简称“巩卫”）创建成果进入常态化，探索健康城市建设的路径是推动三亚市经济社会发展迈向新高度的必然选择。

## 一　卫生城市与健康城市的界定

海南省三亚市创建卫生城市已经取得显著成果，巩固创建成果，全面推进健康城市、健康村镇建设，是新的任务、新的挑战。在“巩卫”的实践中，三亚市不断深化对卫生城市和健康城市内涵及外延的认识，有力地促进全市上下下大力气投身于健康城市、健康村镇建设的积极性、主动性和创造性。

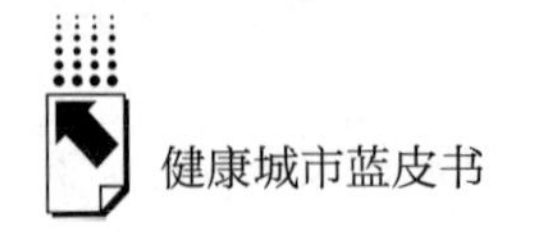


## （一）卫生城市的内涵

20 世纪 90 年代末，随着中国经济和社会全面发展，人民不断提升的健康观念和需求与不良城市面貌、环境污染、流动人口管理缺乏及食品监管不力等城市问题之间的矛盾日益扩大。因此，为改善城市卫生面貌，提升人民健康水平，1989 年《全国爱国卫生运动委员会关于开展创建国家卫生城市活动的通知》发布，决定在全国开展创建国家卫生城市活动，以此提高城市卫生水平，为城市广大人民提供清洁、优美、整齐、舒适的生活环境和工作环境。①

## （二）健康城市的内涵

健康城市是一个来源于国外的概念。随着国际城市化进程的加速发展，全球化进程中的城市病问题威胁着各国社会、经济和政治的稳定。1984 年，在加拿大多伦多召开的“超越卫生保健——多伦多 2000 年”大会上，“健康城市”的概念应运而生，其核心思想是借助于多部门合作解决城市健康问题。② 1986 年，为应对城市化问题给人类健康带来的挑战，在全球公共卫生中起领导作用的世界卫生组织发起了“健康城市”运动，以实现人人享有健康为目标，实施全球战略计划。1994 年，世界卫生组织对健康城市做出定义：“健康城市应该是一个不断开发、发展自然和社会环境，并不断扩大社会资源，使人们在享受生命和充分发挥潜能方面能够互相支持的城市。”③ 同时，对健康城市的要素做出解释，即包括健康人群、健康环境和健康社会三大要素。

中国也在健康城市建设方面不断地开展了积极探索，上海复旦大学公共卫生学院傅华教授结合中国实际国情指出，健康城市“以人的健康”为中心，贯穿城市规划、建设、管理等各个方面。④

---

① 《全国爱国卫生运动委员会关于开展创建国家卫生城市活动的通知》，法律教育网，http：//www. chinalawedu. com/falvfagui/fg22598/29729. shtml，最后访问日期：2018 年 8 月 25 日。

② 袁爽秋、李立明：《健康城市建设的理论与实践》，《环境与职业医学》2008 年第 2 期。

③ 《健康城市》，搜狗百科，https：//baike. sogou. com/v459681. htm? fromTitle = % E5% 81% A5% E5% BA% B7% E5% 9F% 8E% E5% B8% 82，最后访问日期：2018 年 8 月 25 日。

④ 章舒莎、李宇阳：《健康城市理论研究综述》，《科技视界》2014 年第 25 期。

通过梳理总结可以发现，健康城市以健康中国为总目标，包括健康城市、健康乡村、健康细胞三个抓手，以及健康环境、健康社会、健康服务、健康文化、健康产业、健康人群六大板块（见图1）。

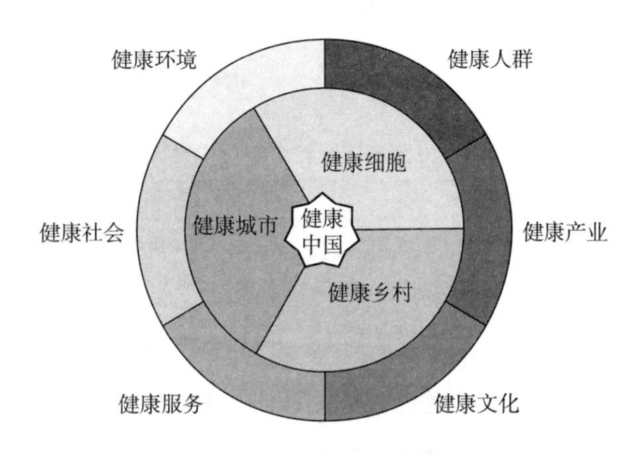


**图1　健康城市的内涵**

## （三）卫生城市与健康城市的关系

健康城市是卫生城市的升级版，卫生城市为健康城市奠定了基础。卫生城市创建表现出以下特点：第一，建立以党委政府主要领导牵头的健全的组织管理体系，形成爱卫会组织协调，多部门协作配合的工作机制。第二，优化投资环境，促进城市经济结构转型、招商引资和旅游等第三产业的发展，同时提高社会文明水平，改善城市建设的软环境。第三，完善城市基础设施，通过卫生城市创建，包括城市污水处理系统、垃圾处理系统、医疗垃圾处理系统、粪便处理系统在内的相关基础设施得以完善，提升了人居环境质量。第四，改善环境质量，生活垃圾无害化处理、生活污水集中处理、空气质量、绿化覆盖状况都有明显的提升。第五，提升群众健康水平，疾病预防控制体系得到加强，居民健康知识知晓率显著提高，病媒生物密度有效降低，法定传染病报告发病率明显下降。第六，提高卫生城市居民满意度。

健康城市与卫生城市之间存在相同之处：均是以党委政府领导，多部门

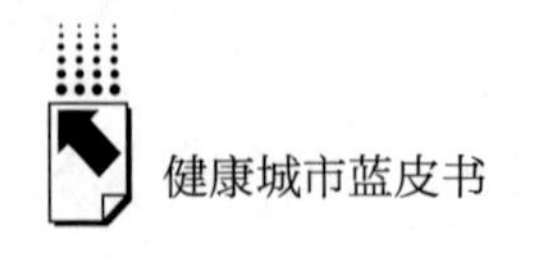


协作作为主要方式，以改善人类生存环境为途径，以促进人民身体健康为最终目的。[①]

此外，健康城市与卫生城市之间还存在许多区别，体现在标准、内容、目标等方面（见表1）。从标准来看，卫生城市与健康城市存在不同的制定主体、内容和实施程序。

**表1　卫生城市与健康城市的区别**

| 项目 | 卫生城市 | 健康城市 |
|---|---|---|
| 标准 | 由中国自己提出并制定检查评比标准等，由全国爱卫会调研、考核并命名。中国卫生城市创建只有标准，没有全国统一的实施指南。<br>(1)爱国卫生组织管理(列入政府议事日程、落实分工责任、制定工作规划、畅通建议平台)<br>(2)健康教育和健康促进(健康素养、健康宣教、全民健身、控烟)<br>(3)市容环境卫生(市容市貌、基础设施、垃圾处理、集贸市场、规范防疫、社区和单位卫生管理、城中村、城乡接合部保洁)<br>(4)环境保护(防止环境事故、保持大气质量、水安全、规范处置医疗废弃物)<br>(5)重点场所卫生(落实管理条例、规范"六小行业"、学校卫生达标、防范职业病危害)<br>(6)食品和生活饮用水安全(食品监管、食品生产经营符合卫生要求、食品安全量化分级管理、落实检疫程序、饮用水规范管理)<br>(7)公共卫生与医疗服务(传染病、免疫规划、慢病、精神卫生、疾控机构、采供血、社区卫生、婴幼儿和孕妇死亡率)<br>(8)病媒生物预防控制(建立防控机制、制定分类处理措施、及时有效处理) | 有开展健康城市规划的工作方案或指南，突出科学评估，由世界卫生组织提出并制定方案和指南，针对发达国家和发展中国家有不同方案，健康城市没有考核和命名程序。<br>(1)为市民提供清洁安全的环境<br>(2)为市民提供可靠和持久的食品、饮水、能源供应，具有有效的清除垃圾系统<br>(3)通过富有活力和创造性的各种经济手段，保证市民在营养、饮水、住房、收入、安全和工作方面的基本要求<br>(4)拥有一个强有力的相互帮助的市民群体，其中各种不同的组织能够为改善城市健康而协调工作<br>(5)能使其市民一道参与制定涉及他们日常生活特别是健康和福利的各种政策<br>(6)提供各种娱乐和休闲活动场所，以方便市民之间沟通和联系<br>(7)保护文化遗产并尊重所有居民(不分种族或宗教信仰)的各种文化和生活特征<br>(8)把保护健康视为公众决策的组成部分，赋予市民选择有利于健康行为的权利<br>(9)做出不懈努力争取改善健康服务质量，并能使更多市民享受健康服务<br>(10)能使人们更健康长久地生活和少患疾病 |
| 内容 | 以环境卫生治理为主 | 推进全面社会健康管理，内涵更丰富 |
| 目标 | 重点针对传染病防治 | 进一步解决慢性病、精神疾病等问题 |

资料来源：章舒莎、李宇阳：《健康城市理论研究综述》，《科技视界》2014 年第 25 期。

① 朱媛媛、曹承建、李金涛：《卫生城市与健康城市关系探讨》，《浙江预防医学》2014 年第 26 期。

综上所述，卫生城市创建注重物质环境改善，以结果为重点，但是对社会环境、人群健康、理念等方面的关注不充分。相比之下，健康城市在兼顾物质环境改善的同时，更加注重社会环境，促进人群健康的工作不受地域限制，统筹政府服务、人群健康、过程与方法。

健康城市建设是涉及社会、环境、公共卫生等多领域的活动，涵盖所有和健康相关的领域，包括经济领域、社会领域、生态环境、社区生活和个人行为等。相比之下，卫生城市的内涵相对狭窄，仅着眼于公共卫生体系，评比指标围绕卫生、市政建设和环境保护三个方面，对健康城市建设的软环境关注力度不够。许信红等认为，建设健康城市的主要内容包括巩固和发展国家环保模范城市、国家卫生城市、国家园林城市的创建成果。[①] 因此，健康城市涵盖卫生城市的所有领域。

## 二　三亚市卫生城市创建的经验

海南省三亚市创建国家卫生城市经历了四个阶段：1992～2005 年为启动阶段，2006～2009 年为攻坚阶段（2009 年 10 月创建成功），2010～2017 年为巩固阶段（2013 年和 2017 年分别进行了第一次、第二次复审），2018～2020 年为提升阶段。具体工作措施如下。

第一，加强领导，以上率下，层层落实责任。通过市领导统筹巩卫领导小组、督查领导小组、专项整治指挥部，并由各单位精英骨干共同组成巩卫办，形成负责巩卫工作的专门部门。遵循三亚市的巩卫目标值、路线图、时间表工作，签订责任书，将责任层层落实。

第二，坚持问题导向，树立又严又实的工作作风。对照《国家卫生城市标准》8 个方面 40 条进行全面排查，各责任主体列出问题清单，将 7000 多个具体问题梳理归纳为 32 类，其中重点难点问题 24 类。将“最严格的考

① 许信红、周端华、黄若楠等：《广州市建设健康城市可行性及策略分析》，《中国公共卫生管理》2013 年第 29 期。

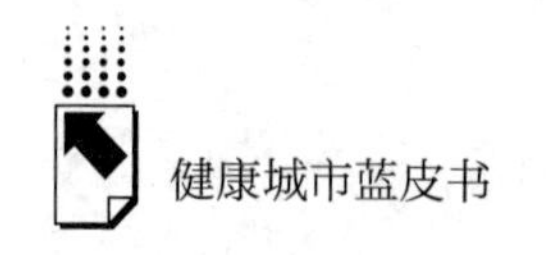


核”与“最严厉的问责”贯穿巩卫过程始终，对相关职能部门得分末三位的，实行电视问政揭短，提高公开透明度。

第三，形成浓厚的舆论氛围，增强全民巩卫正能量。巩卫宣传发动围绕“全民参与、全力以赴、全面覆盖”展开。中央、省、市媒体及新媒体共刊发转载巩卫报道4000余篇（条）。声势浩大的宣传激发了社会各界参与巩卫的热情，巩卫志愿服务者达10万多人，候鸟老人、游客也纷纷投身于其中，形成了全社会参与巩卫的良好氛围。

第四，加大投入，力补基础设施。2014～2016年，财政投入巩卫资金5.04亿元，2017年投入6.82亿元，建设了一批农贸市场、公厕、垃圾中转站、公园、体育健身设备等基础设施，其中，投入8700多万元对31个农贸市场进行了升级改造。

第五，精心组织战役攻坚，确保对标达标。三亚市开展“门前三包”整治、车辆乱停放治理、食品“三小”治理等九大战役攻坚。一是邀请各层级专家授课指导，全市参加巩卫培训的达20多万人次，较好地解决了责任主体“标准明、路数清”的问题；二是认真学习借鉴海口等市县创卫巩卫的经验，拓宽思路；三是多次召开病媒生物防治、建筑工地管理、便民服务点设置、农贸市场改造、城中村和城乡接合部整治现场会，扬长补短，以点带面；四是把巩卫与创建全国文明城市、打造“双修”升级版、美丽乡村建设、棚户区改造、实施“河长制”等紧密结合起来，相辅相成，相互促进。

第六，大胆探索，勇于实践，向创新要效益。三亚市建立工作微信群，实现“指尖上办公”全覆盖，按照“马上就办，办就办好”的要求，大大提高了工作效率；启用手机应用进行网格化管理，做到了第一时间发现问题和解决问题；摇铃上门收集垃圾，提高了垃圾清理的效果；在主城区的各个社区设立便民服务点，既方便居民日常生活，又有效解决了占道经营的老大难问题；推进智慧垃圾屋建设，破解了“以桶代站”的难题；在病媒防制、农贸市场改造、城乡污水处理等方面大量采用新技术、新材料、新工艺，提高了速度、质量和效益；主流媒体推出《责任面对面》《创文巩卫观察团》

《新闻直播间》《四区红黑榜》等栏目或节目，增强了社会监督、舆论监督的力度和密度。

第七，不断总结经验，建立和完善长效管理机制。成果转化为规范性文件，包括《三亚市白鹭公园保护管理规定》等三部地方性法规，以及《三亚市爱国卫生管理办法》等九个行政规范性文件。各区、各单位、各部门在巩卫中按照市委“确保高分通过国家复审，确保建立科学有力的长效机制”的要求，不断总结提高，建立和完善了相应的规章制度，爱卫工作的长效机制初步形成。

三亚市卫生城市创建工作实践取得了丰硕成果，主要有：爱卫工作的法制化、科学化水平明显提升；基础设施短板得到补充；卫生死角和存量垃圾清理较为彻底；“十乱”整治提升卫生环境；“四小”行业管理基本到位；“门前三包”制度监管到位；网格化管理实现城乡全覆盖；农贸市场焕然一新；病媒生物综合防制措施全面落实；环境保护力度空前；居民健康得到有力促进。

## 三　三亚市健康城市建设的发展背景

### （一）习近平总书记高度重视海南省建设

党中央高度重视海南省建设，为三亚市健康城市建设指明了方向。习近平总书记强调指出：“青山绿水、碧海蓝天是海南最强的优势和最大的本钱，是一笔既买不来也借不到的宝贵财富，破坏了就很难恢复。要把保护生态环境作为海南发展的根本立足点，牢固树立绿水青山就是金山银山的理念，像对待生命一样对待这一片海上绿洲和这一汪湛蓝海水，努力在建设社会主义生态文明方面作出更大成绩。”①

① 《习近平：以更高站位更宽视野推进改革开放　真抓实干加快建设美好新海南》，新华网，http：//www.xinhuanet.com/politics/leaders/2018-04/13/c_1122680165.htm，最后访问日期：2018年8月28日。

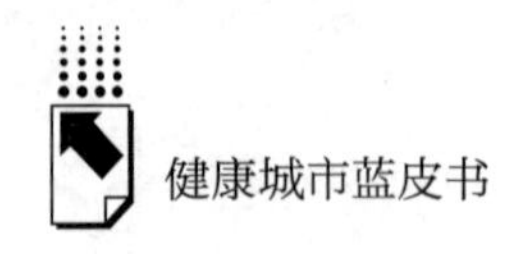


海南省具有生态环境、经济特区、国际旅游岛“三大优势”。习近平总书记指出：“海南是我国最大的经济特区，地理位置独特，拥有全国最好的生态环境，同时又是相对独立的地理单元，具有成为全国改革开放试验田的独特优势。”“发挥自身优势，大胆探索创新，着力打造全面深化改革开放试验区、国家生态文明试验区、国际旅游消费中心、国家重大战略服务保障区，争创新时代中国特色社会主义生动范例，让海南成为展示中国风范、中国气派、中国形象的亮丽名片。”①

## （二）三亚市自身发展优势

卓越的自身发展优势为三亚市健康城市建设提供了基础。三亚古称“崖州”，别名为“鹿城”，历史悠久，可追溯至秦始皇时期。三亚处于西太平洋环形带上，位于东南亚中心，是中国同东南亚各国交往最便捷的大门，也是中国的海上交通要道，是“一带一路”倡议的一个重要支撑节点，在交通、对外贸易和旅游开发上发挥着重要作用。

从自然条件来看，三亚市是海南省的第二大城市，地处海南岛最南端，南临南海及三沙市，具有中心城市和交通通信枢纽的位置优势。三亚市土地总面积近2000平方公里，海域面积为3500平方公里，境内海岸线长约260公里，具有丰富的内陆资源和海域资源。三亚市属热带海洋性季风气候，四季如夏。鲜花常年盛开，具有“东方夏威夷”的称谓。从行政设置来看，1984年，三亚撤县设市，1987年升格为地级市。三亚市一共设有4个行政区、49个居民委员会、92个村民委员会、491个自然村、548个居民小组和808个村民小组；常住人口为75万余人。4个行政区为吉阳区、天涯区、崖州区、海棠区，主建成区常住人口为41.2万人。

伴随着改革的浪潮，三亚市为改善民生福祉做出了一系列努力。2015年6月，三亚被列为全国首个“城市修补生态修复、海绵城市和综合管廊

---

① 习近平：《在庆祝海南建省办经济特区30周年大会上的讲话》，人民出版社，2018，第8～10页。

建设综合试点城市”，随着“双修”“双城”拉开序幕，三亚市积极开展生态修复工作，并通过规划和建设重构城市生态空间，真正实现了“还绿于民、还山河海于民”。2016 年，三亚市还成功举办了全国“双修”工作现场会，“河水变清，秃山复绿，公园成串，绿廊遍布，步道相连”成为三亚面貌的真实写照。

除此之外，三亚还先后获得首批“中国优秀旅游城市”“国家园林城市”“国家卫生城市”“全国城市环境综合整治优秀城市”“首批国家生态示范区”“中国最佳人居环境奖”“中国最佳魅力城市”“全国双拥模范城市”等多项荣誉。2016 年，三亚市被美国《纽约时报》评为全球最值得去的城市，是中国唯一入选的城市。这也是继获得“2016 年度中国最美特色旅游目的地”“最佳度假型会议目的地”“最受青睐的国内旅游目的地”等奖项后三亚市拿到的新殊荣，这意味着三亚市作为世界级滨海旅游城市已进入全球视野，其全球旅游城市竞争力逐年攀升。

特别是 2018 年 4 月，中共中央、国务院制定并发布《关于支持海南全面深化改革开发的指导意见》，推动海南成为新时代全面深化改革的标杆，这是海南面临的新的重大历史机遇。其中明确提出，要统筹推进“五位一体”总体布局和协调推进“四个全面”战略布局，建设自由贸易试验区和中国特色自由贸易港。这是彰显中国扩大对外开放、积极推进经济全球化决心的重大举措。由于特殊地理环境、优越自然条件以及卓越发展优势，在创卫巩卫的基础上，三亚市向健康城市迈进是必然选择。为此，要不断优化发展环境，积极培育旅游消费新业态、新热点，积极探索消费型经济发展的新路径，让三亚市在谱写美丽中国海南篇章的进程中做出应有贡献。

### （三）三亚市健康城市建设的初步成果

#### 1. 健全组织机构，坚持政策先行

三亚市成立了由市委副书记、市长为组长，分管副市长为副组长的市健康城市健康村建设工作领导小组。各区也相应成立了健康城市健康村试点建设指挥小组。省爱卫会《关于推进健康城市健康村镇建设的实施意见（试

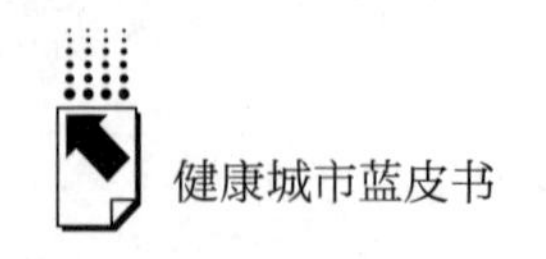


行)》出台后，三亚市立即启动部署相关工作，及时制定印发了《三亚市关于推进健康城市健康村建设的实施方案（试行)》。坚持将健康融入城市和村镇规划、建设、管理的全过程，先后出台了《建设“健康三亚”工作实施方案》《三亚市生态修复城市修补总体规划》《三亚市大气污染防治实施计划》《三亚市“生态修复城市修补”建设标准指引》等，不断充实和完善健康城市的政策措施。

2. 落实宣传发动，营造创建氛围

切实将健康城市健康村试点建设列入政府重要议事日程，落实宣传发动，努力营造创建氛围，使创建工作有广泛的群众基础，有广大基层干部群众的积极支持和热情参与。结合脱贫攻坚和美丽乡村建设等工作，加强统筹规划，建立健全健康城市健康村评价指标体系和管理机制，总结试点成果，形成可推广的试点建设模式。

3. 加大基础投入，改善健康环境

改善健康环境，必须加强基础设施建设。三亚市以健康环境为切入点，进一步加大了环境卫生基础设施投入。2018 年投资 11.4 亿元启动第一批共 241 个自然村生活污水治理及部分分散式养殖废水治理工程计划，改善农村居住环境；印发《三亚市农村改厕 2018—2020 年工作计划》，到 2020 年确保实现全市农村卫生厕所（户厕）普及率达到 100%；大力推进污水管网、泵、站体系建设，污水处理能力有了新的提高；社区公园、滨河公园加快建设，街头绿地绿化美化工程持续推进，智慧垃圾屋、巩卫公厕、垃圾转运站建设也在稳步推进。

4. 完善管理模式，提升服务质量

卫生城市的创建和巩固，为创建健康城市打下了基础。优化医疗卫生设施布局，完善管理模式，全面提升服务质量，使创建健康城市工作有了新的进展。目前，已经部署全面铺开公立二级以上医疗卫生机构与公立养老院联合，实施医养结合工作；落实加大医养机构的人才培养。启动加快推动北京大学口腔医院、中国医学科学院阜外医院、中国中医科学院和华西医院等合作建设，加快推进国寿海棠湾健康公园、海棠国际养生社区建设。同时，利用三亚旅游城市和环境资源的优势，大力发展医疗旅游和医养结合，大力推进医疗健康产业的发展。

5. 普及健康生活，打造健康“细胞”

健康城市的突出特点是健康生活的普及。在创建健康城市的实践中，通过扎实推进健康“细胞”工程建设，侧重于将普及健康生活方式落到实处、落到基层。目前，根据创建计划，在各区创建健康促进医院达 20% 以上，健康社区达 10% 以上，健康家庭达 5% 以上，健康学校达 30% 以上，健康促进机关达 20% 以上，健康促进企业达 10% 以上等目标正在稳步实现。同时，加快建设青少年活动中心、全民健身活动中心等重点项目。

6. 扩大健康村试点，全面提高健康素质

截至 2017 年，三亚市已经有 15 个健康村试点，在此基础上，确立新增海棠区北山村委会、吉阳区龙坡村委会等 31 个市级健康村试点，有计划、有重点地加以推进。进一步加大投入，完善道路、环卫、电力、通信、消防等基础设施，全面实施“硬化、绿化、亮化、美化、净化”，有序推进村庄生活污水治理。推进城乡统筹区域供水，统筹保障农村饮水安全。通过大力开展“讲卫生、树新风、除陋习”活动，广泛开展健康教育与促进活动，全面提升群众文明卫生素质。

### （四）三亚市健康城市、健康村镇建设的发展机遇

以政策融合为先行，是三亚市健康城市建设的重要保障，国家、海南省、三亚市的各级政策文件为健康城市建设提供了指导方向、行动依据和制度保障。

以中共中央、国务院印发的《“健康中国 2030”规划纲要》和全国爱卫会印发的《关于开展健康城市健康村镇建设的指导意见》为指导思想，海南省委、省政府印发《“健康海南 2030”规划纲要》与《海南省卫生（健康）城市卫生（健康）村镇创建方案的通知》，要求到 2020 年底，三亚市达到国家健康城市标准。此后，省爱卫会进一步印发了《关于推进健康城市健康村镇建设的实施意见（试行）的通知》和《关于确定我省健康城

市健康村镇建设首批试点单位名单的通知》。

结合中央与海南省的政策指导，以“绿色发展、共建共享、全民健康”为主题，以提高人民健康水平为核心，以创新发展为动力，以普及健康生活、优化健康服务、完善健康保障、建设健康环境、发展健康产业为重点，三亚市结合实际情况，制定了《建设“健康三亚”工作实施方案》，印发了《三亚市关于推进健康城市健康村建设的实施方案（试行）》，并坚持将健康融入城市和村镇规划、建设、管理的全过程，相继出台了《建设“健康三亚”工作实施方案》《三亚市全面健康素养促进行动规划（2014—2020年）》《三亚市加快医疗健康产业发展行动计划（2016—2020）》等，不断充实完善健康城市的政策措施。

## 四 三亚市健康城市建设的发力点

### （一）任务目标

到2020年，全面建成“环境宜居、社会和谐、人群健康、服务便捷、富有活力”的省级健康城市，健康村建设比例达到30%以上，努力实现城乡建设与人的健康协调发展。2020年开始争创全国健康城市。

1. 营造健康环境方面

由市水务局、市生态环境保护局、市卫生和计划生育委员会、市住房城乡建设局、市园林环卫局、市爱卫办、各区政府负责，到2020年，城乡生活饮用水水质合格率达95%以上。城镇建成区生活污水集中处理率达88%以上，生活垃圾无害化处理率达100%，三类及以上公厕比例达100%，人均公园绿地面积达15平方米以上，病媒生物密度控制水平达到B级，逐步向绿色综合防制转变；农村生活垃圾集中处理率达100%，农村无害化卫生厕所普及率达100%。

2. 构建健康社会方面

由市人力资源社会保障局、市文化广电出版体育局、市安全监管局、市食品药品监管局、市教育局、各区政府负责，到2020年，基本养老保险覆盖率达90%以上，城镇登记失业率控制在4%以内，城市（建成区）人均体育设施用地面积达1.8平方米以上，每千人口至少有2.05名社会体育指导员，每亿元地区生产总值安全生产事故死亡率控制在0.16人以内，食品监督检查合格率达95%以上，高中阶段教育毛入学率达90%以上。

3. 优化健康服务方面

由市卫生和计划生育委员会、市财政局、各区政府负责，到2020年，糖尿病管理人群血糖控制率达65%以上，艾滋病感染者/病人管理率达90%以上，严重精神障碍患者管理率达85%以上，3岁以下儿童、孕产妇系统管理率分别达85%以上，每千常住人口执业（助理）医师数达4人以上，每千名老年人口拥有养老床位数达35张以上，每万人口拥有公共卫生人员数达8.3人以上，能够提供中医药服务的基层医疗卫生机构占比达80%以上。

4. 培育健康人群方面

由市卫生和计划生育委员会、市文化广电出版体育局、团市委、各区政府负责，到2020年，人均期望寿命达到78.73岁，婴儿死亡率控制在5.43‰以内，孕产妇死亡率控制在9.14/10万以内，甲乙类传染病总发病率控制在300/10万以内，结核病发病率控制在78.34/10万以内，成年人高血压患病率控制在18.1%以内，居民健康素养水平达25%以上，I5岁以上成人吸烟率控制在20%以内，经常参加体育锻炼人口比例达45%以上，每万人拥有志愿者人数达1000人以上。

5. 发展健康文化方面

由市委宣传部、市卫生和计划生育委员会、各区政府负责，到2020年，通过大众传播媒介接受健康教育宣传的人群达85%以上。

## （二）所取得的经验

1. 以巩固国家卫生城市为抓手，全面夯实健康城市基础

牢固树立“巩卫为民”的思想，以迎接国家卫生城市复审为契机，以巩固国家卫生城市工作为抓手，把巩卫与爱国卫生工作、创建全国文明城

市、打造“双修”升级版、美丽乡村建设、棚户区改造、实施“河长制”等紧密结合起来，相辅相成，相互促进，全面开展城乡垃圾治理、“十乱”治理、“四小”治理、重点区域治理等多项战役攻坚，全力夯实健康城市健康村建设的基础。开展“拉网式”大排查，清理背街小巷，城中村、城乡接合部等地段的卫生死角2000多个，清理城乡存量垃圾5000多吨，投入5600万元购买乡村清扫保洁服务。拆除乱搭乱建面积863余万平方米；施划机动车、非机动车车位51468个，处罚乱停放车辆57385宗。先后投入6.78亿元，用于建筑废弃物综合利用等垃圾处理厂、垃圾中转站、公厕、环卫容器、车辆设备等设施建设。三亚市主干道机械化清扫率达到64.3%，垃圾中转站增至12座，公厕增至259座（全部为水冲式）。全市31家农贸市场全部按“国标”改造升级完毕，实现了“布局合理、设施配套、制度完善、安全便民、整洁亮丽”的“蝶变”。

2. 以健康细胞创建为着力点，积极普及健康生活

坚持“政府主导，全社会参与，多部门协作”的工作原则，积极有效推进健康细胞建设，完善慢性病防控网络，营造健康生活方式支持性环境。荣获“国家慢性病综合防控示范市”称号，建成健康细胞单元99个，其中健康餐厅和酒店14个、健康食堂14个、健康步道14条、健康主题公园6个、健康单位14个、健康学校12个、健康社区25个。大力倡导健康的生活方式，加强公共场所控烟工作，开展“无烟单位”创建活动，累计有59家单位被评为“无烟单位”，2017年新创建17个“无烟单位”，复审45个“无烟单位”。全面开展健康教育宣传工作，利用公共场所液晶显示屏滚动播放健康卫生和控烟宣传，在中小学开设健康教育课、设立心理咨询室提高学生健康意识，在市级主要媒体《三亚日报》、三亚广播电视台设立健康教育专题栏目。全市共发放健康教育宣传单（册）46种82630份，播放DVD音像资料6种以上，更换健康教育宣传栏934期，开展公众健康咨询活动354次，咨询数量达28200人次，举办健康教育讲座804次，参加讲座28520人次，进行卫生知识测试及效果评价4次。把健康元素融入街边小公园，广泛建设体育健身设施。调查结果显示，三亚市经常参加体育锻炼的人

达到44.77%。2017年“万步有约”职业人群健走激励大奖赛扩展至在全国范围内举办，每个示范区参赛总人数控制在200~300人，全国总参赛人数约为10万人，有力地普及了健康生活。

3. 以六大生态保护为主攻方向，全力打造良好生态健康环境

坚持生态立市，举全市之力进行山、海、河的生态修复，打响广告牌匾整治、绿化改造、打击违建、优化城市色调等六大城市修补战役，强化补足城市短板。加强三亚河流的生态环境保护，实施东岸湿地公园、腊尾山塘、抱坡溪河等4段水体示范治理，推进桃源河、白水溪等4处水体环境治理，消除8个城市黑臭水体现象；开展截污纳管、建设泵站等整治，治理沿河排污口300多个，清理养殖排污60多处，实施大茅河水系污水拦截工程、桃源河污水整治工程等项目，新建污水管网66公里，全市污水处理规模提升到了29.3万吨/日。按“300米见绿，500米见园”的要求，加大对公园绿地改造建设，建成各类公园33个，公园总面积达到1023.3公顷，建成区人均公园公共绿地面积为13.02平方米，建成区绿地率为39.83%，绿化覆盖率为42.95%。2017年，新增鹿岭路及南边海路、三亚市301医院至蜈支洲岛码头段等7个项目绿化彩化工程，建成投入使用23座智慧垃圾屋，有效解决了垃圾收集点垃圾桶裸露、垃圾落地、污水洒漏、蚊蝇滋生等问题，城乡环境得到了进一步改善。

4. 以发展公共卫生为基础，完善健康管理

为进一步优化完善全市医疗卫生设施布局结构，合理配置资源，改善医疗卫生服务条件，促进卫生事业健康发展，组织开展了《三亚市医疗卫生服务设施布点规划》《三亚市区域卫生规划》《三亚市社区健康服务中心、社区卫生服务站设计导则》《三亚市村健康服务室设计导则》的编制工作。基本完成区域人口健康信息平台二期建设，实现居民健康信息、公共卫生信息、保健诊疗信息的连续保存、数据共享和信息利用，实现病人在全市公立医院、基层医疗卫生机构就医数据采集和公共场所从业人员体检数据采集。结合家庭医生签约和医养结合工作的开展，部署社区自助检查设备，促进医疗服务模式转变，实现慢病管理高效、智能。开展健康义诊、入户巡诊行

动，稳步推进健康扶贫工作，全面推进家庭医生签约服务。截至 2017 年 11 月，全市共组建了 125 个家庭医生团队开展家庭医生签约工作，累计签约近 16 万人。加强突发公共卫生事件及时报告和预警信息的及时处理，尽力保证无突发公共卫生事件发生。出台《三亚市推进医疗卫生和养老服务相结合工作实施方案的通知》（三府办〔2017〕285 号）；确定市中医院、三亚哈尔滨医科大学鸿森医院、三亚华侨医院作为开展医养结合试点单位；市民政局开展社区居家养老服务。以市中医院为龙头的中医药服务稳步发展，拓展治未病中医特色康复等服务，积极引进“闻音辨识系统”“奥正健康管理软件”，真正实现健康大数据管理，完善了治未病中心平台建设。

5. 以提升全民健康素养为目标，着力推动健康文化传播

坚持以“三亚发布”市委宣传部新闻发布官方微博为主导，三亚日报社、“掌上三亚”、“三亚政务”、“三亚崖州”、“三亚市旅游协会”、三亚共青团等各区、市各相关单位及媒体官方微博号和微信公众号为主要力量，并协调“三亚潮生活”“三亚微势力”等本地自媒体，统合三亚市大众传媒力量，以群众喜闻乐见的形式，大力宣传推送健康城市健康村理念，动员社会各界关注自身健康，养成良好的健康生活方式。截至 2017 年 11 月 30 日，通过网络、微博、微信等网络媒介宣传推送相关文章报道 1000 余篇（含转载），其中“三亚发布”微博号发布相关文章 458 篇，平均每篇阅读量达 2500 人次。11 月初，三亚荣登中国健康宜居型城市榜首，市网信办根据领导指示迅速安排在微博、微信等网络媒介宣传推送。积极开展“文明卫生村”“文明卫生标兵户”评选表彰，2017 年共评选表彰 10 个“三亚市 2017 年文明卫生村”，100 户家庭获“三亚市 2017 年文明卫生标兵户”称号。启动三亚市“‘我们的中国梦——文化进万家’暨 2017 年文化科技卫生‘三下乡’”活动，免费发放文化科技卫生书籍、免费开展健康查体等，有力推动了健康文化、健康文明卫生的传播，促进群众养成良好的生活方式和卫生习惯。

6. 以“三结合、三合作”模式，探索健康村试点建设新路径

结合全域旅游、精准扶贫和美丽乡村建设，采取“政府 + 企业 + 农户”

的“三结合、三合作”模式，大力引入社会资本参与美丽乡村、健康村建设，各负其责，全力推进。例如，农村污水处理采用 PPP 模式推进。全市农村生活垃圾清扫保洁已全部实现市场化运作，基本实现农村生活垃圾清扫保洁收运全覆盖，所收集的生活垃圾全部运至生活垃圾焚烧发电厂进行焚烧发电处理；同时制定了《三亚市农村生活垃圾无害化处理试点实施方案》，推动实施三亚市农村生活垃圾无害化试点项目；建立市、区两级农村垃圾监督管理机制，通过日常巡查、市民举报、微信平台等方式，对存在的环境卫生问题进行及时快速处置，有效改善三亚市农村环境卫生面貌。按照规划先行的原则，深入农村实地调研，并编制完成《三亚市农村生活污水治理工程规划》，且通过公开招标方式完成了 PPP 项目社会资本方采购工作。组织对三亚市农村改厕情况进行全面摸底调研，制定了《农村改厕工作三年计划》，15 个健康村卫生厕所普及率达到 100%。全市 4 个区现有标准化卫生院 15 所，标准化卫生室 92 个，镇卫生院、村卫生室覆盖率及标准化建设达标率均为 100%。海棠区龙江手工创艺小镇、水稻公园小镇等 8 个全域旅游特色小镇建设全力推进，开工至今累计完成投资 74.74 亿元，完成投资计划的 27.3%。天涯区文门村农家乐儿童乐园项目、天涯牧场项目已进场开工。吉阳区中廖村、天涯区文门村已分别获得海南省第一批“五星级”和“三星级”美丽乡村称号，中廖村 2017 年被评为“中国少数民族特色村寨”。

## 五　三亚市大力提高健康城市、健康村镇发展设想

三亚市卫生城市创建取得了累累硕果，在此基础上大力提高健康城市发展设想，需要实现六个转变：第一，由卫生整治出发，向社会健康治理迈进。社会健康治理相对于卫生整治而言具有更加广泛、丰富、全面的内涵，卫生整治为社会健康治理夯实了基础。第二，由城市出发，向农村迈进。在国家“四梁八柱”的顶层设计中，《国家乡村振兴战略规划（2018—2022 年）》是三个基础性的支撑之一，目标在于实现“产业兴旺、生态宜居、乡

风文明、治理有效、生活富裕”。[①] 第三，由户外公共场所出发，向家庭户内迈进。家庭是健康最基本的生产单元，人们一天当中有2/3的时间在家中度过，要通过营造家庭小环境的健康，从而实现社会大健康的形成。第四，由人民关注出发，向百姓践行迈进。每个人都是自己健康的责任人，通过实践，从自我管理出发，进而实现全社会的健康普及。第五，由粗放式管理出发，向精细化管理迈进。在2017年全国两会上，习近平总书记提出“城市管理应该像绣花一样精细”。[②] 加强健康城市精细化管理，要做到统计分析精准化的城市要素、调查评估市民对社会服务需求、均衡科学化的城市资源配置、制定规范化的城市管理标准、建立跨界整体性治理新体制和有机整合与共享网络数据信息。[③] 第六，由国家范围出发，向国际社会迈进。要使中国方案和中国标准成为国际范围内健康城市建设的名片，离不开国家各地区的实践，更离不开借鉴国际经验与交流合作。在以六个转变为发展健康城市建设路径的基础上，三亚市还需要在以下几个方面继续努力。

第一，营造健康环境。一是完善城乡基础设施，建设和完善功能齐备、运行高效、开放畅通的城乡基础设施体系，大力推进“五网”建设。提升生态环境质量。二是持续改善生态环境，建立健全大气、水、土壤等生态环境监测网络，加强大气污染防治，推进节能减排，保护水环境，加强饮用水安全保障，加强土壤污染防治，控制农业种植业面源污染，加强生态涵养建设。大力实施天然林、水源林保护和自然保护区建设等生态工程，建立健全生态环境监测网络。三是美化城乡环境卫生，开展城乡环境卫生整治，推进城镇绿化、美化、亮化、彩化、净化建设。

第二，构建健康社会。一是健全社会保障体系，推进市、区和村级各级

---

① 《乡村振兴战略正制定五年规划》，《京郊日报》2018年3月7日。

② 《习近平：城市管理应该像绣花一样精细》，中国网，http://sl.china.com.cn/2017/0412/16140.shtml，最后访问：2018年8月25日。

③ 《增强城市精细化管理水平　让人民群众生活更美好》，搜狐网，http://www.sohu.com/a/215347109_114882，最后访问日期：2018年8月25日。

就业服务和社会保障建设。二是努力推进城乡、区域和群体之间基本公共服务均等化，完善基本公共服务体系，稳步推进基本公共服务常住人口全覆盖，建立“双轨制”的公共服务体系，促进社会公平正义与和谐稳定。三是强化社会安全，加强食品药品安全监管，强化生产安全和职业健康，促进道路交通安全，提高突发事件处置能力，预防和减少意外伤害，保障口岸公共卫生安全。

第三，优化健康服务。一是健全基本医疗卫生服务体系，加快建立健全覆盖城乡居民的体系完整、分工明确、功能互补、密切协作、运行高效的市、区、村（社区）三级基本医疗卫生与健康服务体系，构建“小病在基层、大病到医院、康复回社区”的就医新秩序，形成“15 分钟城市健康服务圈”和“30 分钟乡村健康服务圈”。二是提升医疗服务水平和质量，全面深化公立医院改革，按照三级甲等医院的标准推动市人民医院综合发展。三是推进健康服务信息化，加快卫生和健康工作信息化进程。四是提升中医医疗服务能力，加快中医药服务体系建设，健全完善以中医类医院为主体、综合医院等其他类别医院中医药科室为骨干、基层医疗机构为基础、中医门诊部和诊所为补充、覆盖城乡的中医医疗服务网络。

第四，培育健康人群。一是完善全民健身公共服务体系，将全民健身计划、体育产业发展等纳入国民经济和社会发展规划，加快构建全民健身公共服务体系，发展社会体育指导员队伍和全民健身志愿服务队伍。二是开展全民健身活动，实施全民健身计划，推进全民健身生活化。三是倡导健康生活方式，加强健康教育和健康促进，普及健康素养知识与技能。深入开展全民健康素养促进行动、全民健康生活方式行动、国民营养行动计划等专项行动，引导居民建立合理膳食、适量运动、戒烟限酒和心理平衡的健康生活方式，增强群众维护和促进自身健康的能力。

第五，弘扬健康文化。一是加强健康科普，加强新闻舆论宣传和文化导向，充分利用各种大众传播媒介，开展多角度、多层次、全方位的健康知识宣传，在全社会倡导正确的健康理念。二是塑造健康社会风尚，积极培育和践行社会主义核心价值观，加强全民思想道德建设，大力弘扬中华民族传统

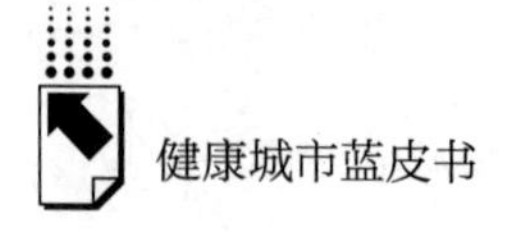



美德。努力建立社会共识，增强公民社会责任意识，形成以良好的身体素质、积极的精神风貌、健康的生活方式、和谐的社会氛围为主要特征的社会风尚。

总之，齐抓共管，多管齐下，三亚市健康城市健康村镇建设必将走上快车道。

# B.15

# 以“三全健康”为核心，推进全域“健康蒲江”建设

## ——健康城市建设的蒲江实践

黄国武　张锦梅*

**摘　要：** 为深入贯彻实施全面健康的发展新理念，蒲江县主要从强化科学规划融合发展、加强绿色生态系统保护、打造生态健康宜居环境、实施“绿色＋三农”行动四个方面，将健康城市建设与全县经济社会发展的各个领域深度融合起来。从总体路线规划到体制机制建设再到建康项目落地，始终坚持统筹协调的发展路径，最终实现了全域健康一体化。始终秉承以人为本的发展理念，把增强公民的健康幸福获得感作为工作的出发点和落脚点。形成了独具特色的健康城市发展模式，初步构建起了全面健康新理念，推进全域健康一体化、增强全民健康幸福获得感，为全域“健康蒲江”建设奠定了坚实的基础。未来，需要进一步完善齐抓共管机制，实现健康城市持续化发展，加强督查考核力度，严格健康城市控制性工程，营造浓厚健康氛围，唤醒健康城市自发性动力。

**关键词：** 健康城市　绿色发展　公共卫生　蒲江

---

* 黄国武，博士，四川大学公共管理学院讲师，主要研究方向为健康城市、健康治理、医疗保障；张锦梅，大专，蒲江县卫生和计划生育局疾病预防与公共卫生服务科副科长。

## 一　项目背景

1986年，世界卫生组织首先发起健康城市运动，主张从城市规划、建设到管理各个方面都以人的健康为中心，保障城市居民的健康生活和工作，培育健康人群。[①] 基于这样的目标，健康城市项目成为一个长期系统的复合性工程。1996年，世界卫生组织为进一步促进健康城市的推广与发展，提出健康城市的10项标准，为各国开展健康城市建设提供了良好的借鉴和参考。[②] 但是，为了适应世界各国和地区实际情况，不统一设立指标体系，而是由各国制定符合自身国情的标准。

蒲江县隶属于四川省成都市，毗邻天府新区，位于成都“半小时经济圈”，交通十分便利。全县面积为583平方公里，辖7镇4乡1街道，总人口为28万人，森林覆盖率达52.6%，是成都平原西南部重要的绿色生态屏障，有“绿色蒲江·天然氧吧”之誉。为深入贯彻落实党的十九大、各级卫生与健康大会以及中共成都市委办公厅、成都市人民政府办公厅印发的《关于实施健康成都战略开展健康城市建设的意见》文件精神，落实“健康中国”“健康四川”“健康成都”战略部署，过去五年来，全县用于民生领域的财政投入持续增加，将健康城市理念融入建设全面体现新发展理念的国家中心城市的具体实践，蒲江县大力实施健康优先发展战略，以倡导健康观念、普及健康生活、优化健康服务、完善健康保障、建设健康环境、发展健康产业为重点，加快推进“健康蒲江”建设，努力全方位、全生命周期维护和保障人民健康。

本文旨在梳理成都市蒲江县建设健康城市的实践经验与理论成就，总结出具广泛适应性和地方代表性的健康城市建设模式，以归纳性研究思路分析

---

① Takano, T., "Health Promotion and New Public Health," *Healthy Cities Projects*, 2002, 57 (2): 475-483.

② Wu S., Li D., Wang X., et al., "Examining Component-based City Health by Implementing a Fuzzy Evaluation Approach," *Ecological Indicators*, 2018, 93: 791-803.

其制度理路与内涵逻辑，充分展现蒲江县健康城市建设的成就，提出未来展望和提升路径。

## 二 主要措施和创新之处

蒲江县结合区域经济社会发展需要，将健康城市的发展思路与建设路径具象化为“三全健康”模式，即“全面健康新理念，全域健康一体化，全民健康幸福获得感”，将这三个方面作为蒲江实施健康城市建设的方向指引和政策导向，确保蒲江健康城市建设具有充分的科学性、系统性和可操作性，回答了“健康城市应呈现何种状态?”“怎样建设健康城市?”“为谁建设健康城市?”等重要问题。

### （一）坚持绿色引领，构建全面健康新理念

为深入贯彻实施全面健康的发展新理念，蒲江县主要从强化科学规划融合发展、加强绿色生态系统保护、打造生态健康宜居环境、实施“绿色+三农”行动四个方面，将健康城市建设与全县经济社会发展的各个领域深度融合起来。

#### 1. 强化科学规划融合发展

蒲江坚持将健康融入所有政策，在编制《蒲江县国民经济和社会发展第十三个五年规划纲要》的过程中，从城乡发展布局、产业发展、社会民生方面，突出医养健康产业规划，把城乡建设与绿色发展深度融合。在制定和实施政策的过程中始终秉承“大健康”“大卫生”“大服务”“大共享”理念，加快完善健康产业布局，通过出台《蒲江县健康城市建设实施方案》，积极推进健康城市（县城）市级试点工作。

#### 2. 加强绿色生态系统保护

蒲江大力实施天然林保护和退耕还林“两大工程”，全面推进蒲江全域增绿和全民义务植树工作，保持山水田林湖融合协调的现代田园风貌。加强生物多样性保护，依法禁止捕猎各类野生动物，加强对现有天然林特别是马

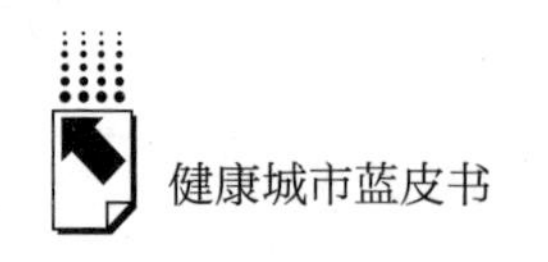


尾松林的保护。目前，全县拥有森林面积 3.87 万公顷，其中天然林面积为 2628 公顷，森林覆盖率达 52.6%。

3. 打造生态健康宜居环境

一是坚持“四态合一”“独立成市”理念，统筹城、镇、村协调发展。全力推进旧城改造，加快推进城乡基础设施及配套项目建设，加强城乡主要交通干线、健身绿道、集中居住小区、蒲江河河滨等绿地景观打造，率先实施全域幸福美丽新村建设，建设幸福美丽新村 126 个。二是不断完善基础设施建设，实现城乡一体化。率先实现组组通水泥（或沥青）路，城乡居民自来水覆盖率达 98.4%，天然气覆盖率达 55%，新建和改造农村电网 1325 千米。三是坚持“绿水青山就是金山银山”的发展理念，坚决打好大气、水、土壤污染防治“三大战役”。全面落实河长制管理制度和污水处理设施建设工作，全面实施扬尘治理“四大工程”和清洁能源改造工作，全域开展农村有机废弃物资源化利用，获评全国农村有机废弃物资源化利用试点县。创新设立耕地质量提升产业基金，在全国率先实施耕地质量提升三年行动（2015～2017 年），完成土壤改良 55 万亩次。四是实施健康行动计划，开展健康乡镇、健康社区、健康学校、健康医院等“健康细胞工程”建设。

4. 实施“绿色 + 三农”行动

一是“绿色 + 农村”，全域建设幸福美丽新村，城乡公共服务均衡配套，水、电、气、光纤、通信全覆盖，农村环境美观、清爽、整洁。二是“绿色 + 农业”，积极发展绿色有机农业，在全国率先整县推进有机农业建设，建立地方特色农业标准 28 个，建成绿色、有机和 GAP 认证基地 8.7 万亩，认证有机产品 86 个，“蒲江雀舌”“蒲江猕猴桃”“蒲江丑柑”获评国家地理标志保护产品，全县水果产量丰富，品牌突出。三是“绿色 + 农民”，以提高农民收入和提升农民健康幸福感为目标，积极实施新型职业农民和农业职业经理人培育，培养一批懂技术、会管理、善经营的农村致富带头人。目前，全县已培育新型职业农民 1091 人，农村职业经理人 1110 人。

### （二）坚持统筹协调，推进全域健康一体化

蒲江县实施健康城市建设，既要实现城乡之间健康化发展的统筹并进，也要落实部门之间健康政策执行的协调配合。蒲江从总体路线规划到体制机制建设再到建康项目落地，始终坚持统筹协调的发展路径，最终实现了全域健康一体化。

1. 标本兼治加强地方病防治

一是有效控制传染源。坚持以控制传染源为主的血吸虫病综合防治策略，持续深入开展查灭螺、查治病工作，有效压缩钉螺面积，控制传染源。二是切断传播途径。加强部门协作，实施综合防治，农林、水务、国土、卫生计生等部门先后在血吸虫病重灾区长秋乡和寿安镇，大力实施“微型水利建设项目”“农村土地整理”“调整和优化产业结构”“农村饮用水安全工程”“退耕还林”等惠民项目，有效破坏钉螺生长环境，切断血吸虫病传播途径。三是改善生产生活条件。以新农村建设为基础，以农村土地规模经营项目为依托，调整产业结构，引导疫区农民由分散居住到集中居住，积极推进“水改旱”种植经济林，彻底改变生产生活环境，同时提高农民经济收入，减少因农民外出务工而引起的大量人口流出，切实提高农民生活质量。

2. 优化医疗卫生服务体系

一是构建县、乡、村医疗卫生服务网络体系。率先在成都市实践城市三级医院托管县人民医院，试点成都市区域医联体建设工作，以县人民医院为龙头，构建“1 + 1 + N + n”[①] 四级贯通的新型医疗服务体系，启动“大科制、大部制”建设，创新“一体化”“同质化”管理模式。二是完善公共卫生服务体系。全县设立专业公共卫生机构 3 个，承担基本公共卫生服务的机构 133 个，近年来医疗机构床位数整体上保持上升趋势（见图 1），初步形

---

① 即由 1 个市三级医院，1 个区二级医院，N 个社区卫生服务中心，n 个村卫生站组成的以医院管理、诊疗服务、技术指导、人才培养、学术交流、科研协作、资源共享及信息化为一体的医疗共同体，简称“医联体”。

成了“公共卫生均等化、基本医疗同质化”的城乡医疗卫生新格局，80%以上的群众患病后在15分钟内就能得到基本治疗。三是建立卫生应急服务体系。完善县急救指挥中心平台建设，逐步打造完成农村地区15分钟急救圈，实现院前急救再提速。四是构建监督执法新秩序。持续推进县、乡镇（街道）、村“三级”卫生计生综合监督执法体系建设，建立分片负责、分类管理、措施到位、责任到人的网格化服务管理体系，确保群众生命安全和身体健康。

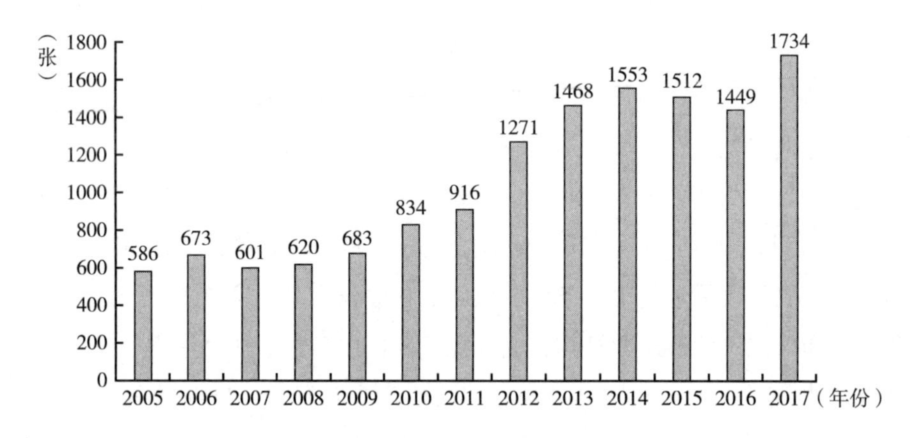


**图1　蒲江县2005～2017年卫生机构床位数**

3. 深化具有蒲江特色的医药卫生体制改革

一是鼓励社会资本开办非营利性医疗机构，以家庭医生签约服务为抓手，积极构建多元医疗服务格局；完善分级诊疗制度，建立规范有序的就医秩序，全力打造医联体建设升级版。二是不断完善公立医院现代管理制度和法人治理体系，建立决策、执行、监督相互协调、相互制衡、相互促进的治理机制，全面提高公立医院发展质量；不断完善行业监管机制，加强综合监管，促进各类医疗卫生机构严格自律、诚信服务、规范发展。三是认真落实公立医院药品集中采购办法，实行公立医院药品采购“两票制”，积极稳妥推进医疗服务价格改革，逐步理顺不同级别医疗机构之间和医疗服务项目的价格匹配关系。

4. 提升医疗健康服务能力

一是提升基础设施支撑能力。启动县人民医院整体迁建，西来、大塘公立中心卫生院改扩建，村站公有化建设等项目，完善基层医疗卫生机构的硬件设施。二是提升基本公共卫生服务能力。试点开展“一区 + 三站”服务平台建设，创新“专科 + 全科”慢病防治服务模式，拓宽基本公共卫生服务内容，推进家庭医生签约服务提质增量。成功创建国家慢性病综合防控示范县，县域内就诊率达到93%以上，全县城乡居民人均期望寿命达到81.24岁。三是提升基层队伍服务能力。坚持学习与实践相结合、培养与使用相结合，健全以需求为导向、以能力建设为核心的人才培养机制和使用“绿色通道”，建立“柔性”引才机制，加大医疗卫生人才引进力度，人才数量稳步上升（见图2）。四是提升健康扶贫攻坚能力。针对因病致贫返贫实际，实施分类救治、分类施策、精准到人、精准到病，确保医疗救助到户到人到病种，减轻贫困群众医疗费用负担。同时，深入落实健康扶贫各项支持政策，携手提升泸定县医疗卫生服务能力，引导群众养成健康习惯，全面提高群众健康素质。

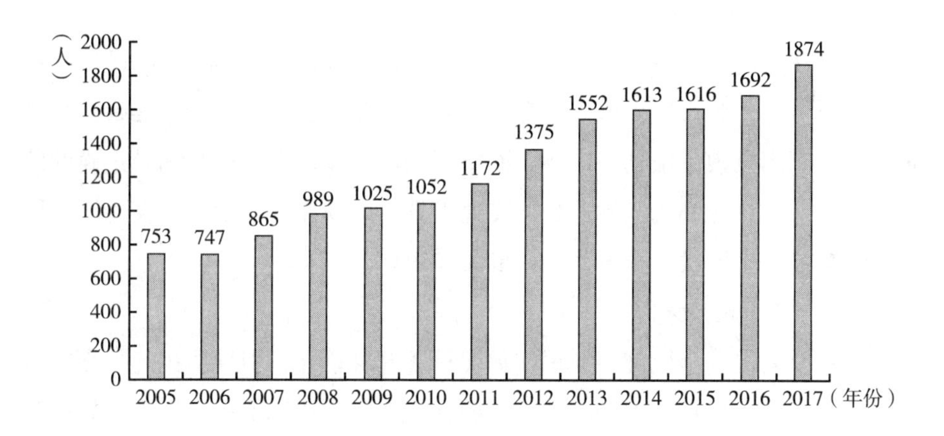


**图2　蒲江县2005～2017年医疗技术人员数量**

5. 发展医疗健康服务产业

一是着力发展医药康养产业。全面实施蒲江县卫生计生“十三五”能力提升工程，加快培育健康养老产业，重点在寿安镇、大塘镇、朝阳湖镇、白云乡规划建设健康养老产业。引进蒲江县健康生态示范项目、药剂生产线等医药康养产业类重点项目16个。二是全面发展健康休闲旅游业。实施“旅游+”战略，积极发展“智慧旅游”，引进培育一批农旅融合、文旅融合、体旅融合项目，带动蒲江三次产业融合发展。重点在成佳镇、西来镇、甘溪镇、光明乡规划建设健康休闲旅游业。三是大力发展文化创意产业。以明月国际陶艺村、保利（成都）石象湖旅游发展有限公司、成都文旅西来古镇开发建设有限责任公司等文化创意产业项目或企业为龙头，开展文化创意产业相关工作。

## （三）坚持以人为本，增强全民健康幸福获得感

建设健康城市的最终目的是解决城市健康管理不充分、不平衡的问题，满足人民群众日益增长的健康管理和健康服务需求。蒲江在健康城市建设上始终秉承以人为本的发展理念，把增强公民的健康幸福获得感作为工作的出发点和落脚点。

1. 打造健康传播平台

一是建立和完善“健康蒲江”专业传播平台，充分利用网站、微博、微信公众号等，为市民提供权威专业的健康素养信息。二是开设健康教育宣传专栏，利用电视、报刊、广播、网络等宣传媒体，在全社会倡导正确的健康理念。三是充分利用车站、公共交通工具、广场液晶显示屏、宣传栏等形式，多角度、多层次、全方位宣传健康知识。

2. 持续培育健康人群

一是全面提高全民健康意识，加强科学健身指导，引导居民建立合理膳食、适量运动、戒烟限酒和心理平衡的健康生活方式，增强群众维护和促进自身健康的能力。二是强化妇幼健康和计划生育服务工作，实施综合干预措施，开展农村妇女免费“两癌”筛查，提高出生人口素质和妇女儿童健康水平。三是巩固国家慢性病综合防控示范县创建成果，把工作重心从疾病治疗转向健康管理，转向提高群众健康素养。

3. 丰富群众文化生活

一是完成村级公共文化服务体系标准化建设，完善县级公共文化服务设施建设，实施县文化馆、综合性剧场、标准化体育场馆建设工程。二是将健康融入“文化民生工程”，开展蒲江市民艺术培训学校培训活动，免费培训学员1万余人次；开展“走基层”文化惠民演出、百姓故事会巡演、非遗进校园等活动20余场，将文艺精品送到老百姓身边。三是以实施“精品工程”为重点，打造地域特色文化。积极开展传承“中华传统文化”活动，深入发掘地方民俗、民风、民情文化资源，加强非物质文化遗产的传承和保护，着力打造“幺妹灯”“飞仙腰鼓”“采莲船灯”等民间艺术品牌。

## 三　工作成效和建设成果

近年来，蒲江全县卫生与健康事业取得新成绩，医联体实现100%覆盖。初步构建全面健康新理念，推进全域健康一体化、增强全民健康幸福获得感，为全域“健康蒲江”建设奠定了坚实的基础。蒲江先后荣获“国家卫生县城”“国家有机产品认证示范区”“国家慢性病综合防控示范县”“国家生态文明建设示范县”等称号。

### （一）生态之城——田园山水助力经济发展

一是生态文明建设推动有序。经过前期坚持不懈的努力，蒲江县于2013年1月获得环保部“国家生态县”命名，同时被列为第五批全国生态文明建设试点工作试点地区。2013年4月，正式启动全国生态文明试点县建设工作，制定《蒲江县生态文明建设试点县工作方案》，2017年9月，正式获评“国家生态文明建设示范县”。二是生态红线雏形初现。初步划定禁止开发区、重要生态功能区、生态敏感区、生态公益林区，生态保护红线，区域整体呈现“一片、两带、多点”基本格局，构建蒲江县生态保护空间

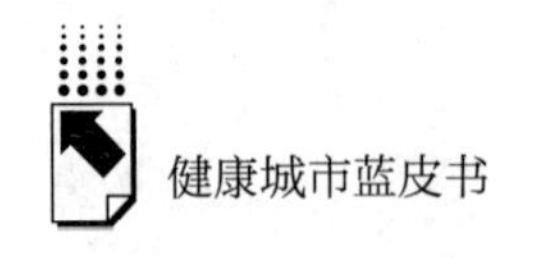



体系。三是生态细胞建设成效显著。全国环境优美乡镇实现全覆盖，省市级生态园区和村镇数量众多（见表1）。

**表1　蒲江县生态细胞建设成果**

单位：个

| 类别 | 数量 | 类别 | 数量 |
|---|---|---|---|
| 省级生态示范村 | 5 | 市级生态家园 | 1540 |
| 省级人居活动生态园区 | 1 | 市级绿色社区 | 5 |
| 省级生态农业产业园区 | 1 | 市级环境友好型学校 | 2 |
| 市级生态村 | 75 | 市级园林城镇 | 1 |

以生态文明建设为抓手，以总量减排、污染防治、环境监管为重点，提升了环境保护力度，环境质量得到稳定改善。饮用水源水质达标率为100%，危险废物处置率为100%。荣获环保部授予的“国家生态县”和省政府颁发的“四川省环境保护模范县”称号，2017年9月，蒲江县被评为全国首批、四川省唯一的“国家生态文明建设示范县”。

## （二）健康之城——健康元素融入细微生活

在卫生计生工作方面，蒲江紧紧围绕党的十九大精神和打造“美丽蒲江·绿色典范”、建设最美现代田园生活新城发展战略，以做好人民满意的卫生计生事业为己任，以改革创新为动力，“保基本、强基层、建机制”的医改目标取得显著成效，惠泽百姓的各项医改民生政策得到有效实施和落实。蒲江县成功创建“国家卫生县城”“全国农村中医药先进单位”“国家慢性病综合防控示范区”“四川省卫生应急综合示范县”；血吸虫病综合防治工作得到省市专家肯定，形成“蒲江模式”并被列为省级综合防治示范区；卫计局被四川省爱卫办和成都市政府评为爱国卫生先进单位。人口和计划生育工作获得全国基层群众自治示范村居和省级计生统计数据质量先进。

## （三）绿色之城——低碳理念推动可持续发展

（1）价值取向绿色化。把生态文明纳入全县特色发展核心价值体系，形成人人、事事、时时崇尚生态文明的社会新风尚。着力转变发展方式，在抓好投资消费拉动的同时，加大创新驱动转型力度，有效激发市场创造活力、发展内生动力、创新主体活力，推动形成绿色低碳循环发展的新方式。

（2）国土空间绿色化。全面落实主体功能区制度，推进“多规合一”工作。根据成都市对蒲江主体功能的划分，统筹全县产业布局、人口分布、资源利用、环境保护和城镇化格局，明确各地开发方向，控制开发强度，规范开发秩序，完善开发政策，促进城乡区域协调发展。

（3）生产方式绿色化。坚持科技含量高、资源消耗低、环境污染少的产业结构和生产方式。深化产业结构调整，大力实施“互联网＋”战略，促进产业融合，着力推进产业结构高端化、产业功能融合化、产业发展聚集化、市场和资源国际化、资源利用低碳化，打造与国际接轨的生态工业基地、有机农业基地和健康休闲基地，建设宜业、宜居、宜游的生态新城。

（4）生活方式绿色化。推进绿色消费革命，完善政策措施，构建生活方式绿色化全民行动体系，实现生活方式和消费模式向勤俭节约、绿色低碳、文明健康的方向转变，实现公众绿色化生活方式基本养成的目标。

### （四）和谐之城——政民互信营造社会风尚

蒲江从社区治理现代化出发，强化基层治理自主性和灵活性，提倡居民联户式参与共治，整合社会资源，组团化推进自治，畅通社情民意渠道。积极开展社会稳定风险评估，深化源头治理，探索建立社会矛盾多元化解机制，大力推动阳光信访和领导接访包办常态责任机制，以法治思维和法治方式妥善应对群体性事件，形成了政民互信的社会风尚，切实维护了全县社会大局稳定。

现代化治理带动了群众参与蒲江建设发展的积极性，为人民增收、产业增效、蒲江繁荣提供了保障，推进了全域的可持续发展。蒲江呈现出邻里关系和睦、百姓安居乐业的和谐面貌。2013 年，在四川省平安建设群众满意度测评中，蒲江县名列全省第三、全市第二，其中安全感满意度位列全省第一；2015 年，蒲江县社会治安满意度位列全市第一。

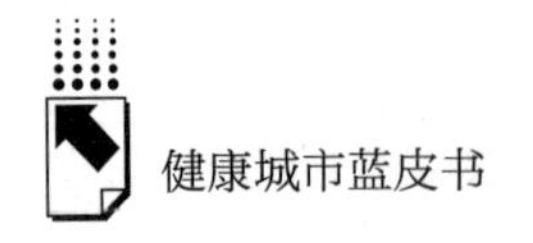


### （五）文化之城——实干精神创新文化建设

（1）文化建设离不开文化传播。蒲江本地媒体在文化宣传上发挥有力引导作用，积极利用电视、广播等载体深层次、全方位、多视角地宣传报道县委、县政府各个阶段的战略部署和中心工作，展现不同时期的发展理念以及全县各行各业加快发展的新思路、新举措、新经验和新成果。

（2）文化建设离不开全民参与。“十二五”期间，蒲江组织“走基层”文化惠民演出、百姓故事会巡演、文化直通车进校园、非遗进校园活动600余场，开展公益讲座64期。同时，积极扶持和推广文化艺术、演艺娱乐、创意设计、非物质文化遗产等各类文化创意产业重点项目。市民艺术培训学校及基层辅导站发挥社会组织作用，引导全民学习文化才艺和艺术创作，全县各村（社区）组建了各具自身特点的文艺队并积极开展文艺活动。此外，还构建了全民文化体育创新服务网络体系，强化配套设施，配备文体专干，开创了人人爱学文化、人人参与体育、人人投身公益的文明盛况，孕育出健康蒲江的文化基因。

## 四　经验总结和未来展望

### （一）重要经验总结

#### 1. 坚持绿色发展，发挥青山绿水生态优势

蒲江是农业大县，如果发展传统工业可以实现经济快速增长，但是容易走西方城市“先污染后治理”的发展老路，并对自然环境造成长远损害，影响成都市整体生态环境。为保障并利用蒲江得天独厚的生态资源，历届县委、县政府始终坚持“绿色 +”发展理念，实现生态与三大产业的全面融合，推动经济、社会转型升级。“绿色 +”生态使蒲江在健康城市发展中体现了强大的优势，并获得了较高的健康效益，如蒲江县人均预期寿命在全市

领先，人民健康获得感幸福感明显提升，并先后荣获“国家生态县”“国家卫生县城”“全国休闲农业与乡村旅游示范县”“国家出口农产品质量安全示范区”“四川省文明城市”等多项荣誉称号。

2. 加强组织领导，确保健康城市建设方向正确

加强组织领导是蒲江县大力推进健康城市建设的有力保障。健康城市建设需要调用卫生、环保、农林、水务、城管、公安、教育等多方资源，涉及广泛的民生领域，必须由政府进行协调统筹。因此，蒲江县成立了以县政府主要负责人为组长，县委、县政府分管负责人为副组长，县级相关部门、鹤山街道办事处和各乡镇人民政府主要负责人为成员的健康城市建设工作领导小组，构筑责任明晰、齐抓共管、同向发力的工作格局，做到健康政策优先保障，健康投入优先安排，健康问题优先解决，切实把维护和促进全民健康作为开展工作的价值导向。

3. 促进上下联动，实现健康城市建设协同治理

健康城市建设是一项系统工程，涉及多个部门的多项工作、社会工作的多个领域，蒲江县牢固树立“全县一盘棋”思想，树立“大健康、大卫生”理念，齐心协力抓好落实，认真落实主体责任，把卫生与健康事业纳入经济社会发展的总体规划，同要求、同考核。在健康城市建设中牵头单位主动协调，责任单位积极配合，所涉及的各个领域实行信息沟通及时化、制度设计统一化、工作对接无障碍化的横向部门协同机制，为健康城市建设提供坚强保障。

4. 完善政策配套，保障健康城市建设制度落地

蒲江推进健康城市建设，立足于科学化的政策制定，着眼于系统化的政策执行，要求从多个方面保障制度落地，提升居民健康幸福获得感。蒲江县政府主要从三个方面完善政策配套：一是健全部门之间的横向沟通渠道。通过建立健康城市建设工作领导小组和完善专项会议制度，为教育、卫生、公安、环境保护等部门提供了直接迅速的沟通方式。二是提升部门执行政策能力。狠抓行政部门能力建设，明确健康城市建设对政府职能部门所提出的新要求、新挑战，通过完善人员结构搭配、更新技术工具手段、合理合法引入

社会力量等方式，确保制度落地。三是增强政策认同感和理解度。健康城市概念在县级城市和农村地区仍然比较新颖，具有一定的抽象性和学理性，蒲江大力进行健康城市宣传，为政策实施和项目开展奠定了良好基础。

## （二）未来工作展望

### 1. 完善齐抓共管机制，实现健康城市持续化发展

健康城市建设关系到地方经济社会的可持续发展，更直接关系到人民群众的健康幸福获得感。为进一步促进健康城市建设，蒲江县将从“体制—机制—制度”视角建立完整有序的工作流程和制度安排。在下一阶段工作中，蒲江将继续坚持政府主导，构筑责任明晰、齐抓共管、同向发力的工作格局，防止出现责任“盲区”、尽责“死角”和履责“空地”。做到健康政策优先保障，健康投入优先安排，健康问题优先解决，切实把维护和促进全民健康作为开展工作的价值导向。[①] 蒲江县委、县政府将继续把健康城市发展理念融合到城乡发展规划当中，配合城市产业布局和品牌打造，实现健康城市建设内在积累和外在宣传的双重发力。

### 2. 加强督查考核力度，严格健康城市控制性工程

在督查考核方面，蒲江县将采取现代管理和严格考察制度并举的实施方式，为社会经济发展划定绿色生态健康的监管红线。建立健康影响评价评估制度，系统评估各项经济社会发展规划和政策、重大工程项目对健康的影响。相关部门将卫生与健康事业纳入督查范围，完善考核督查表扬和问责机制，强化督查结果运用。对于耕地面积、土壤质量、河流与地下水水质、大气质量和农药使用量等关键指标进行严格控制，有关部门将继续保持高压检查力度，对破坏环境的组织和个人，一旦确定责任则依法依规严肃处理。同时，继续开展健康城市建设控制性工程建设，在居民预期寿命、慢性病管理工作、传染病防控等方面进一步寻求突破，力争早日实现健康蒲江的崭新面貌。

---

① 李玲：《探索中国城市健康之路》，《科学通报》2018 年第 11 期。

 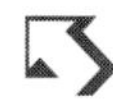

3. 营造浓厚健康氛围，唤醒健康城市自发性动力

充分利用新闻媒介，加强对健康城市建设的学习和宣传，开设健康教育专栏，在全社会倡导正确的健康理念。举办各种健康活动，加强健康文明生活方式的宣传与教育，增强群众维护和促进自身健康的能力，塑造自主自律的健康行为，提高全民健康素养。[①] 蒲江县将通过多渠道、全方位、长时间的健康教育，使全县居民掌握基本健康技能、理解基本健康知识、树立正确健康观念。最终的目的是在全县范围内营造浓厚的健康氛围，形成追求健康生活的“惯性”。

---

① 傅华、玄泽亮、李洋：《中国健康城市建设的进展及理论思考》，《医学与哲学》2006 年第 1 期。

# B.16
# 杭州市健康乡村建设实践

王建勋　李金涛　张海舟*

**摘　要：** 健康乡村建设是实现健康中国战略的重要抓手，也是落实乡村振兴战略的重要组成部分。杭州市立足本地实际，将健康乡村建设融入市政府各项重点工作，通过营造健康文化、保护健康环境、构建健康社会、优化健康服务、发展健康产业，积极推进全市健康乡村建设工作。在近十年的探索和实践中，形成了具有地方特色、富有成效的健康乡村建设模式。

**关键词：** 杭州市　健康乡村　健康城市

实施健康中国战略和实施乡村振兴战略，是习近平总书记在党的十九大报告中做出的重大战略决策。健康乡村建设是实现健康中国战略的重要抓手，也是落实乡村振兴战略的重要组成部分。杭州市历届市委、市政府高度重视农村地区健康事业发展。2008 年，市委、市政府在做出《关于建设健康城市的决定》时，即提出了“统筹兼顾、公平和谐”的建设原则[①]，将农村地区一并纳入了健康城市建设范畴。至今，杭州市健康乡村建设工作开展

---

* 王建勋，管理学硕士，杭州市健康城市建设指导中心主任，主要研究方向为健康城市建设理论与实践；李金涛，医学硕士，杭州市健康城市建设指导中心经济师，主要研究方向为健康城市建设理论与实践；张海舟，大学本科，杭州市卫生信息中心工程师，主要研究方向为卫生信息统计。

① 中共杭州市委、杭州市人民政府：《关于建设健康城市的决定》（市委发〔2008〕13 号）。

已近十年时间。

杭州市全市面积为16596平方公里，其中市区面积为3068平方公里（未含新撤市划区的富阳区和临安区）。杭州市的农村地区主要指传统意义上位于市区西南部的富阳市（2015年撤市划区）、临安市（2017年撤市划区）、建德市、桐庐县、淳安县5个行政区划县市。截至2016年底，全市共有98个乡镇、2043个行政村。① 广大农村地区多位于西南山区，山清水秀，生态资源丰富，古村落众多，历史文化深厚，如淳安的千岛湖水下古城、富阳的富春山居原型、桐庐的桐君山等。随着社会经济的发展，乡村地区也逐渐暴露出环境污染、外出务工导致无人村、留守儿童、教育资源匮乏、卫生服务能力不足等诸多影响社会经济发展的问题。

## 一 杭州市建设健康乡村的主要举措

依据世界卫生组织对健康的定义②和《渥太华宪章》健康促进五大领域③，以及全国爱卫会《关于开展健康城市健康村镇建设的指导意见》④，杭州市政府结合本地实际，从营造健康文化、保护健康环境、构建健康社会、优化健康服务、发展健康产业五个方面，系统、全面地推进健康乡村建设。

### （一）营造乡村健康文化

杭州市在推进健康乡村建设的过程中，秉持文化引领，用健康的文化塑造健康的人群，将普及卫生健康知识、倡导健康生活方式作为营造乡村健康文化的主要内容。

---

① 杜国忠、叶飞霞：《杭州统计年鉴（2017）》，中国统计出版社，2017，第29页。

② 傅华、高俊岭：《健康是一种状态，更是一种资源——对WHO有关健康概念的认识和解读》，《中国健康教育》2013年第1期。

③ 马琳、董亮、郑英：《“健康城市”在中国的发展与思考》，《医学与哲学》2017年第3期。

④ 全国爱卫会：《关于开展健康城市健康村镇建设的指导意见》（全爱会发〔2016〕5号）。

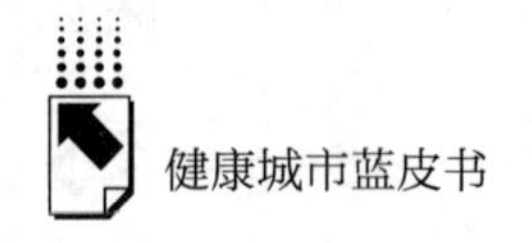


1. 突出重点，普及全民健康知识

2007 年，杭州市政府将“亿万农民健康促进行动”纳入重点工作范围①，开展农民健康知识需求调研，按照农村居民健康知识掌握现状和实际需求，组织开展“健康面对面·乡村行”科普宣传活动。紧接着，为了推动健康城市建设工作向农村全面推进，2009 年，针对农村居民的需求，杭州市建设健康城市工作领导小组办公室组织编写了《杭州市民健康生活读本》（农村版），内容涵盖健康新理念、农村卫生常识、常见疾病的预防、妇幼保健、灾害逃生和意外伤害防护以及农村养老保险等方面的知识。② 同年底，将 100 万册读本免费发放到全市几乎所有的农村家庭。与此同时，还通过举行知识讲座、竞赛评比等活动，在广大农村普及读本知识，让广大农民读懂、学会、使用好健康知识和技能，改变以往的陋习，逐步形成健康的生活方式。此举受到卫生部、全国爱卫办和世界卫生组织的高度评价。2011 年，杭州市又在农村范围内与市区同步开展了为期三年的“五个人人知晓”活动③，即人人知晓自己血压（市卫生局牵头）、人人知晓适宜运动（市体育局牵头）、人人知晓健康知识、人人知晓健康行为（市卫生局、教育局、文明办牵头）、人人知晓急救技能（市红十字会牵头）。活动进一步提高了农村居民的健康知识水平。

2. 借助多部门平台将健康融入所有政策

在推进新农村建设的过程中，杭州市将健康生活内容纳入市农办牵头的全市农民素质提升工程。在市委宣传部主推的“农村文化礼堂”建设工程中④，将健康知识宣教、健康技能培训等健康教育相关活动一并纳入文化礼堂节目清单，借助于乡镇卫生院和乡村卫生室的技术力量，实现每个村每年

① 杭州市人民政府办公厅：《关于下达 2007 年爱国卫生工作任务的通知》，2007 年 3 月。

② 杭州市建设健康城市工作领导小组办公室：《杭州市民健康生活读本》（农村版），杭州出版社，2008，前言。

③ 杭州市人民政府办公厅：《关于下达 2011 年杭州市爱国卫生和建设健康城市工作任务的通知》，2011 年 6 月。

④ 中共杭州市委办公厅、杭州市人民政府办公厅：《关于推进全市农村文化礼堂建设的意见》，2013 年 10 月。

完成12场次以上的健康教育活动。截至2017年，全市已建成618个文化礼堂。同时，借助于文化礼堂或村卫生室的平台也配置了健康生活馆或健康小屋，为村民尽可能多地提供获取健康知识行为技能的途径和平台。

## （二）优化乡村健康服务

1. 加强乡村卫生资源配置

从2006年起，杭州市采用从市级卫生经费中为每个实施标准化建设的乡镇卫生院补助10万元，同时督促有关乡镇政府按照一定比例安排配套建设资金的方式，推进全市乡镇卫生院和村卫生室标准化建设。为农村卫生室设置了药物储藏室、看病处、输液室等场所。同时，按照定向培养的原则，杭州市在省内医学类院校面向农村地区卫生服务机构定向招录培养本科生和专科生，并且全面推进村卫生室执业的乡村医生注册培训继续医学教育任务。以此积极完善乡村卫生服务机构开展预防、保健、医疗、康复、健康教育、计划生育技术指导六位一体的社区卫生服务功能。在此基础上积极开展两年一次的农民健康体检活动，对卧病在床的村民进行上门体检。同时，全面推进农村妇女的"三查"工作，组织妇女参加保健知识培训。

2. 智慧医疗延伸至最基层

在杭州市的智慧医疗惠民工程中，逐步对部分县市的所有农村60岁及以上老人进行全覆盖免费房颤筛查。对于筛查出来的房颤患者，后续由卫生部门采取24小时动态心电监测、经常化的干预管理等措施，由各级医疗机构进行跟踪管理、实施干预和治疗。针对居住分散、交通不便等农村慢性病系统的管理难题，开展了"无线生理参数监测"惠民关怀项目。该项目通过给试点县65岁及以上的慢性病患者配置腕式监测呼救定位器、无线网络血压计等设备，采集患者的各项生理参数，利用移动网络传递至相关医疗单位监测平台，医生及保健人员可根据采集到的数据，对全县居民的慢性病情况进行监控、分析和干预。目前，该项应用已经覆盖了桐庐县全县所有村级卫生服务站，实现了1000套设备的推广使用。

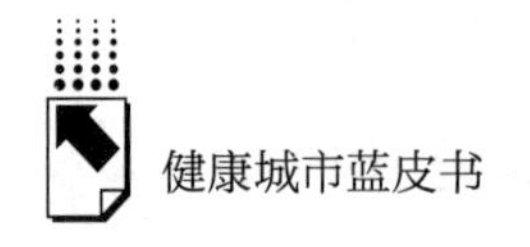


## （三）保护乡村健康环境

1. 系统规划、整体布局、保护绿水青山

农村原有的粗放型建设缺少系统性规划，极易破坏村居的原生态，把原有的生态优势消耗殆尽。杭州市借助于美丽乡村建设，以全村或全乡镇的整体区域为单位，进行系统规划、统一布局，开创了“点上精品、线上风景、面上洁净”的美丽乡村大格局。“十二五”时期，根据全市城乡区域统筹发展战略部署，市级财政每年安排10亿元城乡区域统筹发展专项资金，其中7亿元用于美丽乡村建设，主要用于中心村、精品村、精品线路和精品区块项目建设。此外，还专门安排了农村生活污水治理补助资金、历史文化村落保护利用资金、风情小镇建设资金、乡镇生活垃圾分类处理专项资金。“十二五”时期末，全市累计打造193个中心村、249个精品村、29个风情小镇、106个历史文化村落、28条美丽乡村精品线路和14个精品区块。在升级版的美丽乡村建设工作中，按照全域景区化发展要求，启动实施了美丽乡村升级版建设五年行动计划、农村生活污水治理三年行动、农村生活垃圾分类处理三年行动计划、村庄生态环境修复三年行动计划等。截至2017年，已完成农村生活污水治理1520个村，完成61个乡镇农村生活垃圾分类处理，完成381个村庄的生态环境修复，计划到2018年底实现行政村全覆盖。

2. 改水改厕推进大民生发展

在推进农村改水改厕工作方面，杭州市按照“政府导向、多元投入”的原则，自2007年起，全市农村改水改厕列入市政府为民办实事项目，并作为重点工作以市政府爱国卫生任务书的形式下达各区、县（市）政府，实行年度任务目标责任制考核。2010年，全市38.31%的农村人口饮水由小型水厂（站）供水。3213座小型水厂（站）中有2550余座采用的是浮筒漂精片简易消毒法。由于管理体制薄弱，净水、消毒设施简陋，供水卫生安全状况令人担忧。在2011年全市农村改水改厕工作会议上，市政府明确了“三年行动计划要求”（2011～2013年），杭州市财政每年投入400万元用于提升改造工程。2013年底，投入近3000万元，完成了2666座农村水站消毒设施提升改造任务，全面消除了浮筒简易消毒法，为确保农村饮水安全加固了一道防护闸。此外，秉持“小厕所大民生”理念，杭州市政府从2008年起为加快农村改厕步伐，积极申报中央农村改厕项目并将改厕工作纳入“为民办实事”重点项目。农村改厕实行了“统一标准、统一施工、统一验收”的整村推进模式，推广预制三格式化粪池，规范砖砌三格式化粪池技术，取缔露天粪缸和简易棚厕。目前，以预制三格式（三缸式）和砖砌三格式化粪池户厕为主，或加分散式污水处理池（小型人工湿地）、集中式污水处理（无动力、微动力污水处理池），提高粪便无害化处理效果。截至2017年，杭州市农村三格式户厕提升改造覆盖率也已经从2007年的25.05%提高到了98.87%。农村公厕提升改造也在2018年正式启动。

## （四）构建乡村健康社会

### 1. 减少意外伤害，交通先行

出行不便是影响杭州西南部山区农村社会经济发展的重要因素之一，也是造成山区交通意外伤害的重要原因之一。直至20世纪90年代末，从杭州市区到淳安县城陆路交通仍然需要1天时间。进入21世纪后，杭州市即规划了“杭千高速”，将原来杭州到淳安通行的7小时缩短为2小时。自2003年开始，借助于浙江省实施“乡村康庄工程”的契机，杭州市全面实施“乡村通达工程”。如今，杭州境内所有的县道、乡道，以及95%以上的通村公路告别了沙石路面；全市农村98%以上的行政村通了等级公路，惠及全市400多万个农民群众。2017年底，杭州市农村公路总里程达到14664公里。

### 2. 提升乡村教育品质，维护教育公平

众多研究表明，受教育层次是健康的重要影响因素之一。2016年，为了解决优质教育资源支援合作办学过程中“优质师资派出后，派出方出现的编制短缺现象”，杭州市教育局创新编制管理机制，实行教师编制跨层级划转。由市教育局、市编委办牵头协调受援的桐庐县、建德市、淳安县三地

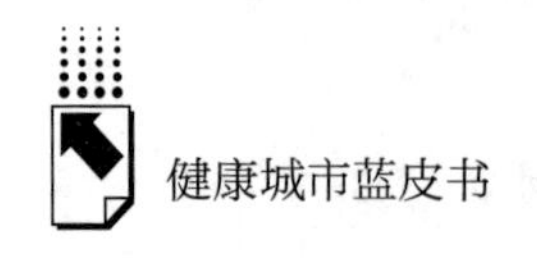


教育、编办、财政等部门，分别从当地的教师编制中一次性划转60名事业编制至杭州市本级，专项用于上述学校的合作办学、师资互派。真正取得了师资互派、全面融入、全面提升的良好成效。

3. 保护村居院落，传承乡村文化

乡愁是乡村建设的灵魂，也是离乡外出人的心灵归依。强化历史文化村落保护利用和深化“杭派民居”示范村创建是杭州市乡村振兴战略中“留住乡愁”的重要举措。杭州市以省级重点村、一般村、市级重点村保护利用项目等为载体，进一步加大对古屋、古巷、古道、古桥、古亭等村落古迹遗存保护与修缮的力度，进一步挖掘传承村落传统艺术、民俗技艺、人文典故和地域风情等。按照“规划先导、农民主体、项目带动、改革引领”的原则和要求，启动了两批次“杭派民居”示范村创建工作。到2018年10月底前，累计完成20个左右“杭派民居”示范村创建项目。

4. 将健康家庭作为乡村建设主要细胞工程

家庭是乡村建设的基本构成单元。以家庭为单位，积极开展健康家庭培育活动，让健康家庭在村民中起到良好的典型示范作用，移风易俗，形成“人人谈健康、人人比健康”的良好社会风气。杭州市健康办组织专家参照有关健康住宅标准、全民健康生活方式行动总体方案、中国公民健康素养、“五好家庭”“美丽庭院示范户”“文明户”等评比活动的评选标准以及有关文献资料，编制了杭州市“健康家庭”标准。健康家庭的评比活动，在引导村民树立健康理念、改善家居环境、养成运动习惯，以及爱家敬业、家庭和睦、关爱社会等方面都在一定程度上起到了很好的以点带面、点面结合的示范效果，从而夯实了健康乡村建设的基础。

### （五）发展乡村健康产业

近年来，杭州市秉持“绿水青山就是金山银山”的理念，大力发展乡村旅游产业、民俗文化产业、疗养休养产业。农村生态环境的全面提升刺激了旅游产业的快速发展，同时各类旅游产业也成为乡村经济发展的新引擎。由此村民更加关注生态环境保护、农产品质量安全、社会保障和基本公共服务，共同追求更高标准的品质生活，并形成了良性循环。古村落、绿道、森林氧吧、山溪漂流等自然资源让城镇居民分外向往，农产品文化创意、农事体验、观光休闲、民宿休闲等农村新型产业也让城镇居民格外留恋。早在2009年，杭州市政府就发布了《关于开展杭州市“风情小镇”创建工作的实施意见》（杭政办函〔2009〕374号），基本建成了一批具有杭州地方特色、田园城市内涵丰富、生态功能健全、江南风情鲜明的“风情小镇”。从2017年起，市政府办公厅又制定出台《关于推进新一轮“风情小镇”建设的实施意见》，按照“产业为根、特色为魂、文化为基、生态为本”的建设思路，启动新一轮“风情小镇”建设，着力打造一批产业特色明显、乡村风情浓郁、文化内涵丰富、旅游功能齐备的风情小镇。

## 二　健康乡村建设取得的初步成效

经过多年的新农村建设、美丽乡村建设和健康乡村建设，农村地区基础设施建设和各类民生保障工作都取得阶段性的显著成效。

在营造健康文化方面，全市农村居民健康素养水平从2008年的2.09%提高到了2016年的6.33%。

健康服务综合能力也逐年改善，居民健康水平进一步提高，农村地区每千人口卫技人员数、每千人口执业（助理）医师数、每千人口注册护士数分别从2007年的3.93人、1.75人、1.13人上升到了2016年的7.26人、2.67人、2.69人（见图1）；全市农村地区传染病死亡率从2007年的14.83/10万降低到2017年的7.95/10万；社会和谐、邻里和睦，自杀死亡率从2007年的8.96/10万降低到2017年的6.10/10万，他杀死亡率从2007年的1.27/10万降低到2017年0.46/10万（见图2）；农村地区人均期望寿命也从2007年的78.74岁上升到2017年的80.54岁（见图3）。

农村交通基础设施进一步完善，村民出行安全性进一步提升。农村地区

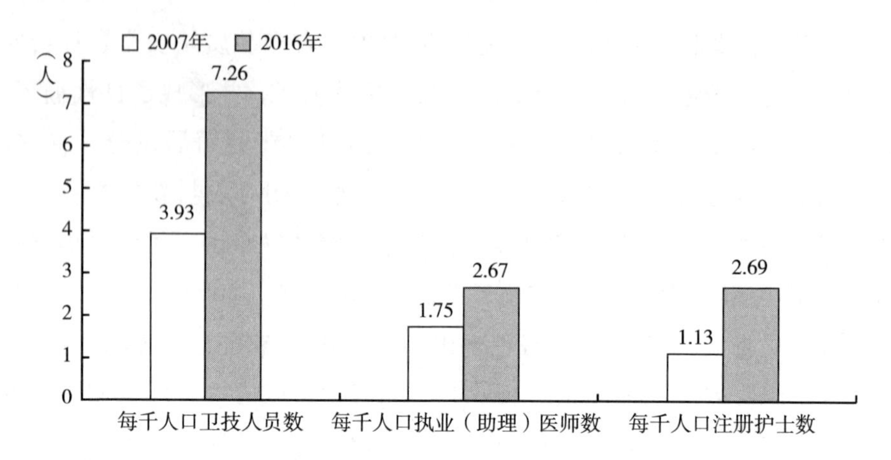


**图1　杭州市农村居民卫生服务能力**

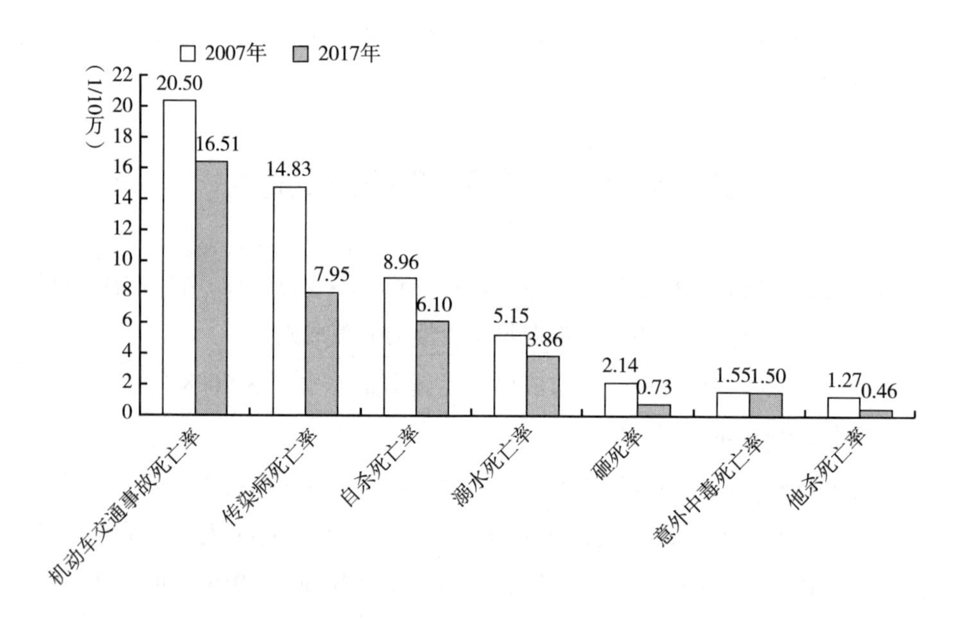


**图2　杭州市农村居民死亡情况变化**

机动车交通事故死亡率从2007年的20.50/10万降低到2017年的16.51/10万。各类意外伤害也进一步降低，意外中毒死亡率从2007年的1.55/10万降低到2017年的1.50/10万，溺水死亡率从2007年的5.15/10万降低到2017年的3.86/10万，砸死率从2007年的2.14/10万降低到2017年的0.73/10万。

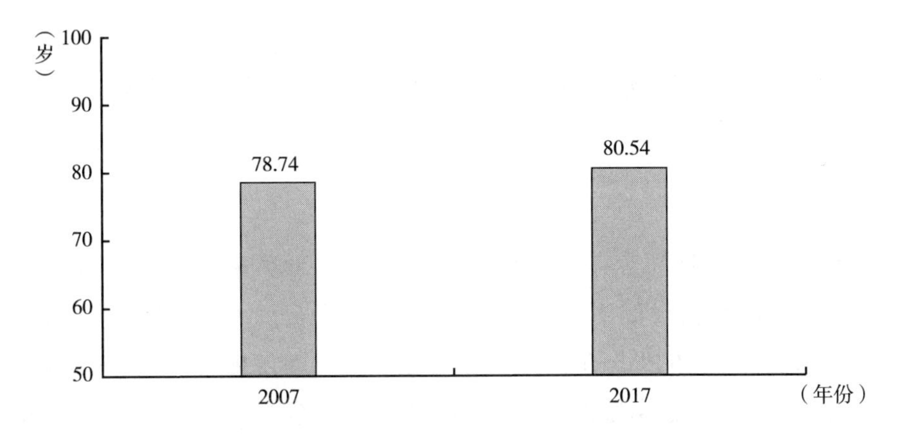


**图3　杭州市农村居民人均期望寿命**

健康产业助力农村居民收入提高。2017 年，城乡居民人均可支配收入差距由 2007 年的 2. 271∶1 缩小到 1. 851∶1。城乡居民人均生活消费支出差距也由 2007 年的 1. 968∶1 降低到 2017 年的 1. 737∶1（见图 4）。[①]

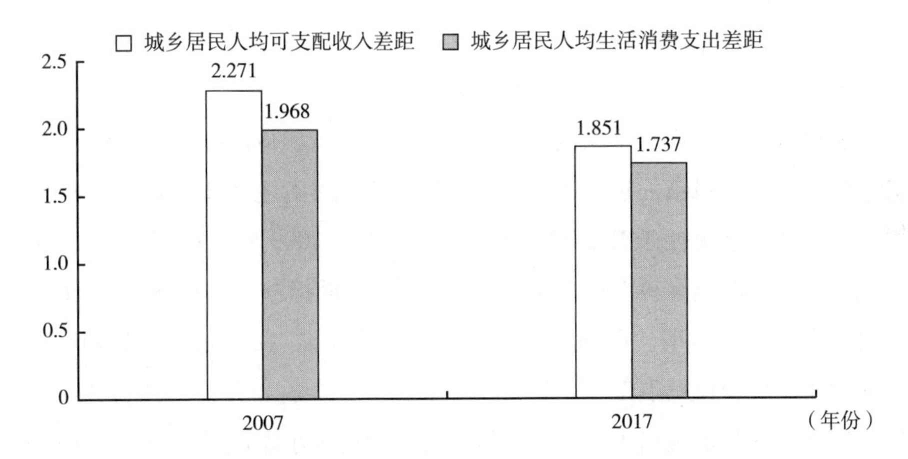


**图4　杭州市城乡居民人均可支配收入和生活消费支出差距**

① 杭州市统计局、国家统计局杭州调查队：《2017 年杭州市国民经济和社会发展统计公报》，2018 年 3 月；杭州市统计局、国家统计局杭州调查队：《2007 年杭州市国民经济和社会发展统计公报》，2008 年 2 月。

## 三　杭州市健康乡村建设主要经验和未来发展

### （一）坚持政府主导、统筹发展原则

杭州市自2007年全市第十次党代会上正式提出开展建设健康城市以来，市委、市政府将建设健康城市列入重要议事日程，2008年5月专门印发《关于开展健康城市建设的决定》，还将健康杭州建设规划纳入政府专项规划，实现了将建设健康城市连续写入杭州市国民经济和社会发展“十一五”“十二五”“十三五”规划，并且一直都要求“以点带面、兼顾城乡、统筹发展”。2017年，全市卫生和健康大会之后，杭州市健康城市领导小组又进一步升格为由市委书记和市长任双组长的健康杭州建设领导小组，在原有的文化、环境、社会、服务、人群、产业“六大建设任务”基础上，又增设了由市法制办牵头的保障支撑组，主要负责公共政策健康审查职能。高规格的组织架构、良好的运行机制和预防性审查保障机制，成为健康城市、健康村镇建设工作可持续性发展的重要保障。

农村居委会作为最基层的组织单位，由于缺少相应的技术力量，在建设健康城市、健康村镇的过程中，试点乡村期望更多的还是能够看到一个现成的标准，才能够更便于开展健康乡村建设工作。2009年，杭州市健康办领衔编制了包括健康乡村在内的12类健康单位建设标准。在杭州版本的健康乡村建设标准指导下，迅速打破了前期的“推进难”现象，大量乡村积极加入健康乡村建设试点工作，试点乡村在总体框架标准下，寻求点上突破，以点带面，并且涌现出了西湖区外桐坞村、余杭区小古城村、淳安县下姜村等众多健康乡村建设示范点。

### （二）健康乡村建设务必坚持社会参与、共建共享

《“健康中国2030”规划纲要》指出：“要从广泛的健康影响因素入手，以普及健康生活、优化健康服务、完善健康保障、建设健康环境、发展健康

产业为重点，把健康融入所有政策，全方位、全周期保障人民健康。”[①] 同健康城市建设一样，健康乡村建设也是一项系统的社会工程，需要城乡规划、建设、管理等多个部门共同履行。建设的重要原则是社会参与、共建共享，特别是包括非政府组织、居民及企业等各类各级组织的支持、参与和配合。同时，建立全社会参与工作机制务必要以需求为导向，明确社会的真正健康需求，实现健康需求和供给的有效匹配，最大限度地调动全社会参与的积极性。

深化“推进健康细胞工程”建设是共建共享的重要举措。以乡村所辖各类单位为重点开展健康细胞工程建设，可以有效调动社会力量参与健康乡村建设的积极性，可持续地推进健康乡村建设工作。杭州市在推进健康乡村建设的过程中，以人的健康需求为导向，积极开展包括村属学校、卫生室、农贸市场、农家乐、民宿、健康游步道、健康主题公园以及家庭户在内的健康细胞工程建设。健康细胞工程的培育在各行各业树立了先进典型，以点带面、点面结合，搭建了健康乡村建设的交流平台，从而夯实了建设健康杭州的基础。

### （三）健康乡村建设要找准结合点，突出重点

习近平总书记强调：“要把人民健康放在优先发展的战略地位。”[②] 健康乡村建设是乡村振兴战略的重要组成部分，应贯穿乡村振兴战略的全过程。这就需要做好与国家和省委、省政府大政方针密切相关的重要问题的结合，与市委、市政府中心工作相结合，以及与部门重点工作相结合、与民生需求相结合。以此推进营造健康文化、保护健康环境、优化健康服务、发展健康产业、构建健康社会五项重点工作。在建设健康乡村的过程中，这些重点结合工作应相辅相成、相互促进。

杭州市在推进健康乡村建设的过程中，尤其注重将健康乡村建设与市

---

① 《〈“健康中国2030”规划纲要〉发布 附全文》，新华网，http：//www.xinhuanet.com/health/2016－10/25/c_ 1119786029.htm，最后访问日期：2018年9月28日。

② 《习近平谈治国理政》第2卷，外文出版社，2017，第370页。

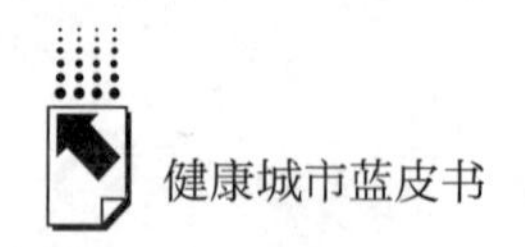


委、市政府关于新农村建设和美丽乡村建设等重点工作紧密结合。在既有标准中融入健康元素，在既有平台上加入健康内容。在提高健康促进工作效率的同时也提高了部门之间“健康融入所有政策”的工作意识，同时也密切了部门协作，减轻了基层工作负担。

### （四）杭州市健康乡村建设未来发展

杭州市现任市长徐立毅在2018年杭州市委农村工作会议上指出：“杭州的发展目标绝不是‘城市像欧洲、农村像非洲’，而一定是城市与乡村、工业与农业、市民与农民相协调相促进的发展。”[①] 为确保到2020年，农村与全市同步高水平全面建成小康社会，建成乡村振兴示范区，全市将重点实施“八项行动”：产业转型、环境提升、集体增收、改革创新、协调发展、乡风和美、乡村善治、人才建设。据此，杭州市健康乡村建设将紧紧围绕“八项行动”，重点开展健康景区和健康民宿建设、推进远程智慧医疗走进山区农村、培养乡村基层卫生人才队伍、移风易俗倡导健康生活方式、健康共治融入乡村治理体系等系列工作。尤其是重点探索将健康促进理念纳入对乡村干部队伍技能培训范畴，为实现乡村健康共治奠定组织领导基础。

---

① 何晟：《推进乡村振兴战略，杭州定下“三步走”目标任务》，浙江晚报网，http://www.thehour.cn/news/138876.html，最后访问日期：2018年10月18日。

B.17

# 展现田园小镇特色　加快创建健康村镇

## ——海南琼海博鳌镇健康村镇建设经验研究

庄辉烈　吴　晋*

**摘　要：** 健康城市和健康村镇建设是推进健康中国建设、全面建成小康社会的重要内容，党和国家高度重视，先后出台了《“健康中国2030”规划纲要》《关于开展健康城市健康村镇建设的指导意见》等文件。博鳌镇作为海南省琼海市健康城市、健康村镇建设首批试点乡镇之一，备受重视。博鳌镇根据习近平总书记关于博鳌田园小镇建设的重要批示精神，结合本地实际，制定了《博鳌镇健康村镇建设规划（2017—2020年）》。博鳌镇通过加强健康村镇建设，改善了农村基础设施条件，加强了农村改水改厕，深入开展了环境卫生整洁行动，加强了农村医疗卫生服务，提高了群众文明卫生素质。未来，要继续开展美丽乡村建设工程，注重健康细胞建设工程，推进饮用水安全工程等工程建设。

**关键词：** 健康村镇　博鳌镇　健康促进

---

* 庄辉烈，海南省琼海市爱国卫生运动委员会办公室主任，从事爱国卫生与健康城市建设工作；吴晋，海南省琼海市博鳌镇党委委员，分管卫生、计划生育、食品药品监督、合作医疗等工作。

## 一　博鳌镇——海南琼海的一张亮丽名片

博鳌镇隶属于海南省琼海市，位于琼海市东部海滨，万泉河入海口，东临南海。距离海口市105公里，距离三亚市180公里。博鳌镇面积为86.75平方公里，辖17个行政村209个村民小组。

博鳌镇为半渔半农的南国传统集镇，但与一般集镇不同的是，这里江、河、湖、海、山、岛形成交相辉映之势，田园富饶、奇石俏丽、温泉丰沛、椰林壮美、沙滩柔软、海水湛蓝，大自然的众多美景齐汇于此，形成江河入海、生态保护近乎完美的自然景观。博鳌港，港域辽阔，是万泉、龙滚、九曲三条河流汇合继而流入大海的必经之地。万泉河出海口中有东屿、鸳鸯、沙坡三个岛屿，使博鳌港水中有岛、岛中有水、波光错落、景色秀丽，是世界上河流出海口自然景观保持最完美的地方之一。

博鳌镇是享誉亚洲的博鳌亚洲论坛年会永久会址所在地，是琼海乃至海南最亮丽的名片和对外形象窗口。2017年4月以来，琼海市贯彻落实中央的决策精神，按照省委、省政府的部署安排，全力打造博鳌国际田园小镇，努力保持和展现博鳌小镇的田园风光特色，并朝着将博鳌打造成为国际会议基地、国际新兴产业基地、国家数字经济基地、国际医疗旅游先行区、乡村振兴样板、全国特色旅游景观名镇等发展方向加快迈进。博鳌镇有着悠久的历史、优美的环境、宜人的气候、独特的地貌、丰富的物产和便利的交通。这些独特的优势将博鳌打造成大自然馈赠给人类的伊甸园，也是人与自然和谐共存的天堂，为博鳌健康村镇建设提供了良好的环境基础。

## 二　博鳌镇健康村镇建设的任务目标

21世纪是“大健康”时代，为贯彻落实全国爱国卫生与健康大会《“健康中国2030”规划纲要》精神，根据全国爱卫会《关于开展健康城市健康村镇建设的指导意见》（全爱卫发〔2016〕5号）、全国爱卫办《关于开展健康城市试点工作的通知》（全爱卫办发〔2016〕4 号）以及海南省爱卫会《关于推进健康城市健康村镇建设的实施意见（试行）》（琼爱卫〔2017〕39 号），结合博鳌镇实际，制定了《博鳌镇健康村镇建设规划(2017—2020 年)》，全面加快推进博鳌镇健康村镇建设，全方位、全周期保障人民群众身体健康。

## （一）营造整洁环境，促进健康生活

城乡环境卫生状况事关人民的身体健康，尤其是在污染日益严重的今天，人民对于环境卫生状况表达出了更高的诉求。为此，健康村镇建设首先要营造整洁的环境，具体到博鳌镇健康村镇建设，体现在以下几点：一是完善村镇基础设施。强力推进村镇公路建、管、养工作，发展村镇道路，进一步加强村镇公路养护机构建设，全镇初步形成“政府主体、交通主力、部门参与、分级负责、以镇为主、乡村尽责”的全社会共同参与的村镇公路管养新格局。二是提升生态环境质量。加强大气污染防治、水污染防治、土壤污染防治，加强生态涵养建设，建立健全环境监测机制，推进节能减排等。三是美化城乡环境卫生。提升村容村貌，加大对村镇农贸市场、自然村、棚户区等重点地区的整治力度，重点解决马路市场、废品收购站、露天烧烤、路边洗车等群众反映的热点问题，全面清理乱贴乱画、乱泼乱倒、乱拉乱挂、乱搭乱建、乱停乱放等“十乱”现象；综合治理村镇垃圾，继续完善“户分类、村收集、镇转运、市处理”垃圾收运体系，逐步建立与生活垃圾分类、资源化利用、无害化处理相适应的生活垃圾转运系统。到 2020 年，全镇生活垃圾无害化处理率、主镇区污水处理率将达到 100%，全镇生活污水集中处理率达 100%。

## （二）构建健康社会，实现全面发展

一是完善社会保障。结合海南省“全民参保登记计划”工作进程，加快社会保险从制度向人群全覆盖推进步伐，加强社会保障费用征缴，扩大社会保障基金筹资渠道。提高医保保障水平，建立健全博鳌镇居民大病保险和医疗救助制度，实施失地农民保险制度。二是促进基本公共服务均等化，加快发展残疾人事业、社会慈善事业和社会福利事业。积极发展健康养老服务，创新体制机制，积极推进医疗卫生与养老服务相结合，建设以居家为基础、社区为依托、机构为补充的多层次养老服务体系，满足多样化健康养老服务需求。三是提高公共体育设施的可及性。将全民健身计划、村镇体育设施建设、体育产业发展等纳入全镇国民经济和社会发展规划，加强健身场地设施建设，组织本地区公共体育设施规划编制工作，在新建、改建、扩建的居民住宅区、商业区规划中安排体育健身活动场地，加强健身步道、全民健身中心、体育公园等场地设施，督促新建住宅小区按规划建设公共体育设施。四是强化安全保障。加强安全生产治理，落实安全生产责任制，开展职业安全培训和监督检查，防控职业危害风险，提高劳动者职业健康和安全水平；促进道路交通安全，严格查纠酒后驾车等各类交通违法行为，对辖区内的主干道、社区道路的交通隐患进行定期排查，重点清理非交通占道；加强社会治安综合治理，完善社会治安综合治理体制机制，以信息化为支撑加快建设社会治安立体防控体系，建设基础综合服务管理平台。

### （三）优化健康服务，提升医疗水平

一是健全基本医疗卫生服务体系。在全镇建立以市级综合医院为龙头、卫生院为骨干、村卫生室为基础的医疗服务网络，促进全镇医疗服务体系层次清楚、布局合理、结构优化、功能齐全、效益显著。二是深化医药卫生体制改革。巩固和完善镇公立医院综合改革，深化医院编制人事制度、聘用制度、岗位管理制度、公开招聘制度、薪酬制度等改革，完善医务人员激励机制，大力改善医疗服务。三是夯实公共卫生服务。推进基本公共服务逐步均等化，加强重大传染病防控。四是推进健康服务信息化。打造“健康管理平台”，积极发展网上预约挂号、在线咨询、交流互动等健康服务。五是增强中医医疗服务能力。推进公立中医医院综合改革，加强博鳌卫生院中医药服务网络建设，力争到2020年，80%以上的基层医疗卫生机构具备提供中医药服务能力。

### （四）培育健康人群，创建健康村镇

一是提高出生人口素质。倡导社会性别平等，实施好“全面两孩”政策，促进人口长期均衡发展，实施“母婴安全计划”，倡导优生优育。二是提升居民健康素养水平。建立居民健康素养基本知识和技能传播资源库，定期发布健康知识和核心信息，引导健康知识的生产和传播，提高健康教育的针对性、精准性和实效性。三是倡导健康生活方式。深入开展全民健康素养促进行动、全民健康生活方式行动、国民营养行动计划的专项行动，引导群众建立合理膳食、适量运动、戒烟限酒和心理平衡的健康生活方式，倡导“每个人是自己健康第一负责人”的理念。四是开展全民健身活动，实施全民健身计划。加强全民健身宣传教育，普及科学健身知识和方法，让体育健身成为群众生活的重要内容。五是促进心理健康。促进全民心理健康工作开展，加强农村留守儿童关爱工作。完善严重精神障碍患者管理机制，建立社区、社会组织和社会工作者“三社联动”工作机制，鼓励和引导专业社会工作者参与精神卫生服务。

### （五）弘扬健康文化，倡导健康行为

一是营造健康社会风尚。健全镇民公约、村规民约等社会规范，倡导公序良俗，让健康理念深入人心，健全完善乡村文化活动室、图书室、文化广场等场所，丰富群众文化生活，发展乡村特色文化。二是大力开展健康科普，建立卫生计生部门与新闻媒体部门协作的机制，促进媒体健康科普工作规范有序开展，重点办好养生保健类节目和栏目，鼓励和引导各类媒体制作、播放健康公益广告等。充分利用互联网、移动客户端等新媒体以及云计算、大数据、物联网等信息技术传播健康知识，提高健康教育的针对性、精准性和实效性。

### （六）发展健康产业，推动医养结合

一是以“医”为主线，积极发展医疗及相关服务。优化多元办医格局，

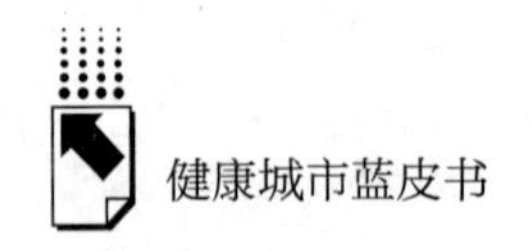


充分调动社会力量办医的积极性，培育发展医疗器械制造业，围绕预防、诊断、治疗、手术、急救、康复等需求，加快医疗装备及器械产业链培育建设。二是以“养”为特色，重点发展养生保健产业。促进健康旅游业融合发展，充分发挥博鳌旅游资源优势，采取引导鼓励社会资本和招商引资等多种方式，开发针对不同消费需求的医疗旅游、温泉疗养、养生康体、康复保健等健康旅游产品和服务。三是以“康”为支撑，大力发展健康管理服务。以博鳌乐城国际医疗旅游先行区建设为先导，充分发挥高校、科研院所及知名企业的技术优势，帮助现有健康产业相关机构进一步拓展服务内涵，创新服务模式，提高健康服务水平。创新“互联网 +”，积极发展网上预约挂号、在线咨询、交流互动、网上支付、健康监测等健康信息服务业态。四是以“药”为重点，振兴发展医药产业。大力扶持、培育药材加工和生物制药产业，重点开发抗肿瘤、抗心脑血管疾病、抗病毒、抗凝血等重大、多发性疾病的海洋创新药物。

## 三　博鳌镇健康村镇建设的实践成果

健康村镇是在卫生村镇建设的基础上，通过完善村镇基础设施条件，改善人居环境卫生面貌，健全健康服务体系，提升群众文明卫生素质，实现村镇群众生产、生活环境与人的健康协调发展。全国爱卫会印发的《关于开展健康城市健康村镇建设的指导意见》明确指出，健康村镇建设包括五项重点任务——改善农村基础设施条件、加强农村改水改厕、深入开展环境卫生整洁行动、加强农村医疗卫生服务、提高群众文明素质。为落实该文件精神，也为了更好地建设博鳌健康村镇，博鳌镇积极推进健康村镇建设的各项重点工作并初见成效。

### （一）改善农村基础设施条件

完善道路、环卫、电力、通信、消防等基础设施，全面实施“硬化、绿化、亮化、美化、净化”。2016 年投入 740 多万元建设博鳌镇墟玉带路、鳌贤街沿线43栋建筑立面，建筑路线总长为450米，改造外立面面积为11000多平方米，包括墙体立面、窗户、广告、招牌等。建设东群街、鳌贤街、南群街、海滨路、博雅街、莲花街、锦绣街、启明街、乐美街9条街道的人行道砖砌体、基础拆除并重新铺设等，建设总长为1800米，人行道面积约为8200平方米。更换其中7条街道树种300棵，加设3条街道路段路灯和外墙壁灯共35套。2017年全镇总投资5400多万元，建设镇墟排水管网，覆盖7条道路，管道总长6500米，雨水方沟800米。整修8条主要街道68公里、镇墟人行道3公里（见表1）。加快文化基础设施建设，2017年投入20多万元对博鳌镇综合文化站进行整体升级改造，优化文化设施环境，购置户外体育健身器材、乒乓球等娱乐设施，完善书报刊阅览室、电子阅览室、培训室、多功能活动厅、娱乐活动室文化服务功能等，健全基本公共文化服务项目并免费向群众提供。截至2017年，博鳌镇全镇已建成村级文化活动室4间，在建2间，建设面积均为180平方米，拟设图书阅览室、共享工程电脑、广播等多功能的文化阵地。

**表1　博鳌镇改善农村基础设施条件成果**

| 年份 | 投入资金(万元) | 主要成果 |
| --- | --- | --- |
| 2016 | 740 | 建设博鳌镇墟玉带路、鳌贤街沿线43栋建筑立面,建筑路线总长为450米 |
| | | 改造外立面面积为11000多平方米,包括墙体立面、窗户、广告、招牌等 |
| | | 建设东群街、鳌贤街、南群街、海滨路、博雅街、莲花街、锦绣街、启明街、乐美街9条街道的人行道砖砌体、基础拆除并重新铺设等,建设总长为1800米,人行道面积约为8200平方米 |
| | | 更换7条街道树种300棵,加设3条街道路段路灯和外墙壁灯共35套 |
| 2017 | 5400 | 建设镇墟排水管网,覆盖7条道路,管道总长6500米,雨水方沟800米 |
| | | 整修8条主要街道68公里、镇墟人行道3公里 |

## （二）加强农村改水改厕

加快实施农村饮水安全巩固提升工程，加强水资源保护，突出工程管护机制建设，辅以新建改建措施，进一步提高农村饮水集中供水率、自来水普及率、供水保证率和水质达标率。推进城乡统筹区域供水，将城市供水管网和服务向农村延伸。2017 年投资 199 万元，实现沙美全村 318 户 1184 人自来水全覆盖；投资 1.8 亿元修建博鳌污水处理厂，覆盖博鳌、珠联、东屿及大部分沿海企业，涉及 13880 人，收集范围为 21750 亩，目前已完工并投入试运行。该项目建成后极大地改善了周围水体环境，对治理水污染、保护当地流域水质和生态平衡具有十分重要的作用。投资 3370 万元建设博鳌污水处理厂配套支干管网工程项目，对城区、滨海旅游区的污水支管进行扩建，解决了博鳌镇的污水排放问题。计划总投资 1.84 亿元开展全镇农村生活污水处理，合计 122 个子项目涉及 16 个村委会 181 个村小组，已完成 60%，剩余 40% 预计 2018 年底完成（见表 2）。

**表 2　2017 年博鳌镇加强农村改水改厕主要成果**

| 投入资金(万元) | 主要成果 |
| --- | --- |
| 199 | 实现沙美全村 318 户 1184 人自来水全覆盖 |
| 18000 | 修建博鳌污水处理厂，覆盖博鳌、珠联、东屿及大部分沿海企业，涉及 13880 人，收集范围为 21750 亩 |
| 3370 | 建设博鳌污水处理厂配套支干管网工程项目，对城区、滨海旅游区的污水支管进行扩建 |
| 18400 | 开展全镇农村生活污水处理，合计 122 个子项目涉及 16 个村委会 181 个村小组，已完成 60%，剩余 40% 预计 2018 年底完成 |

提高农村卫生厕所普及率，降低肠道传染病和寄生虫病发病率，提高群众健康水平，是建设村容整洁、环境优美的社会主义新农村的重要方面。博鳌镇在市爱卫办的指导下，结合博鳌镇实际情况，因地制宜地开展城乡环境综合治理农村改厕项目工作，加快农村无害化卫生厕所改造，农村新建住房配套建设无害化卫生厕所；在乡镇政府所在地、中小学、乡镇卫生院、集贸市场、公路沿线等区域建设无害化公厕，目前镇区农村改厕比例已高达 92%。

### （三）深入开展环境卫生整洁行动

坚持以创建国家卫生城市、文明城市和美丽乡村为目标，按照干净、有序、见绿的基本要求和“清洁化、秩序化、优美化、制度化”的标准，强化城镇、农村环境综合整治，做好迎接博鳌亚洲论坛年会等重要专项环境整治工作，有效遏制城镇及农村“脏乱差”的现象。

全面推进农村垃圾治理，加大村镇垃圾清运设备和中转设施建设力度，建设垃圾转运站，普及密闭运输车辆，改造或停用露天垃圾池等敞开式垃圾收集场所、设施，因地制宜地推进生活垃圾简单分类和资源化利用。加大镇大气污染巡查力度，重点查处稻田秸秆焚烧及垃圾焚烧现象，将道路两侧、田间地头等地区列为主要巡查区域，发现问题第一时间上报、第一时间处置。2018 年，投入 18 万元对 13 个自然村路口开展硬板化建设 1000 平方米，在镇墟新增 660 升垃圾桶 50 个，新建小型垃圾室 50 间，日均清理垃圾 50 余吨。督促玉禾田公司垃圾处理日产日清，营造整洁干净的村镇环境，确保全镇区环境干净整洁。

全面推进河长制，加强河道管理，强化对万泉河、九曲江、龙滚河流域、三江入海口等重点部位的督查力度，抓好博鳌 16 公里海岸线生态保护，把海岸带卫生保洁纳入环卫保洁体系工作，分片区、落实具体责任人，重点做好东海村委会海岸带责任区、玉带滩景区责任区、出海口至金湾的海岸带保洁工作，促进水环境质量持续改善。

全面加强论坛年会服务保障，2013 ~ 2017 年博鳌亚洲论坛年期间，全镇投入近 800 万元，投入劳动力近 9000 人次，机械 104 部次，动员全镇广大干部群众全力以赴开展大规模环境综合整治活动，以“美化、亮化、净化、绿化”服务年会、以田园景致扮靓环境、以政治思维服务年会，现代城市文明与传统乡村文化高度融合，浓烈的田园氛围进一步提升了博鳌城镇的新形象。

### （四）加强农村医疗卫生服务

全面实施居民大病保险制度，完善医疗救助制度。强化农村疾病预防控制、妇幼保健等公共卫生工作，全面落实重大和基本公共服务项目，重点控制严重危害农村居民的重大疾病。按照常住人口规模和服务半径科学布局基本医疗服务资源，每个行政村设置1个村卫生室，建设好标准化的乡镇卫生院，方便农村居民就地就近看病就医。强化乡镇卫生院基本医疗卫生服务能力，提升急诊抢救、二级以下常规手术、正常分娩、高危孕产妇筛选、儿科等医疗服务能力，加强全科医学建设，在乡镇卫生院设立中医综合服务区（中医馆），在村卫生室全面推广中医服务。加强乡村医生队伍建设，保证村卫生室正常运转，筑牢农村卫生服务体系网。目前博鳌镇全镇区已有96%的村民参加了新型合作医疗，已按照上级的要求建有12个统一规范的村卫生室，其中博鳌村、东屿村、珠联村因靠近镇区，看病比较方便，故没有建设村卫生室。

### （五）提高群众文明卫生素质

健康村镇作为健康城市建设的“细胞工程”，是一项长期的任务，博鳌镇在提高群众文明卫生素质方面做了大量工作。一是强化组织领导，健全工作机制，确保健康村镇稳步推进。把健康村镇列入年度重点工作计划抓实抓好，制定下发了《博鳌镇健康村镇建设规划（2017—2020年）》的通知等文件，召开动员大会，有计划、有步骤地推进健康村镇建设各项工作，保证健康村镇建设各项工作落到实处。二是积极开展宣传，提高健康村镇建设的知晓度。2017年，博鳌镇印制了《常见慢性病保健手册》《老年人妇女儿童保健手册》《中国公民健康素养66条》等宣传资料，发放到全镇党员、干部、群众手中，并组织他们认真学习有关卫生健康知识，进一步提高大家的爱卫保健意识，增强自我保健能力。充分利用报刊、QQ群、微信群、板报、墙报、宣传单等形式，加大对健康村镇建设的宣传力度，基本实现全覆盖，让广大群众都能掌握更多的健康知识。三是积极推进健康细胞工程建设工作。开展丰富多彩的健康教育活动，利用“高血压日”“糖尿病日”“健康生活方式主题日”“脑瘤防治宣传周”等卫生日（周）开展专题宣传活动。健全健康教育阵地建设，在17个村委会和卫生院设置宣传栏，年均举办各类健康知识培训班6次、开展健康教育知识等相关活动8次，不断扩大健康宣传教育覆盖面，进一步提高群众健康知识知晓率，形成“我知晓、我参与、我奉献”的良好氛围。2017年，博鳌镇深入学校、社区、单位举办各种健康教育知识讲座20次，向各社区提供文字传播材料1万余册、宣传画报100余张、宣传单3000余张，获得了很好的社会评价。四是推进全民健身活动的开展，丰富人民群众的文化体育生活。举办“三市一区·党建杯”篮球比赛等，进一步营造全民健身、人人参与的浓厚氛围，使群众朝着“共同参与、全民健身”的目标迈进。五是大力开展控烟活动。开展创建“无烟单位”“无烟办公室”“无烟会议室”活动，坚持督促控烟规章制度、措施和奖励办法的落实。利用“禁烟日”宣传发放健康教育材料8000余份。

## 四　博鳌镇健康村镇建设的典型经验

2017年，琼海市积极贯彻落实中央精神和省委、省政府的决策部署，紧紧围绕“产业强、城乡美、百姓富、社会和”的海南东部中心城市发展战略，以“农村美、农业强、农民富”为总目标开展美丽乡村、健康村镇建设行动。主要包括三项内容，一是大力发展博鳌田园风情小镇，让人们“望得见山、看得见水、记得住乡愁”；二是着力打造农民致富项目，助推产业发展、农民增收；三是全力推进公共服务均等化，不走“弃村进城”的老路子。博鳌镇结合自身实际，高标准、高规格开展博鳌田园小镇建设，以沙美村、朝烈村两个行政村打造美丽乡村样板，其中朝烈村又有南强村、美雅村等特色自然村，健康村镇建设有了实实在在的进展，并形成了典型创建经验。

### （一）以美丽乡村建设推进健康村镇发展

沙美村位于琼海市博鳌镇南面，坐落于金牛岭脚下，距博鳌亚洲论坛永久会址4.6公里，距博鳌机场11公里，面朝生态优美的沙美内海，被九曲江、龙滚河环绕，并且同时拥有山峦林野风貌、南国田园风光、丘陵村落景

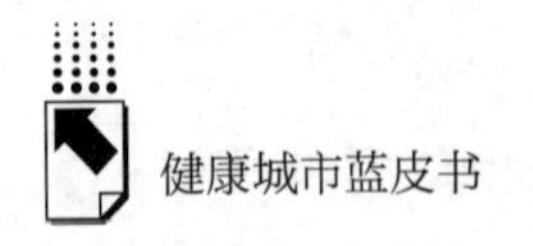


观和海湖河泉景色，集“山水林田湖海”等要素为一体，自然环境优美，资源得天独厚。全村辖10个村小组，共301户，村民的传统经济生产主要是种植水稻、槟榔、胡椒等作物以及内海捕捞。

2017年10月，琼海市深入贯彻党的十九大精神，大力实施乡村振兴战略，启动沙美美丽乡村建设，推进农业产业结构调整，发展新优高效农业和生态循环农业；改造提升村容村貌，完善基础设施配套，实现路网、水网、电网、光网、排污管网“五网”贯通；着力优化沙美村原有自然景观，精心打造“滨海长廊”“锦汇三江、鳌游沙美”“金牛偃月”等沙美特色生态景观。同时按照“山水林田湖草是一个生命共同体”的生态保护理念，推进沙美内海全面退塘还林还湿，恢复生态功能和景观功能，复植红树林568亩，形成以红树林保护为主的湿地生态区。

为充分发挥沙美特色资源优势，推动经济社会发展，真正实现乡村振兴，在各级党委、政府的支持帮助下，沙美村结合自身情况，由村党支部牵头组织村民成立沙美休闲农业农民专业合作社，引进社会资本，以“农户+合作社+公司”的模式进行统一经营管理，大力发展热带高效农业、休闲渔业、民宿、农家餐饮、电商等特色农业，推进乡村融合发展，让村民共享美丽乡村建设成果。现在，“博鳌沙美休闲农业农民专业合作社综合服务中心”已成立，“祥勋客栈”“小螺号清吧”“海堤甜品”“沙美渔人饭店”“内海咖啡屋”“茶溜书吧”“木养元”“望海居”“怡然轩”“五谷丰登杂粮”“琼海公道”“沙美人家”“互联网+乡村振兴战略中心”13处业态已经形成，“沙美集市”“品香驿站”2处业态正待打造，预计至2018年末，村集体经济规模将达到30万元以上。沙美正朝着“产业兴旺、生态宜居、乡风文明、治理有效、生活富裕”的海南乡村振兴战略样板目标迈进。

### （二）借文明生态村创建提升健康村镇水平

南强村系琼海市博鳌镇朝烈村所辖的一个自然村，村庄依万泉河而建，历史悠久。村内有参天的古树、斑驳的古井和弯弯曲曲的青砖古道等独特风情。南强村共52户、253人。

2002 年，南强村敢为人先，成为琼海市最先掀起创建文明生态村热潮的村庄之一。2017 年，南强村更是凭借区位优势、深厚的文化底蕴、优越的自然资源禀赋以及良好的群众基础，以打造有产业支撑、特色鲜明、有内涵、有品位的美丽乡村为目标，制定了美丽乡村建设规划，将南强村与相邻的大路坡村连片打造美丽乡村，并定位为“艺术 + 村”。按照本地传统居民特色，全面改造“艺术 + 村”的建筑外立面，提升乡村景观环境，全方位提升博鳌国际“艺术 + 村”的统一风貌，以“一园、三部落、多节点”为结构主体，精心打造南强客厅、凤凰客栈、凤凰公社、陶醉音乐酒吧、花梨人家、兄弟商行、凤鸣书吧、润华味之家等特色乡村旅游业态和“艺术 +”配套设施，竭力将南强美丽建设成为集艺术农业、艺术创作、艺术交流、艺术品展、艺术教育、艺术生活、休闲旅游、精品度假、康养为一体的国际著名的生态“艺术 +”村。采取“农户 + 合作社 + 公司”的经营模式，成立琼海博鳌朝联农业种植农民专业合作社和琼海博鳌民强乡村旅游农民专业合作社两家村民合作社对全村乡村旅游业态与“艺术 +”配套服务设施进行运营，由碧桂园集团社会责任部进行指导和培训，通过发展乡村旅游经济，2017 年全村居民人均可支配收入为 19100 元。

### （三）依托亚洲论坛助推全镇环境卫生整治

博鳌亚洲论坛于 2001 年 2 月 27 日正式宣告成立，海南博鳌为论坛总部的永久地所在，从 2002 年开始，论坛每年定期在博鳌召开年会。为了以优美、干净、整洁的环境迎接博鳌亚洲论坛年会的隆重召开及在论坛年会期间举办的多项重要外事活动，省政府多年来都会印发博鳌亚洲论坛年会环境卫生整治工作方案，琼海市博鳌镇作为重点整治乡镇，结合自身实际情况开展论坛年会环境卫生整治工作。

2018 年博鳌亚洲论坛年会正值改革开放 40 周年、海南建省办经济特区 30 周年，博鳌镇坚持提高政治站位，按照市委、市政府的要求部署，根据年会的新情况、新特点、新问题和新要求，结合多年镇墟整治工作经验，采取“抓早、抓细、抓成效”多管齐下的整治策略，对镇墟以及论坛会址周边村庄进行环境综合大整治，精益求精、高标准、高质量保障论坛年会。

一是积极开展城乡“五化”工作。组织发动17个自然村共300人次开展村内环境卫生整治；投入90万元对博鳌镇墟、朝阳墟、培兰墟及8条主干公路、10个核心村委会进行全面环境卫生整治工作，投入人员3000多人次、车辆1000多辆次、挖机52天次，共清理垃圾约8000吨；投入170万元进行绿化提升，在博鳌镇墟主干道摆放鲜花5500株，种植绿化树木1400株；开展亮化工程，投入80万元对镇墟海滨街、玉带路其他路段进行路灯改造，确保路灯亮灯率达100%，设备完好率达100%。全面清理公路沿线不雅横幅、条幅。组织博鳌城监中队并联合相关职能部门共40余人次，对镇墟重点区域开展定期和不定期巡查，拆除博鳌嘉博路、文山路、南强路、迎宾路、滨海大道等有碍观瞻的广告招牌、刀旗共500多个，清理建筑垃圾30余吨（见表3）。针对万泉河流域展开专项河道整洁工作，共派出镇干部、志愿者106人次，出动船只7艘次、运输手扶车11辆次，清理水葫芦、落叶、泡沫、塑料袋等垃圾共6吨。加强市场秩序整顿，东屿市场范围内共拆除太阳伞、棚厦等乱搭乱建68处，拆除违建棚2280平方米。

**表3 海南省琼海市总体整治情况**

| 整治工作＼整治内容 | | 环境整治工作 | 绿化提升工作 | 亮化工程 | 巡查工作 |
|---|---|---|---|---|---|
| 对象 | | 博鳌镇墟、朝阳墟、培兰墟、8条主干公路、10个核心村委会 | 博鳌镇墟主干道 | 镇墟海滨街、玉带路其他路段 | 镇墟重点区域 |
| 投入 | 金额(万元) | 90 | 170 | 80 | — |
| | 人员(人次) | 3000多 | — | — | 40 |
| | 车辆(辆次) | 1000多 | — | — | — |
| | 挖机(天次) | 52 | — | — | — |
| 效果 | | 清理8000吨垃圾 | 摆放鲜花5500株、种植绿化树木1400株 | 路灯亮灯率与设备完好率达100% | 拆除500多个广告招牌、刀旗，清理建筑垃圾30余吨 |

二是积极开展舆论宣传工作。运用公交车广告栏、液晶显示屏、墙绘、“博鳌田园小镇”微信公众号等宣传党的十九大及全国两会精神、改革开放40周年和海南建省办经济特区30周年以及博鳌田园小镇建设成果，其中墙绘336平方米、宣传栏更新26幅，路灯杆刀旗156套。协助市委宣传部拍摄“9560秒看博鳌”“90秒看沙美”“90秒看南强”系列宣传片，协助省电视台新闻频道《三十而立再出发——琼海篇》博鳌部分。在南强“艺术+”村举办“春之博鳌”许鸿飞雕塑展和包括全国书画家协会副会长吴东民先生在内的88幅“全国名家书画展”，在南强花海特设喜迎建省办特区30年主题花雕，积极营造博鳌亚洲论坛非正式、舒适、和谐的氛围。

积极开展服务保障工作。加强镇辖区各建筑工地管理监督。对镇墟30多家公共娱乐场所、商场、市场、宾馆、饭店、餐饮、超市等公众聚集场所进行生产专项检查，开展“除四害”消杀工作10余次。检查烟花爆竹经营点18家，论坛年会期间安全生产事故零发生。投入77万元开展论坛年会及清明节期间森林防火工作，实现森林火灾零发生。

另外，琼海市爱卫办还注重论坛外围环境的优化，市爱卫办和博鳌镇政府联合在博鳌镇朝烈村和沙美村举办病媒生物防制培训班，多次组织人员深入博鳌镇沙美村、南强村检查指导以灭蚊为主的病媒生物防制工作，同时镇政府和村委会组织群众开展爱国卫生运动，整治环境卫生，清除卫生死角；翻盆倒灌，清除积水，消除蚊虫滋生地。委托南京拜斯特消毒杀虫服务有限公司对博鳌镇南强村、沙美村和大路坡村进行消杀，灭蚊除害，有效降低“四害”密度。

## 五　博鳌镇健康村镇建设未来的规划设想

### （一）继续开展美丽乡村建设工程

紧紧围绕琼海市建设“产业强、城乡美、百姓富、社会和”的海南东部中心城市发展战略，以“农村美、农业强、农民富”为总目标，以美丽乡村为建设主题，以文明生态村建设为载体，以新型城镇化发展为支撑，坚持道德为先、生态为先、民生为先，统筹城乡发展，培育新型农民，以公共财政投入带动村民投入为保障，实现农村的基础设施配套水平和社会服务水平达到或接近城市标准，推动农村精神文明建设与农村经济社会发展协调规划、同步迈进、提质升级。

### （二）注重健康细胞建设工程

加强学校、机关与企事业单位、医疗卫生机构、社区和家庭，以及农村地区的健康促进与教育工作，把“将健康融入所有政策”作为应对和解决人群健康问题的核心策略，完善“政府主导、多部门协作、全社会参与”的工作机制，协调对健康有影响的重大决策，以及其他需要部门间协调的影响健康的重大问题，提高社会参与度，将健康列为社会治理的重要目标，全面推进卫生村镇、健康村镇建设，形成健康村镇、健康单位、健康学校、健康家庭等建设广泛开展的良好局面。

### （三）推进饮用水安全工程

加快全镇供水设施改造和建设，推进饮用水安全工程。提高饮用水水质卫生合格率和农村集中式供水人口比例。实施贫困地区农村饮水安全巩固提升工程，全面解决贫困人口饮水安全问题。加强饮用水卫生监测网络，抓紧建立覆盖全镇的饮用水卫生监测网络。

### （四）食品药品安全行动工程

贯彻《食品安全法》，完善食品安全体系，建立食品安全联合执法机制、食品安全质量保证机制、食品安全责任追究机制、食品安全应急管理机制等。加强对机关、企事业单位及学校食堂、旅游景区、建筑工地、集贸市场、城乡接合部等人员密集场所的食品安全监管，防止食物中毒事故的发生。推进食品安全监管信息化建设，科学规划建设食品安全信息数据平台，建立各类食品生产经营单位信用档案，实行信息共享和互联互通，全面提升食品安全综合协调和监管工作效率。

### （五）公共卫生体系建设工程

加强公共卫生服务体系建设，遵循公共卫生服务的公益属性，明确镇、村、卫生院各级公共卫生职责分工，构建系统相对健全、机构设置合理、队伍精干专业的面向社会公众提供疾病预防控制、妇幼保健和计划生育、卫生监督、健康教育、卫生应急、爱国卫生服务，以及结核病、精神病、皮肤性病、职业病、麻风病等专病防治的基本服务公共卫生体系，确保公共卫生基本功能发挥，促进公共卫生事业发展。完善博鳌镇健康教育体系，完善卫生院、机关、企事业单位、学校和媒体等相关机构协同的健康教育网络，积极探索基层计生专干转岗培训承担健康教育服务。推进全民预防保健服务，对居民的健康危害因素及健康状况进行全面的监测、分析、评估、预测，通过疾病预防和治疗，实现“有病早治、未病先防”。

### （六）病媒生物防制行动工程

制订全镇病媒生物防制工作计划，明确病媒生物防制工作的任务、目标及主要措施。建立“病媒生物防制联络员”制度，定期组织各单位、各社区居委会对管辖区内集中实施病媒生物防制，对城区下水道口、垃圾池、垃圾筒进行药物投放，监督辖区内保洁员做到垃圾日产日清，有效降低蚊蝇蟑鼠等有害动物的活动密度，为居民健康生活创造良好环境。加大农田灭鼠工作，减少鼠害的发生。建立完善的病媒生物危害监测评估体系，配置各种监测仪器和设备，定期开展病媒生物监测，并对数据进行统计分析，有效利用监测资料指导病媒生物防制工作。在病媒生物的化学防制过程中，注重科学、合理用药，防制药物的选用符合国家规定。

### （七）健康素养促进行动工程

探索实施“将健康融入所有政策”策略的有效模式，倡导多部门参与合作，包括鼓励支持食品生产企业和餐饮业生产加工有利于健康的食品，规划部门、体育部门和学校创造有利于大众锻炼的安全便利的条件和设施，新闻出版广电部门通过各类媒体广泛传播健康知识，教育部门和学校确保健康教育课时，等等。面向公众普及健康素养基本知识和技能，促进健康生活方式形成，在全国健康素养监测基础上，建立健全覆盖全国的健康素养和生活方式监测。全面推进全民健康生活方式行动，以“和谐我生活，健康中国人”为主题，开展减盐、减油、减糖、健康口腔、健康体重、健康骨骼等专项行动，积极创造健康支持性环境，科学传播健康生活方式知识，强化健康生活方式指导员培训，为居民提供健康生活方式技能指导服务。利用互联网、微信、微博等新媒体宣传普及卫生应急知识，倡导建设公众自救互救体验场馆，提高公众的公共安全意识和自救互救能力。

**B**.18

# 新疆克拉玛依市中小学生身心健康监测与健康校园建设研究

吴 勇 马英山 刘小鸽*

**摘 要：** 克拉玛依市积极开展全市中小学学生身心健康监测，极大地促进健康校园建设，在很大程度上提升了教师、学生、家长乃至社会大众的健康意识。本文首先概述身心监测的指标框架、评价标准、实施过程等方面的内容，列举部分典型案例，展现个别学校针对发现问题提出的改进措施，并结合监测与评价反映出的突出问题给出了几点建议：积极宣传树立中小学生身心健康理念，高度重视中小学生身心健康方面的问题，加强中小学生身心健康专业人才队伍培养，推进中小学生身心监测与评价的专业建设，加大中小学生身心健康工作保障支持力度。

**关键词：** 健康监测 健康校园 健康教育

习近平总书记指出："身体是人生一切奋斗成功的本钱，少年儿童要注意加强体育锻炼，家庭、学校、社会都要为少年儿童增强体魄创造条件，让他们像小树那样健康成长，长大后成为建设祖国的栋梁之材。"① 青少年的

---

* 吴勇、马英山、刘小鸽，研究生，克拉玛依市教育研究所教研员，主要研究方向为基础教育质量监测与评价。

① 《"大朋友"习近平这样鼓励"小朋友"：美好的生活属于你们》，中国青年网，http://news.youth.cn/sz/201806/t20180602_11634952.htm，最后访问日期：2018年9月28日。

身心健康关系到祖国的未来，家庭、学校、社会都要有健康教育意识，尤其是学校要为学生建设健康校园。

克拉玛依市作为“国家中小学教育质量综合评价改革实验区”，自2015年起积极开展全市中小学生体质监测，极大地促进健康校园建设，在很大程度上提升了教师、学生、家长乃至社会大众的健康意识。学生身心发展水平监测与评价的三年实践，循环经历“完善评价指标—修订评价标准—专业数据分析—撰写报告反馈—督促行动改进”的过程，获得了大量的数据，显现出一些典型案例，监测的社会影响力逐年增加，学生身心健康意识不断提升。

## 一 学生身心发展水平监测与评价概述

### （一）完善评价指标

在完善评价指标方面，我们经过6期监测实验，不断优化指标，形成了适合本地的评价指标，并通过研究讨论，确定二级指标权重。结合实测数据，经专家团队研究讨论，确定克拉玛依市中小学学生身心发展水平各二级指标的权重，具体如表1所示。

表1 克拉玛依市中小学学生身心发展评价指标

| 一级指标 | 二级指标 | 三级指标 | 监测与评价要点 |
| --- | --- | --- | --- |
| 身心发展水平 | 身体形态机能（权重为50%） | 身体形态 | 身高、体重 |
| | | 身体机能 | 视力、肺活量 |
| | | 身体体能 | 力量、速度、耐力 |
| | 心理健康（权重为20%） | 心理健康 | 个人心理健康状况，包括强迫症状、抑郁、焦虑、适应不良、情绪不稳定、心理不平衡等方面 |
| | 学习压力（权重为5%） | 学习压力 | 学生在学习过程个人压力感受 |
| | 睡眠时间（权重为5%） | 睡眠时间 | 按照相关规定保证学生每天的睡眠时间 |
| | 健康生活方式（权重为10%） | 健康生活方式 | 学生对健康知识的掌握情况，作息、卫生、运动锻炼等方面的良好习惯 |

续表

<table>
<tr><th>一级指标</th><th>二级指标</th><th>三级指标</th><th>监测与评价要点</th></tr>
<tr><td rowspan="4">身心发展水平</td><td>情绪行为调控（权重为5%）</td><td>情绪行为调控</td><td>学生对自己情绪的觉察与排解，对行为的自我约束情况，应对和克服遇到困难的态度和表现情况</td></tr>
<tr><td rowspan="3">人际沟通（权重为5%）</td><td>师生关系</td><td>教师与学生之间的基本关系状况</td></tr>
<tr><td>同伴关系</td><td>同伴关系包括学生在同伴群体中的受欢迎程度；朋友之间相互的、一对一的关系程度</td></tr>
<tr><td>亲子关系</td><td>家庭中的父母和子女之间的互动关系状况</td></tr>
</table>

## （二）修订评价标准

评价标准就像一把尺子，尺子精确了，评价也就准确了。所以，在制定体质监测标准时我们参照国家出台的标准，依据《国家学生体质健康标准》，评定学生身体形态、机能状况，以指数形式衡量学生体质状况。

关于心理健康、学习压力、健康生活方式、情绪行为调控、人际沟通等指标的评价标准，采用9级量化的方式呈现，将通过量表采集来的数据，采用“李克特”赋分法进行赋分，然后依据评价指标计算平均得分率，再将平均得分率转化为等级。①

关于睡眠时间的评价标准，参照有关文件和相关研究成果，小学生每天睡眠时间在9小时以上为适宜，中学生每天睡眠时间在8小时以上为适宜。将问卷采集到的数据进行转化，计算适宜的比例。

---

① 等级化是指按某一标准区分不同水平，将数据转化在1～9的尺度上，将数据划分成9级。1级表示平均得分率在15%以下；2级表示平均得分率为15%～25%（含15%）；3级表示平均得分率为25%～35%（含25%）；4级表示平均得分率为35%～45%（含35%）；5级表示平均得分率为45%～55%（含45%）；6级表示平均得分率为55%～65%（含55%）；7级表示平均得分率为65%～75%（含65%）；8级表示平均得分率为75%～85%（含75%）；9级表示平均得分率为85%及以上。

## （三）评价工具示例

结合评价指标，项目组负责把握量表研发的方向和总体框架，量表研制主要流程是：自学研读相关心理学书籍，参考相关心理学常用量表→确定总体要求→探讨形成二级指标分量表框架→确定每个观测点对应的题目→形成预试量表。然后，对预试数据进行信效度分析，进一步优化量表，形成实测量表。表2是以健康生活方式与情绪行为调控部分为例所做的一个评价量表。

表2　中小学学生身心发展评价量表（健康生活方式与情绪行为调控部分）

| 请根据你的个人情况，选择最符合实际的答案，并在对应题号后面的括号中填涂。答案分别为：A. 不符合；B. 不太符合；C. 不确定；D. 比较符合；E. 完全符合 | |
|---|---|
| 我经常受到健康生活方式方面的教育 | （　） |
| 我制订了自己的锻炼计划，并按计划锻炼身体 | （　） |
| 我经常吃路边摊上的食品 | （　） |
| 每天我都能吃上早餐 | （　） |
| 我的作息时间很规律 | （　） |
| 我常因一点小事而大发脾气 | （　） |
| 即使考试成绩不理想，我也有信心下次考好 | （　） |
| 遇到麻烦时，我努力寻找解决问题的办法 | （　） |
| 我在踢足球、拔河、广播体操等体育比赛输了时，心里会一直认为自己不好 | （　） |
| 心烦的时候，我仍然可以完成作业 | （　） |

## （四）专业数据分析

本项目依据经典测量理论与数理统计方法，以保证方法的科学性；使用自己研发的专业数据分析软件，汇总、整理、统计、分析数据，以保证数据分析的快捷性；分两组，采取同样的流程进行数据分析，以保证数据分析结果的准确性。所有测试最终结果都采用量尺分数呈现。

### 1. 理论和分析方法

在数据分析过程中，我们运用了一些重要的理论和分析方法，梳理研究过程，实验依据的重要理论和分析方法如下。

（1）经典测量理论（Classical Test Theory，CTT），也称真分数理论，是最早实现数学形式化的测量理论，主要在比较学科成绩的过程中使用。

（2）结构方程模型（Structural Equation Modeling，SEM），是社会科学研究中的一个非常好的方法。[①] 结构方程模型弥补了传统统计方法的不足，成为多元数据分析的重要工具，主要在非学业指标的数据分析中使用。

（3）线性相关分析，该方法主要指出两个随机变量之间的统计联系，两个变量地位平等，没有因变量和自变量之分，主要考察各指标之间的相关性。

2. 评价工具信度、效度分析

项目组运用 SPSS 22.0 软件，对关于身心发展评价量表信度进行了分析，通过 6 期实验，不断优化学生身心发展量表，信度提升了 0.2 左右，然后进一步优化题目，提高量表总体信度。项目组对 2017 年监测中有关身心发展水平量表的信度分析如表 3 所示。评价量表信度为 0.895，表示量表有很好的信度。

**表 3　2017 年克拉玛依市中小学学生身心发展评价量表信度**

| 量表模块 | 信度(Cronbach's Alpha) |
|---|---|
| 身心发展水平 | 0.895 |

项目组运用 Mplus 7 软件，对各量表的结构效度进行了分析，验证性因素分析（Confirmatory Factor Analysis，CFA）主要处理观测指标与潜变量之间的关系。[②] 项目组对 2017 年监测中有关身心发展水平量表的效度检验结果如表 4 所示。各项拟合指数在 0.90 以上，近似误差均方根（RMSEA）在 0.08 以下，为可接受模型。本量表结构效度数据表明为良好模型，拟合指数（TLI）在 0.90 以上，比较拟合指数（CFI）在 0.90 以上。根据表 4 数据综合来看，量表的结构效度非常好。

① 吴玉鸣：《空间计量经济研究》，人民出版社，2007。

② 裴磊磊等：《Mplus 软件简介》，《中国卫生统计》2013 年第 4 期。

**表 4　2017 年克拉玛依市中小学学生身心发展评价量表效度**

| 项目 \ 参数 | 近似误差均方根 | 比较拟合指数 | 拟合指数 |
| --- | --- | --- | --- |
| 身心发展水平 | 0.048 | 0.943 | 0.934 |

3. 相关性分析

相关性分析以 2017 年监测初中数据分析为例，初中七、八年级共 7180 名学生参加监测，各指标与学生成绩的相关性分析结果如下。

（1）不同层次学生健康生活方式与学业成绩之间的关系。图 1 呈现了学业成绩各分段①群体学生学业成绩与健康生活方式得分率之间的关系，反映了各分段学生在健康生活方式指数上的分布情况和变化趋势。

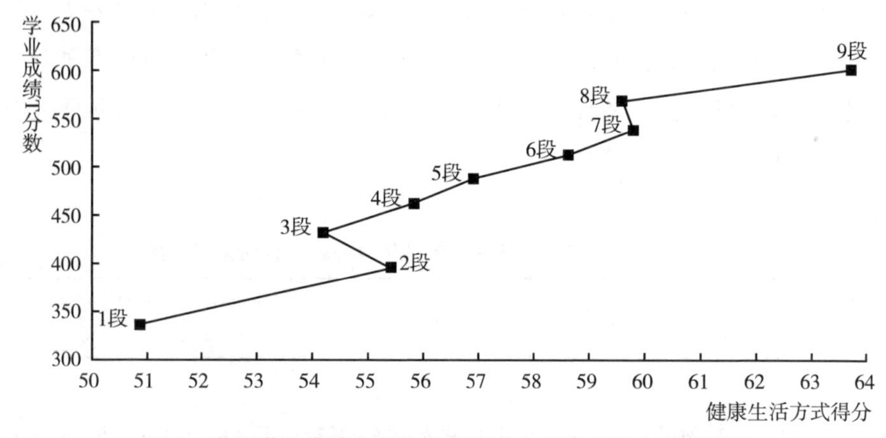


**图 1　学生学业成绩分段与健康生活方式得分率分析折线图**

数据解读：从图 1 可以看出，随着学生群体学业成绩的增高，健康生活方式得分率也呈递增趋势。学业分段值较大的学生群体，健康生活方式也较好，

① 将学生按学业成绩进行分段，对各分段学业成绩与背景变量的关系进行分析。学生学业成绩转化为 T 分数呈现，T = 100Z + 500，Z 为标准分。按 T 分数进行分段，每段包含的人数约为总人数的 10%。“1 段”代表 T 分数为 100 ~ 372（100 ~ 372 分，后意义同）的学生，“2 段”代表 T 分数为 372 ~ 416 的学生，“3 段”代表 T 分数为 416 ~ 448 的学生，“4 段”代表 T 分数为 448 ~ 475 的学生，“5 段”代表 T 分数为 475 ~ 500 的学生，“6 段”代表 T 分数为 500 ~ 525 的学生，“7 段”代表 T 分数为 525 ~ 553 的学生，“8 段”代表 T 分数为 553 ~ 584 的学生，“9 段”代表 T 分数为 584 ~ 900 的学生。

学业成绩分段处于1段、2段、3段的学生群体，健康生活方式得分率偏低。

建议：健康的生活方式对学生学业成绩的提高有着重要作用，学业成绩分段值较低的学生群体，应注重健康生活方式的养成教育；学业成绩分段值较高的学生群体，也应关注生活方式是否健康。

（2）不同层次学生情绪行为调控与学业成绩之间的关系。图2呈现了学业成绩各分段群体学生学业成绩与情绪行为调控得分率之间的关系。

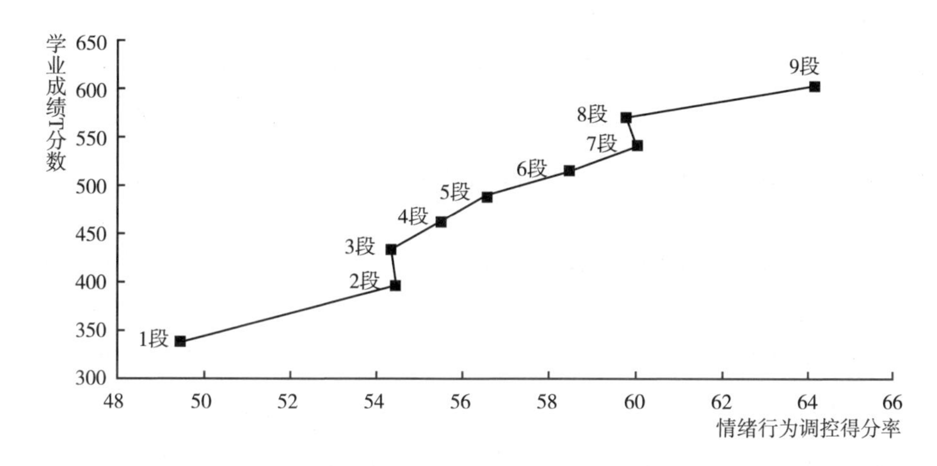


**图2　学生学业成绩分段与情绪行为调控得分率分析折线图**

数据解读：从图2可以看出，随着学生群体学业成绩的增高，情绪行为调控得分率也呈递增趋势。学业分段值较大的学生群体，情绪行为调控也较好；学业成绩分段处于1段、2段、3段的学生群体，情绪行为调控得分率偏低。

建议：较高的情绪行为调控能力可以有效帮助学生调节学习所带来的压力，尤其是对于高中学生来说，情绪行为控制能力低，可能会带来诸多负面情绪，进而影响学业成绩。因此，建议教师应关注学业成绩分段值较低的学生群体，教给他们合适的调控情绪的方法，及时洞察学生情绪行为的变化，及时对学生进行心理辅导和安慰。

（3）不同层次学生人际沟通得分率与学业成绩之间的关系。图3呈现了各分段群体学生学业成绩与人际沟通得分率之间的关系。

数据解读：从图3可以看出，学业成绩分段值为9段的学生群体，人际

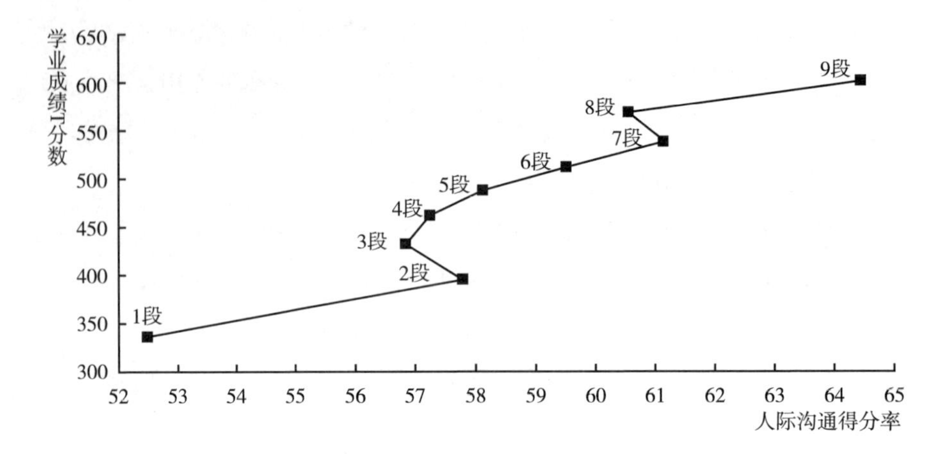


**图3　学生学业成绩分段与人际沟通得分率相关分析折线图**

沟通得分率最高，而学业成绩分段值为1段、2段、3段的学生群体，人际沟通得分率明显偏低。

建议：人际沟通能力影响学生的人际关系，而人际关系则影响着学生的学业成绩以及身心是否健康。教师应关注学业成绩分段值较低的学生群体，鼓励学生敢于做事、敢于交流，改善其与同伴的关系。

（4）不同层次学生睡眠时间适宜比例与学业成绩之间的关系。图4呈现了各分段群体学生学业成绩与睡眠时间适宜比例得分率之间的关系。

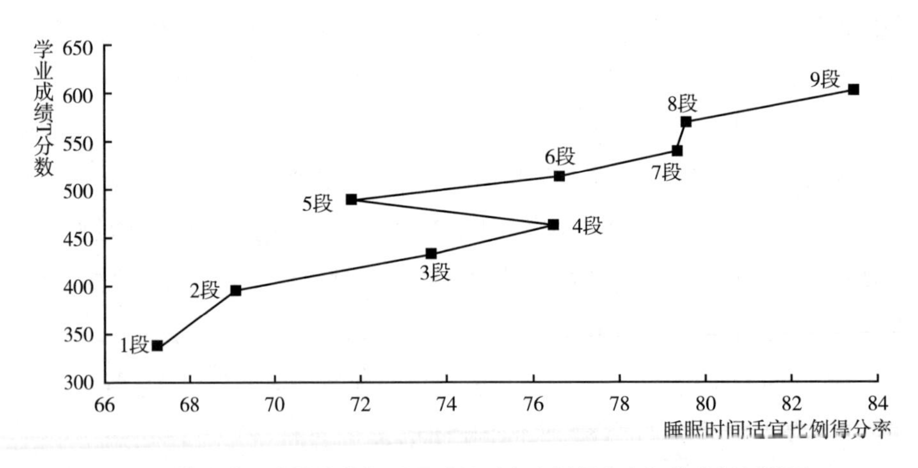


**图4　学生学业成绩分段与睡眠时间适宜比例得分率相关分析折线图**

数据解读：从图 4 可以看出，随着学生群体学业成绩分段值的增大，睡眠时间适宜比例得分率也呈递增趋势（得分率越大，负担越轻）。学业成绩分段值较大的学生群体，学习负担也较轻，学业成绩分段值为 1 段（负担过大）的学生群体，睡眠时间适宜比例得分率明显偏低。

建议：学业成绩较高的学生群体其学习负担轻，睡眠时间分配合理，而学业成绩较低的学生学习负担相对较重，睡眠时间分配不合理。教师应注重学业成绩分段值为 1 段的学生群体，减轻其学业负担，保证学生充足的睡眠时间。

### （五）撰写报告反馈

在项目组的充分研讨下，确定反馈报告的整体撰写框架，对每位学生身心发展方面的表现进行评价。在撰写报告时，考虑到不同读者的阅读需求，将报告划分为多个版本，以市、区、校、师、生分级，每级再分类形成不同的报告，概括起来就是“五级八类”报告（见表 5）。另外，分析探索学生学业成绩与身心发展水平的关系。

**表 5　克拉玛依市监测与评价“五级八类”报告版本及适用对象**

| 名称 | 报告版本 | | | | | 对象 |
|---|---|---|---|---|---|---|
| | 市级 | 区级 | 校级 | 教师 | 学生 | |
| 总体数据报告 | √ | | | | | 教育决策者、教学科研人员 |
| 基础数据报告 | √ | √ | | | | |
| 技术报告 | √ | | | | | 专业评价测量人员 |
| 区报告 | | √ | | | | 区教育决策者、教学科研人员 |
| 学校报告 | | | √ | | | 校长、教务主任、教师等 |
| 教师个人报告 | | | | √ | | 教师 |
| 学生个人报告 | | | | | √ | 学生 |
| 学科报告 | √ | | | | | 学科教研员、教师等 |

### （六）督促行动改进

教育评价以改进为最终目的，教育改进以评价为目标导向。学校层面的报告单独发给每个学校，报告含有数据图表，但不做详细分析，不给出结论和建议，由各学校评测员具体对数据进行分析和解读，并由此查找问题，明确原因，提出改进措施。报告中针对各校自身存在的问题，进行深入的原因分析，并提出适合本校的改进措施，促使学校转变办学行为。在根据经验和数据对教育教学质量进行分析和评价的过程中，数据的作用越来越重要，诊断问题更精准，原因查找更深入，改进措施更具针对性，办学水平逐步提高。

通过体质监测普测与抽测相结合，促进体质监测工作机制进一步完善，促进学校按“标准”开展体质监测，推进克拉玛依市学校体质监测工作，体质监测普测与抽测采用皮尔森相关性分析（见表6）。

**表6　2016年体质监测普测与抽测数据相关性分析示例**

| 抽样学校 | 坐位体前屈普测与抽测相关系数 | 相关性 | 一分钟跳绳普测与抽测相关系数 | 相关性 |
|---|---|---|---|---|
| 学校 A | 0.181 | 极弱相关 | 0.554 ** | 中相关 |
| 学校 B | 0.875 ** | 极强相关 | 0.600 ** | 中相关 |
| 学校 C | 0.767 ** | 强相关 | 0.786 ** | 强相关 |
| 学校 D | 0.845 ** | 极强相关 | 0.689 ** | 强相关 |
| 学校 E | 0.574 ** | 中相关 | 0.333 | 弱相关 |

注：** 皮尔森相关性在0.01水平（双侧）上显著相关。在通常情况下，通过以下取值范围判断变量的相关强度：0.8～1.0，极强相关；0.6～0.8，强相关；0.4～0.6，中等程度相关；0.2～0.4，弱相关；0.0～0.2，极弱相关或无相关。

相关性分析结果有效地检验了学校普测工作，促进了学校的体质监测工作，使学校体质监测工作更加规范。体质监测的导向评价，不仅引起了体育课程设置的变化，更激发了广大体育教师重视田径类的项目训练，增强学生身体机能，促使学生形成良好的身体素质和坚强的意志品质。

## 二　身心发展水平监测典型案例

### （一）身体形态机能监测

2016年10月，我们基于《国家学生体质健康标准》（2014年修订）开展学生“身体形态机能”监测，对全市小学、初中、高中所有年级开展了体质监测，对监测的学生身体机能数据进行分析，真实反映了克拉玛依市各类学生的身体机能情况。

学生的体质健康学年总分由标准分与附加分之和构成，满分为120分。标准分为100分，由各单项指标得分与权重乘积之和组成；附加分为20分，根据实测成绩确定，即对成绩超过100分的加分指标进行加分。小学的加分指标为1分钟跳绳，加分幅度为20分；初中、高中的加分指标为男生引体向上和1000米跑，女生1分钟仰卧起坐和800米跑，各指标加分幅度均为10分。根据学生学年总分评定等级：优秀为90.0分及以上，良好为80.0～89.9分，及格为60.0～79.9分，不及格为59.9分及以下。优秀率、良好率、及格率均为百分比数值，如数字9即表示9%。我们以初中的优秀率（90.0分及以上）对比情况为例（见图5）。

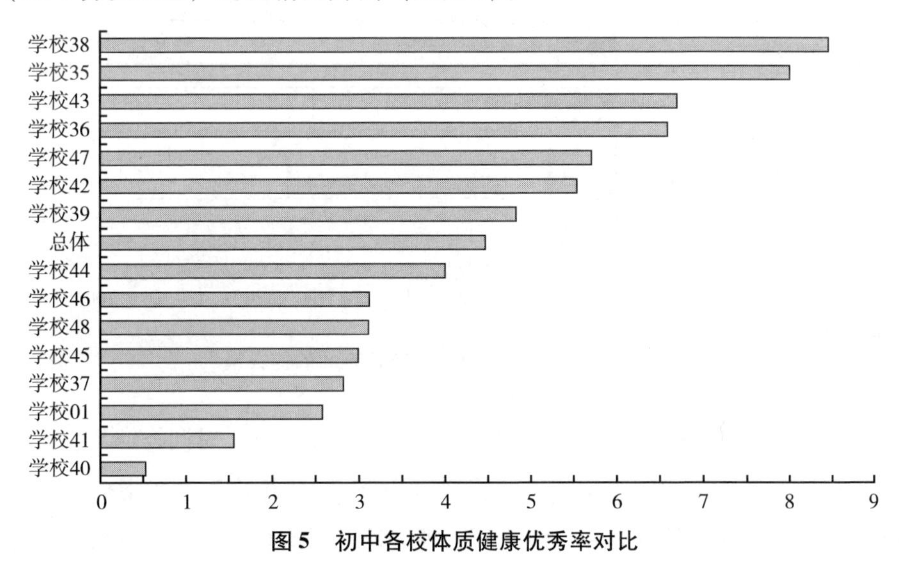


**图5　初中各校体质健康优秀率对比**

体质健康的总分是由三个部分组成的，分别是身体形态、身体机能和身体素质。[①] 教育质量监测分析不仅对各校总体体质健康的优秀率、良好率、

① 张秀丽：《〈国家学生体质健康标准〉测试下大学生体质健康现状及其影响因素分析》，《安徽体育科技》2011年第1期。

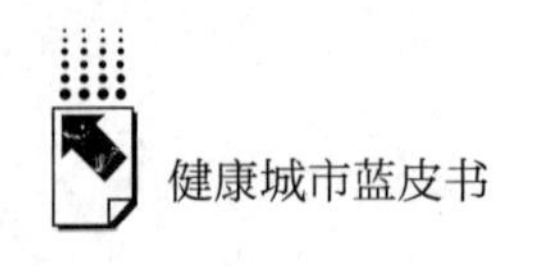


合格率进行了对比分析，还分别对各校每一个小的项目，如 BMI 指数、50 米跑、立定跳选等逐个项目的合格率进行对比分析，各校根据自己学校所处的位置，发现学生的弱势短板，对本校的体育课程或教学方式进行调整，从而让学生更加健康地发展。

### （二）学生健康生活方式监测

关于学生健康生活方式，主要是调查学生对安全、营养、锻炼等方面知识的掌握情况，以及作息、卫生、运动锻炼等方面的良好习惯。学生健康生活方式以指数呈现，指数等级越高，表示在健康生活方式方面表现越好（见图 6）。

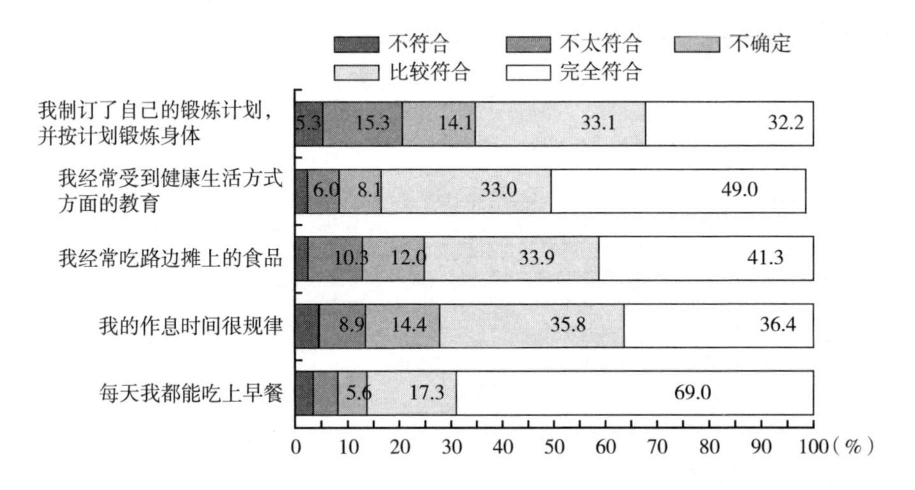


**图 6　九年级学生在健康生活方式方面的作答情况**

项目组对学生健康生活方式相关方面进行问卷调查，对调查结果进行加权分析，得出各校的健康生活方式指数（见图 7），并给出每一指标的得分情况，各校根据指数排名和下级指标的得分情况对本校学生进行分析，进而制定整改措施，如强化健康生活方式教育、开展健康生活方式类课程、督促学生养成良好的生活习惯和作息习惯等。

### （三）心理健康测量

2018 年 4 月，项目组对克拉玛依市 A 中学全校学生进行了心理健康问

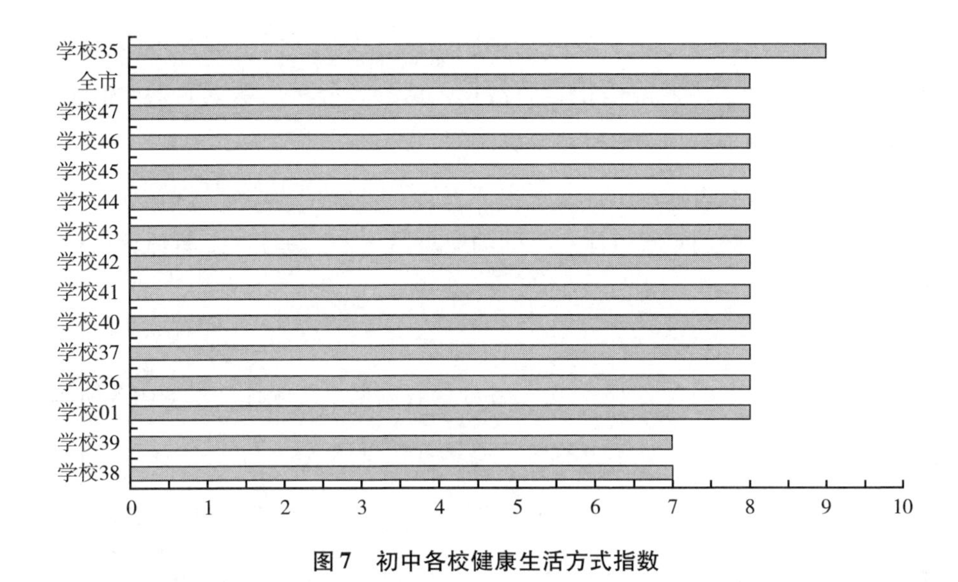


**图7　初中各校健康生活方式指数**

卷调查，旨在调查该学校学生的心理健康情况。心理健康评价量表包括10个分量表，分别是强迫症状分量表、偏执分量表、敌对分量表、人际关系紧张与敏感分量表、抑郁分量表、焦虑分量表、学习压力分量表、适应不良分量表、情绪不平衡分量表和心理不平衡分量表，采用5级评分制。

本次调查共回收有效问卷1843份，将学生分年级进行了分析，涉及7~12年级6个年级的学生。我们对问卷调查结果进行数据分析，对不同年级进行了显著性差异检验，检验结果如表7所示。

**表7　不同年级间显著性差异检验**

| 检验统计量[a,b] | | | | | | | | | | |
|---|---|---|---|---|---|---|---|---|---|---|
| 指标 | 强迫症状分量表 | 偏执分量表 | 敌对分量表 | 人际关系紧张与敏感分量表 | 抑郁分量表 | 焦虑分量表 | 学习压力分量表 | 适应不良分量表 | 情绪不平衡分量表 | 心理不平衡分量表 |
| 卡方 | 18.834 | 22.521 | 28.069 | 16.845 | 26.386 | 17.617 | 90.192 | 20.198 | 29.339 | 41.579 |
| df | 5 | 5 | 5 | 5 | 5 | 5 | 5 | 5 | 5 | 5 |
| p | 0.002 | 0.000 | 0.000 | 0.005 | 0.000 | 0.003 | 0.000 | 0.001 | 0.000 | 0.000 |

a. Kruskal Wallis 检验；b. 分组变量：年级。

结果解读：在7～12年级学生各分量表检验统计量中，概率p值都小于显著性水平0.05，因此应该拒绝原假设，认为各分量表学生的平均值差异是显著的，总体分布存在显著性差异。

由显著性检验可以看出，各年级学生出现的心理问题均不同，那么对学校来说，针对不同的年级也应有不同的应对措施来帮助学生。具体分析结果如下。

1. 全校学生总体情况

全校有效学生问卷为1843份，各分量表数据汇总统计结果如图8所示。

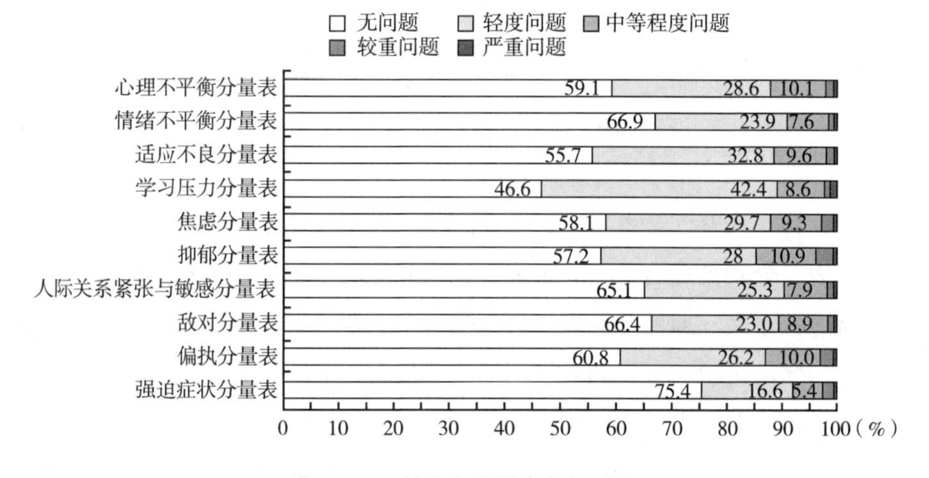


**图8　心理健康各分量表数据对比**

全体学生在各分量表的选项占比统计如表8所示。在强迫症状分量表方面，“无问题”学生占比为75.37%，“轻度问题”学生占比为16.60%，“中等程度问题”学生占比为5.43%，“较重问题”学生占比为2.06%，“严重问题”学生占比为0.54%，其他分量表数据请参考表8。

由数据可以得出，应重点关注学生的学习压力，有问题的学生比例较高。

2. 各年级心理健康各分量表数据对比

从图9、图10对两个年级数据进行的对比可以看出，八年级学生各个方面出现问题的比例比较平均，如学习压力、焦虑、抑郁、适应不良和偏执

**表8　全体学生在各分量表的选项占比**

单位：%

| 分量表 | 无问题 | 轻度问题 | 中等程度问题 | 较重问题 | 严重问题 |
|---|---|---|---|---|---|
| 强迫症状分量表 | 75.37 | 16.60 | 5.43 | 2.06 | 0.54 |
| 偏执分量表 | 60.77 | 26.21 | 9.98 | 2.44 | 0.60 |
| 敌对分量表 | 66.36 | 23.01 | 8.95 | 1.14 | 0.54 |
| 人际关系紧张与敏感分量表 | 65.06 | 25.28 | 7.87 | 1.19 | 0.60 |
| 抑郁分量表 | 57.24 | 28.00 | 10.85 | 3.20 | 0.71 |
| 焦虑分量表 | 58.11 | 29.73 | 9.28 | 2.22 | 0.65 |
| 学习压力分量表 | 46.61 | 42.43 | 8.63 | 1.03 | 1.30 |
| 适应不良分量表 | 55.67 | 32.77 | 9.55 | 1.47 | 0.54 |
| 情绪不平衡分量表 | 66.90 | 23.93 | 7.60 | 0.98 | 0.60 |
| 心理不平衡分量表 | 59.14 | 28.65 | 10.09 | 1.47 | 0.65 |

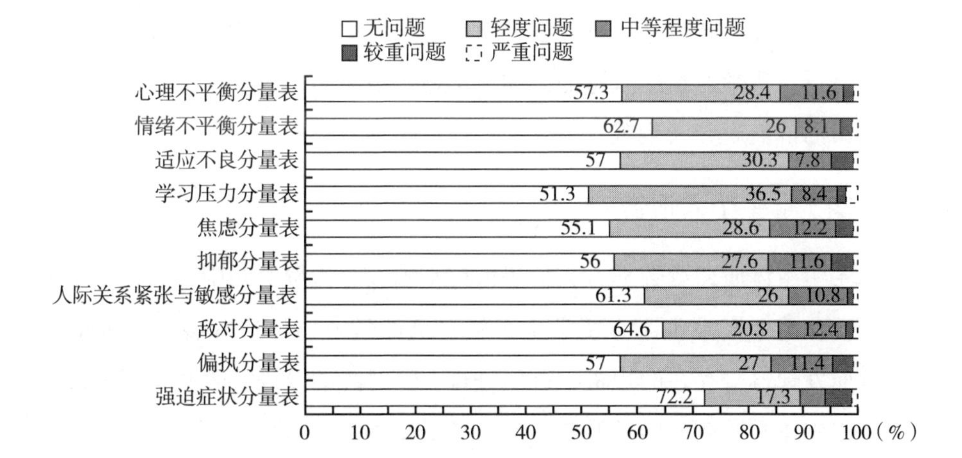


**图9　八年级学生心理健康各分量表数据**

等各个方面存在问题的学生都比较多，因此各方面都应给予适当关注；而高二年级学生出现问题主要体现在适应不良和抑郁方面，因此应重点关注这两个方面心理问题的排解。

因此，学校可以根据心理量表调查结果开展分层次的课程，如在初中阶段开设以积极心理学、学习智慧以及团体心理辅导为主要内容的心理健康课程，而在高中阶段则可以开展以生涯发展与规划为总方向的系列心理课程，

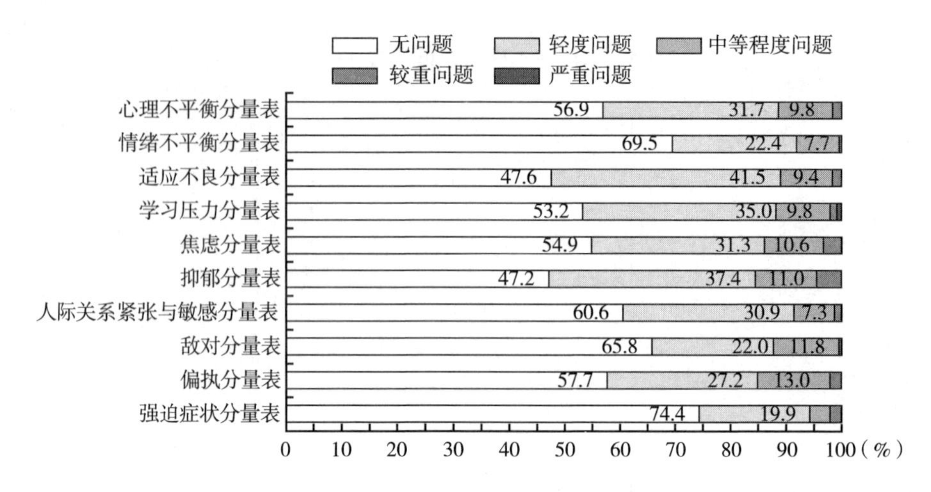


**图 10　高二年级心理健康各分量表数据**

毕业的初三、高三年级则可以开展升学心理辅导类课程。这样可以更好地帮助学生进行自我学习情绪状态的调整，点燃自身的能量，发展自我，形成积极、健康的价值观和人生观。

## （四）学生个人报告

基于学生体质监测数据，克拉玛依市基础教育质量监测中心为每个学生制作个性化的个人报告，方便学生了解自己的学业、体质等各个方面的情况，从而发现自身存在的短板，进而进行有针对性的改进。表 9 呈现了某位学生报告中体质监测方面的数据，可以看出，此学生综合情况良好，在 50 米跑、坐位体前屈、一分钟仰卧起坐方面表现优秀，但在一分钟跳绳、50 × 8 往返跑、肺活量方面仍有较大提升空间，因此该生日常锻炼方面可以注重弱项方面的提升，从而实现身体形态机能方面的全面发展。

## （五）身心发展改进措施

针对教育质量监测身心发展指标方面存在的问题，各校根据自己的实际情况，结合本校实际情况提出了针对性的改进措施。以下摘录了 B 中学和 C 中学的相关改进内容。

**表 9　某学生报告中的体质监测数据**

| | 实测值 | 分值(分) | 等级 |
|---|---|---|---|
| 身高(厘米) | 154 | — | — |
| 体重(公斤) | 45 | — | — |
| BMI(千克/米$^2$) | 19 | 100 | 正常 |
| 肺活量(毫升) | 2145 | 78 | 及格 |
| 50 米跑(秒) | 7.4 | 100 | 优秀 |
| 坐位体前屈(厘米) | 17 | 100 | 优秀 |
| 一分钟跳绳(次) | 60 | 60 | 及格 |
| 一分钟仰卧起坐(次) | 47 | 95 | 优秀 |
| 50×8 往返跑(分.秒) | 1.52 | 76 | 及格 |
| 总　分 | — | 89.3 | 良好 |

1. 克拉玛依市 B 中学改进方案

在 2017 年 6 月开展的教育质量监测中，B 中学在身心发展水平中的“身体形态机能”表现不理想，得分率为 81.6，在全市排第 10 名，低于平均水平。原因分析：从课时上来说，初中体育课为 4 节，每节为 45 分钟，高于国家标准课时。体育课程按模块设置，没有将田径作为必选模块，在实施过程中各模块重视技能的训练，弱化体能的训练，可能影响学生“身体形态机能”的表现。另外，文化课依旧被认为是学生的主业，教师思想转变任重而道远。

（1）改进的目标。从课程设置和实施角度，培养学生体育爱好和能力，并逐步影响老师、学生和家长的观念。

（2）改进任务和措施。①改变体育课程设置，将田径作为必选模块，目前已经实施。将初中 4 课时的体育课程中的 2 课时作为田径模块，另外 2 个课时作为自选模块。②每学期对各学部学生进行体能达标测试，根据测试达标情况指导和调整学生选课的内容。

（3）达成标志。①将体育课程中的 2 课时作为田径模块，2 个课时作为自选模块。②每学期对各学部学生进行体能达标测试，建立各学部学生体能达标测试数据库，并且各学部学生体能达标测试结构呈上升状态。③充分挖掘体育学科的教育功能，制定原则和方案。

2. 克拉玛依市 C 中学改进措施

C 中学学生身体机能形态良好，位居前列。但是，学生对安全、营养、锻炼方面的知识掌握不佳，健康生活的习惯有待提升，处于全市末端水平；学生对自己情绪的觉察和排解、自我约束和克服困难的行为调控能力不足；学生的人际沟通能力有待提升。

（1）原因分析。部分教学班中单亲家庭孩子比例过高（据调查，在某两个教学班中，这一比例高达 65%），学生的家庭教育缺失，健康的生活方式不能得到良好的保障。

（2）改进措施。①落实家校共建常态化。开辟家长参与学校管理新通道，让家长了解、参与班务管理，例如让家长旁听导师联系会、专题调研等事务，为家长提供了解孩子在校学习生活状况的便利条件。②关注学生心理健康成长。由德育处和健康人格中心共同对学困生和问题学生建立档案，以“三进两联一交友”为活动载体，每周不少于一次谈话和辅导，切实让学生感受到学校、老师的关怀和温暖，促进问题学生的健康成长。③借助于综合实践课程，持续开展“学长有约”，为成功学生搭建平台，分享学习习惯和学习方法，助力成功学生快速成长，并为其他学生树立榜样，带动更大群体学生进步。

## 三　建议

### （一）积极宣传树立中小学学生身心健康理念

素质教育早在 20 世纪 80 年代就已经提出，而身心健康是素质教育的最基本的要素。特别是当前社会来自方方面面的压力，追求眼前成效、忽视身心健康的例子比比皆是。学生升学压力大、课业负担重和意志脆弱等原因导致很大比例的学生厌学。特别是在心理健康方面，往往是在中小学学生呈现出较严重或很严重的心理疾病，或已达到临床诊断水平，才予以关注或诊治。这些现象表明，我们更需要向中小学学生提供健康教育意识，做好中小学学生身心健康预防工作。[①] 加强心理健康理念宣传，促进健康校园建设，同时带动全社会树立中小学学生身心健康理念。

### （二）高度重视中小学学生身心健康方面的问题

首先，父母应当担负起培养孩子健康生活的责任。父母是孩子的第一任教师，养育孩子不只是“养”，更重要的是“育”，培养孩子良好的生活习惯、锻炼身体、锤炼意志、控制情绪，都应成为家长的必修课。其次，学校要将德育、智育、体育、美育、心理健康教育等有机地统一在教育活动的各个环节中。全社会要树立科学的教育质量观，扭转单纯以分数和升学率评价教育质量的倾向，体现素质教育的要求，育人为本，把学生发展作为工作的出发点和落脚点，将身心健康教育摆在应有的位置。最后，政府要发挥引导作用，大力营造全民关注中小学学生身心健康的氛围，加强中小学生心理健康服务体系建设和规范化管理。

### （三）加强中小学学生身心健康专业人才队伍培养

学校担负着中小学学生健康成长的重任。传授学生知识，强健学生体魄，必须提高教师的专业素养。学校要配齐体育、心理健康专职专业教师，让体育、心理健康老师在评先选优、职称晋升等方面与其他学科教师同等重视。要加大体育、心理健康教师培训力度。

### （四）推进中小学学生身心监测与评价的专业建设

克拉玛依市针对学校开展中小学学生身心监测与评价的实践表明，监测与评价不仅清晰展现了当前学生的身心发展水平，而且在很大程度上促使学校转变观念，积极开展身心健康教育。可见，没有监测与评价的反馈机制，难有学校自发主动开展身心健康教育。随着监测与评价的开展，自身的一些

① 刘晓珠：《青少年心理健康教育刍议》，《现代教育科学：小学教师》2015 年第 10 期。

问题暴露出来。为此，需要加大监测与评价专业人才的培养，使得构建的评价指标体系更科学、更规范，制定的评价标准可参照、可实施，研发的评价工具更专业，特别是中小学学生心理测量，需要信度、效度更高的问卷和量表，最终形成能长期稳定监测的常规工作机制。

### （五）加大中小学学生身心健康工作保障支持力度

中小学学生身心健康工作需要统筹协调，各方合力保障和支持。地方政府要结合当地实际情况出台相应的政策法规，同时要科学管理和保障资金投入。动员各相关单位和社会团体积极投入青少年身心健康服务工作并提供一些经费支持，尤其是教育部门要科学、系统地构建中小学生身心发展保障体系，解决专职身心健康教育教师的编制、职称评定和师资培训问题，努力创建健康校园。同时，以点带面，带动全社会关注健康教育、参与健康教育，积极营造建设健康城市的良好氛围。

**B**.19

# 森林康养产业发展影响因素分析

## ——以四川展翔体育文化传播有限公司为例

谢德智　葛建华*

**摘　要：** “健康中国”成为国家战略，森林康养对于建设健康中国具有重要的作用。本文通过典型调研的方式，以四川展翔体育文化传播有限公司开展森林康养服务体系建设为案例，对森林康养产业发展中的政策、资金、技术、人才、产品及市场五个方面进行探讨，旨在为中国森林康养产业可持续发展提供建议。在政策层面，要发展森林康养，既要充分利用好现有的相关政策，也要推动出台一些有利于森林康养发展的新政策。在资金层面，不仅要用活用够现有的林业政策资金和政府资金，也要广泛吸纳社会资金。在技术层面，要建立分级服务体系，要满足森林康养产业发展对统一技术标准的要求。在人才层面，解决人才问题是发展森林康养的当务之急，而要解决人才问题首先就要解决认识问题。在产品及市场层面，要在做好市场分析的基础上，推出合适的森林康养服务产品，并做好推广营销工作。

**关键词：** 健康中国　森林康养　健康服务

* 谢德智，工程师，大专学历，四川省林学会森林康养专委会副主任，四川展翔体育文化传播有限公司董事长，主要研究方向为森林康养产业发展；葛建华，高级政工师，中央党校在职硕士研究生毕业，中国林业产业联合会森林康养促进会副秘书长，主要研究方向为党政干部教育培训。

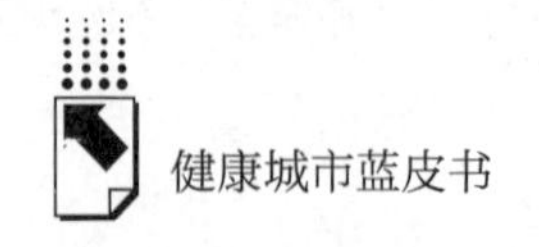


2016年8月19日，习近平总书记在全国卫生与健康大会上强调："要把人民健康放在优先发展的战略地位，以普及健康生活、优化健康服务、完善健康保障、建设健康环境、发展健康产业为重点，加快推进健康中国建设，努力全方位、全周期保障人民健康，为实现'两个一百年'奋斗目标、实现中华民族伟大复兴的中国梦打下坚实健康基础。"①

近年来，在中国林业产业联合会森林康养促进会的指导下，中国林业产业联合会森林康养促进会副理事长单位四川展翔体育文化传播有限公司，在四川洪雅林场玉屏山景区（全国森林康养基地试点建设单位），经过三年的森林康养产业发展实践，已经形成了完整的服务体系。现就政策、资金、技术、人才、产品及市场五个方面探讨如下。

## 一　政策

### （一）充分运用现有政策

近年来，国务院以及国家林业局等部委发布了很多支持和鼓励发展森林康养产业的政策文件。

国家林业局《林业发展"十三五"规划》指出，"十三五"期间森林年生态服务价值要达到15亿元，发展森林康养基地500处。

《国家林业局关于印发〈中国生态文化发展纲要（2016—2020年）〉的通知》指出，全国要建设4300个森林公园、湿地公园、沙漠公园和2189处林业自然保护区，森林旅游和森林康养、林业休闲服务业年产值要达到5965亿元。

《国务院办公厅关于完善集体林权制度的意见》指出，要推进集体林业多种经营，大力发展森林旅游休闲康养等绿色产业。

《国家林业局办公室关于开展森林特色小镇建设试点工作的通知》指

① 《习近平谈治国理政》第2卷，外文出版社，2017，第370页。

出，要在全国国有林场和国有林区林业局范围内选择30个左右作为首批国家建设试点，发展森林康养、旅游、度假、疗养、保健、养老等休闲养生服务业。

《国家林业局关于大力推进森林体验和森林养生发展的通知》指出，要结合中老年人多样化的养生需求，构建集吃、住、行、游、娱乐和文化、体育、保健、医疗等于一体的森林康养体系。

国家林业局发布的《关于启动全国森林体验基地和全国森林养生基地建设试点的通知》指出，要把发展森林体验和森林养生作为森林康养的重要内容。

部分省级人民政府也相继出台了一些关于大力发展森林康养产业的文件。例如，湖南省成立了森林康养产业发展领导小组，研究制定森林康养基地的建设标准，制定了《湖南省森林康养发展规划（2016—2025年）》，提出要发展国际森林康养示范基地1～2个、建成100个具有湖湘特色的森林康养基地，每个市州要建设国内先进水平的森林康养基地1～2处，每个县市区要建设具有特色的森林康养基地1～2处，培育500万亩的高标准森林康养林，建设126个森林康养基地，总投资达566亿元。

四川省在2015年就把森林康养写入了《四川省养老和健康服务业“十三五”规划》，2016年9月发布了《四川省森林康养“十三五”发展规划》，但是各委厅局在制定和调整对应政策，特别是土地、资金等关键要素方面，还没有适应产业发展需要的初步解决方案。2017年10月，四川省委农工委出台了《大力发展生态康养产业实施方案》，赋予林业部门很多牵头协调的职责，有一定的实际意义和操作性。

### （二）期待出台的新政策

（1）面对森林康养等人民日益增长的美好生活需要，需要尽快理顺国内林种分类和森林经营体系。目前国家现有政策是：“国有一级国家级公益林，不得开展任何形式的生产经营活动。”

（2）对于森林公园关于开展森林康养建设的用地需求依法审批，而不是一味地“严控”。2018 年 2 月《四川省林业厅关于进一步加强国家级、省级森林公园管理的通知》，除继续严格控制森林公园开发建设外，还有“建设项目建筑高度原则上控制在 3 层以下”等具体要求。即使在森林公园 3%建设用地指标以内的规划，也是一再压缩到不足 2%，严重影响了一些康养项目的招商引资和落地建设。

（3）拓宽用地指标的思维局限，森林康养基地可以“近林不进林”。很多人一听到森林公园的建设用地严格控制要求就打退堂鼓了，其实就是受到思维局限。

四川提出以森林康养为核心的生态康养，就是希望不局限于林区做康养，只要生态条件好的地方都可以康养。首先，要把既有的国有林区原有设施改造为民宿，增加森林康养服务功能；其次，用活存量土地，提供足够的康养服务功能。不在国有林区开发建设，可以在国有林区以外的集体林地进行开发建设；不在集体林地开发建设，还可以在林地附近的山地和乡村建设用地进行开发建设。

## 二 资金

### （一）用活用够现有的林业政策资金和政府资金

近年来，国家林业局和相关部委出台了一系列促进林业产业发展的金融政策文件，如《国家林业局　中国建设银行股份有限公司关于推动全国林业产业投资基金业务工作的通知》，国家发改委、国家林业局、国家开发银行、农业发展银行发布的《关于进一步利用开发性和政策性金融推进林业生态建设的通知》，《国家发展改革委　国家林业局关于运用政府和社会资本合作模式推进林业建设的指导意见》，《国家林业局　财政部关于运用政府和社会资本合作模式　推进林业生态建设和保护利用的指导意见》，《中国银监会　国家林业局　国土资源部关于推进林权抵押贷款有关工作的通知》，《交通运输部　国家发展改革委　财政部　国家林业和草原局关于促进国有林场林区道路持续健康发展的实施意见》等。

用好以上这些金融政策，大力发展森林康养，是当务之急。例如，四川省洪雅县的“农旅+康养”PPP项目总投资达10亿元，包括玉屏山森林康养基地全面改造升级。该项目由政府财政担保回购，国开金融投资有限公司四川分公司出资，中电建集团水电五局总承包，2017年进场施工。四川展翔体育文化传播有限公司承接了玉屏山森林康养服务体系建设，合同金额为400余万元。

### （二）广泛吸纳社会资金

（1）对林区或者林区附近的项目和企业，要鼓励开展森林康养。例如，在洪雅投资“峨眉小镇”的绿地集团，积极申报森林康养试点示范基地，华大基因的农业公司在秦皇岛投资康养项目，北大未名集团在湖南青羊湖的森林康养项目，等等。

（2）对希望引入资金发展森林康养的基地，要进行统一培训指导。对项目进行初步规划、包装后，通过国家林业和草原局产业办公室等平台对外权威发布，面向大型国有企业和上市公司进行招商推介。

（3）对“互联网+”、智慧森林、健康大数据、共享经济等新业态和风险投资进行对接。例如，四川展翔体育文化传播有限公司的“森林康养”手机应用，2018年7月正式上线运行。

## 三　技术

### （一）森林康养产业发展的初步探索

从2012年开始，国家林业局已经关注森林康养领域的工作，开始思考林业如何在促进公众健康中发挥应有的作用，把酝酿推动森林康养产业发展作为林业工作的重要内容。

（1）组织编制《全国森林康养产业建设总体规划》，明确森林康养产业的发展目标、基本任务和建设布局。

(2) 组织编制《森林康养基地建设技术规程》，指导森林康养基地建设。

(3) 制定《国家森林康养示范基地创建标准和认定办法》，组织开展示范基地创建活动。

(4) 批准成立“中国林业产业联合森林康养促进会”，专门从事森林康养产业工作，组织专家开展森林康养实用技术研究。

森林康养作为一种自然疗法，也很需要卫生健康部门的支持。由于缺少卫生健康部门的参与，森林康养基地无法做到医疗层级的循证医学试验检测，无法以“医生的标准”开展健康服务，导致工作推进较慢。

## （二）发展森林康养，建立分级服务体系是有效办法

(1) 要搞清楚医疗和健康两个领域的区别和联系。有专家提出，从行业角度来看，医疗和健康其实是两个单独的行业，中间存在少量交集。两个行业有很多不同之处，其中最主要的有两个方面：一是目标不同。以高血压为例，在医疗领域中，将人体血压控制到140/90mmHg就已经达到目的，而健康领域的目标则是120/80mmHg。目标不同导致手段不同，医疗领域是利用药物、手术等手段，健康领域则侧重于调整人们的饮食、运动、起居。二是从业人员的专业知识构成不同。医生的专业在于其掌握病理、药理等医疗相关技能，健康管理从业人员的专业则在于知道如何在生活中对用户的饮食、运动、起居、心理进行调整以实现健康目标。

(2) 森林康养的医学实证分为三个层级。一是基础性研究。例如，李卿博士在《森林医学》一书中记载的试验，为了精确测定森林环境和城市环境对人体健康指标的不同影响，特意选择青年健康人群，这就是“单因素对比测试”，其试验结论为“森林环境对人体健康有益”，具有普遍适用性。再如，中南林业科技大学对不同树种植物精气进行化学成分测定，同时在不同季节、不同天气条件下进行负离子测定等，以后会进一步扩展到对不同树种、不同人群的健康影响分析，也属于基础性研究。

二是医疗辅助研究。通过医疗部门所做的循证医学测试，对慢性病患者、老年病患者或者术后康复人群等目标客群，在城市医院和森林疗养基地做辅助疗效对比。按照医学标准选择人群、设定检测指标和测试精度，从而得出具有临床价值和统计学意义的结论：森林康养基地对某些病症具有某种程度的辅助治疗效果，可以用于临床开具配合治疗的“处方”。可在具备医学检测条件（包括检测场所、专业人员和设备、经过评审认定的检测方案等）的森林医院或者森林康养基地，承接医院的辅助治疗。

三是健康管理测试。在普通森林疗养基地开展健康服务前后，运用国家批准的二类医疗设备、可居家自检的便携式设备，对常规指标进行检测，也可以对森林康养对健康的影响做出评估。健康管理测试有三个要点：第一，非医疗人员操作非医院专业设备（但也是国家认可的医疗器械）。第二，针对目标人群，多因素（环境影响 + 健康干预手段）测定。第三，在一般情况下，不需要做对比测试。因为大多数客户本来就同时认可森林环境（空气清洁度、负氧离子和芬多精）和健康干预手段（传统养生功法和现代运动医学）对健康有益，不需要对环境因素和干预手段进行单独对比测试。

（3）三个层级医学实证的开展和运用。基础性研究由于具有公益性、专业性、复杂性和长期性，只能由国家林业主管部门或大专院校完成，对整个行业发展具有宏观指导意义。

医学辅助研究则是针对医疗机构发展辅助治疗，作为医疗服务的延伸，只能由医院针对不同病症和特定人群，在特定森林康养基地，开展传统医疗服务之外的增值服务。

健康管理测试则可用于所有人群，包括维持和增进健康的养生人群（治未病），调理亚健康、改善生活质量的保健人群（治欲病），以及治理慢病和术后康复的治疗人群（治已病）。

## （三）森林康养产业发展对统一技术标准的要求

森林康养基地需要挖掘自身特色和优势，开发各种健康服务产品，但是必须在健康检测和评估方面形成统一的技术标准。这不仅是为了方便客户选

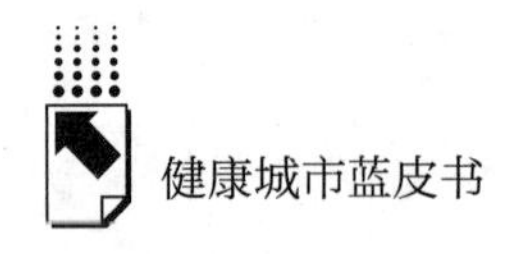


择和对比，更是森林康养产业化发展的必要条件。所以，我们经过三年摸索总结出来的客户健康检测评估体系，一是采用卫生健康部门、体育部门成熟的指标体系和检测设备，便于和医疗机构对接，和体育部门的国民体质监测对接，达到数据交换共享；二是操作人员在森林康养基地就地选拔，且便于快速学习掌握；三是让客户觉得简单易行、新鲜有趣、乐于参与。

我们认为，这是解决森林康养发展诸多瓶颈的最有效的技术手段，在森林康养基地现有条件下可以快速有效推进，实现规模化、产业化发展。

## 四　人才

解决人才问题是发展森林康养的当务之急，而要解决人才问题首先就要解决认识问题。林业部门的开放意识和开放程度将决定发展森林康养的成效。

林业部门最大的优势是管理着巨量的林地资源，不足之处是缺少专业的健康服务人才。中国林业部门自 1998 年天保工程实施以来，主要职责是保护林业资源，林业部门最优质的旅游资源也划到了旅游部门，林业经济以林业种养殖和林产品加工为主，健康服务业介入较少，服务人才、服务设施、服务产品、服务意识都处于较低水平。但是，我们也要看到，林业工人和护林工熟悉林区且能在林区吃苦耐劳，对森林有朴素自然的感情，森林生活经历可以挖掘包装成游客体验的项目，经过培训可以就地转入健康服务产业，成为中坚力量，且地位独特、不可替代。

森林康养是健康服务行业，在行业内部也可以采购服务资源。有条件的，可以开展委托培训，通过专业协作，自行推动森林康养健康服务。暂时不具备条件的，可以采购森林康养专业服务，就像请了一个“森林康养健康旅行社”的专业导游，先接待团队预约服务，以后再培训自己的人员。

例如，《中共四川省委农村工作领导小组办公室关于印发〈四川省大力发展生态康养产业实施方案（2018—2022）〉的通知》第七条提出，要加快人才培养，建设康养队伍。第二十条提出，要支持社会资本参与生态康养职业教育。第二十一条提出，要实施“森林康养美林员与森林康养人家千万计划”，采取线上线下相结合的方式，培训森林康养美林员 20000 人；每年举办市（州）县相关部门分管领导和工作人员生态康养、森林康养业务培训；培育生态康养师（讲解员）1500 人、森林自然教育讲师（讲解员）300 人、生态康养专业服务人员 10000 人。

以森林康养基地目前的条件，无法吸引高素质专业人才。森林康养人才培训工作，特别是在职培训，既有利于解决当前森林康养发展的人才问题，也有利于形成一个创新的特色产业。

## 五　产品及市场

### （一）市场分析

2016 年国务院印发的《“健康中国 2030”规划纲要》提出，健康服务业的规模将于 2020 年超过 8 万亿元，在 2030 年超过 16 万亿元。

森林康养如何才能产业化发展，在健康服务业的大市场中占据一席之地？如何把宏观的生态价值估算变成基地实际收入？经过三年的探索，我们提出了森林康养健康服务的“四步法”，通过专业分工实现标准化、流程化，进一步实现规模化和产业化。

（1）健康数据采集：由现场服务人员采用便携式健康检测设备采集体重、血压、血糖、血氧、三油甘酯、心率、肺功能、胆固醇、尿常规等 10 项指标（西医），体质辨识（中医），体测评（运动医学）和心理调查四大类健康数据。

（2）数据分析、方案制订：通过手机应用进行数据上传，进行数据分析，相应编制运动处方、食疗处方、保健处方及服务套餐。

（3）森林康养现场服务：现场人员收到传回的方案以后，严格按照服务流程执行森林康养服务，并监测客户部分健康数据。

（4）数据反馈及居家健康管理：执行结果采集上传到四川展翔体育文

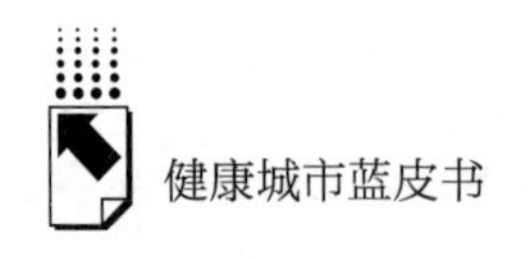


化传播有限公司，更新客户健康数据，开出居家健康管理方案，为下一次森林康养活动提供依据。

### （二）森林康养服务产品

（1）森林康养培训，包括健康管理培训（康养师、教练员、自然教育体验师、保健按摩师、茶艺师、自然讲师）。

（2）制定森林康养服务规范，包括森林康养自然教育服务流程规范、健康旅游服务规范、亚健康调理服务规范、慢病康复服务规范、培训服务指南、林下经济种养殖服务手册、服务推广手册等。

### （三）推广营销工作

（1）构建服务圈层体系。四川展翔体育文化传播有限公司已基本完成以四川玉屏山、大邑青霞镇春色康养中心、绵阳梓潼七曲山、两弹城、广元曾家山林场等为首批入围单位的森林康养基地的连片成网工作，构建森林康养的“社区→城市森林公园→城郊森林康养→远郊森林公园”四重服务圈层，直接面向森林康养的核心客户，进行长期有效的服务推广。近年来又和重庆、贵州、新疆相继建立了森林康养合作关系，跨省份的服务基地增加，圈层不断扩大。

通过基地布点、团队组建和产品设计，现在可以为客户提供春、夏、秋、冬，远、中、近，东、南、西、北，消费高、中、低，时间长或短，全年龄段，全领域的服务方案。客户一次建档，终身受益。客户中心针对每次的活动都结合客户健康需求来制订方案，记录其消费习惯、消费水平、兴趣偏好等，逐步完善，逐渐提升，与森林康养发生长期的紧密联系。

（2）线上推广。在原有“森林康养”微信公众号的基础上，四川展翔体育文化传播有限公司开始研发“森林康养”手机应用。未来通过定位系统，每个用户在当地打开“森林康养”手机应用的时候，都会主要显示所在基地的康养资源介绍，但是后台的森林康养数据分析、方案设计及后期管理统一由运营中心来完成。客户也可以通过“森林康养”手机应用，在合作基地采购康养服务，个人的健康档案也将在各基地无缝对接。

（3）创新运营模式。当前森林康养客户群特别是老年人的消费特点是候鸟式旅居，随季节变化“避寒”和“避暑”，同时选择不同风土人情、文化主题、游乐项目和配套服务的场所。多数森林康养基地由此面临着淡旺季巨大的客源数量差异：旺季时客房数量少，经营收入上不去；淡季时客房还需要随时检查防潮防火。如果简单地扩大客房建筑面积，面临规划调整、土地获取、报建施工等漫长周期，一次性投入大，资金利息高，服务人员淡旺季需要调整等问题。因为森林康养服务团队可以随客群流动，所以可以用移动装配式建筑或者房车来实现客房的流动。在建筑科技进步和互联网智能广泛运用的今天，这些都很容易实现。

（4）针对不同人群进行产品设计和市场推广。四川展翔体育文化传播有限公司已经和成都市青羊区疾病控制中心合作，以社区体育指导、慢病防控为切入点推广森林康养，并通过中坝社区辐射周边社区。针对大型企事业单位、住宅开发商的物业管理公司、保险公司的寿险客户健康管理、社区银行等，设计个体健康管理和团队服务方案。

# 国际借鉴篇

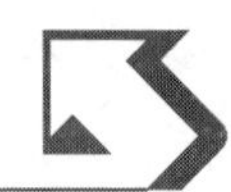

**International Reference**

# B.20

# 日本健康产业研究

〔日〕宫本邦夫　〔日〕下崎宽　〔日〕坂本晃*

谭　峥 译**

**摘　要：** 在中国，“健康产业”可能包含与医疗和保健有关的行业，但在日本，医疗制度和护理制度都是社会保障体系的一部分，

---

* 〔日〕宫本邦夫，曾在日本经营协会公司志愿教育研究所工作，之后单独从事中小企业诊断、企业经营的咨询诊断工作，对日本大企业、中小企业、民间企业、农业协会、中央政府机关、地方自治体等社团组织进行潜能开发、经营管理指导，主要著作有《掌握管理能力的40项秘诀》《管理者必读的10项基本知识》《成为中小企业诊断师的育成方法》《新参加工作公司职员须掌握的基本知识》等；〔日〕下崎宽，具有税理师、不动产鉴定师、中小企业诊断师、行政文书等国家认定的职称，至今已给200余家日本企业进行咨询诊断；〔日〕坂本晃，1931年生于日本东京，后随祖父到中国辽宁省营口从事河流修建工程，1946年回日本，在日本大学毕业后在电视台工作，主要从事电视台的技术工作，后从事劳务人事管理工作，获得日本国家考试授予的“社会保险劳务师”“日本中小企业诊断师”等资格职称，从1996年开始与北京首都社会经济发展研究所进行国际交流。

** 谭峥，博士，讲师，毕业于北京外国语大学日语系日语语言学专业，现任北京理工大学外国语学院日语系教师，主要研究方向为日语语言学、应用语言学及中日交流史。

不同于一般的市场经济。虽然日本平均寿命处于世界最高水平，但与健康寿命不成正比，因此日本政府计划削减医疗费用和护理费用，扩大健康寿命，减少健康差距，将“健康产业”划分为“健康”和“产业”。“健康”是不生病的状态或情况。“产业”是指企业生产和销售人们生活需要的商品或服务。我们决定从“产业”中选择三个部分进行研究。第一，健康设备，即个人使用的产品，如眼压计、计步器、按摩椅、摩托车等产品。第二，健康设施，包括体育馆、体育场、游泳池、温泉、滑雪场、棒球场、足球场、网球场等。第三，健康食品，分为两个部分，一部分是依法监管的食品，另一部分是一般食品。

**关键词：** 健康产业　健康寿命　健康设备　健康设施　健康食品

## 一　日本健康产业概要及国家与地方自治区的政策

### （一）日本健康产业概要

虽然人们经常谈到“健康产业”这个词，但其实它的概念非常宽泛。说起健康产业、健康这类词总有些概念模糊。广义上，人们在解释健康产业时，一般包含医疗、护理等，但狭义的健康则特指健康相关器械、健康相关机构、健康食品这三个领域。

1. 健康相关器械

健康器械，也被称为健康用具，指根据健康需求被研发、销售，用以维持、促进健康的商品。在通常情况下，以中老年人为主，人们会购买健康器械，用以预防饮食西化带来的肥胖症、富贵病。大多数健康相

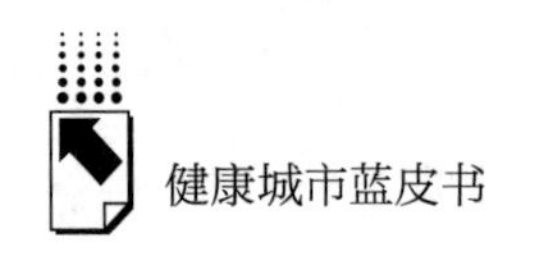


关器械都有其固定的操作方法，也有针对不同身体功能起作用的。这类产品主要是面向个人销售。销售方法通常分为两种：在实体店内购买，或者通过电视购物。

人们常担心健康相关器械中的医疗器械问题，其实法律对医药器械有严格的规定。事实上，虽然有如此规定，但常有健康器械在销售后被投诉举报。现在在日本流行的健康器械，有“呼啦圈”“跑步机”“按摩椅”等。

2. 健康相关机构

健康相关机构，是指为维持、促进身体健康而建立的机构。它和健康器械一样有着广泛的范围。也就是说，从体育竞技用到的体育场，到街区内的健身俱乐部，都属于这个范畴。在日本，还包括全国各地的温泉。这些温泉可以用来缓解疲劳、促进健康。因此，日本劳动部为了普及国民健康工程，认证了多个健康机构，主要分为“运动型健康机构”“温泉放松型健康机构”“温泉任务型健康机构”三大种类。

“运动型健康机构”，是指为促进健康而可以安全进行有氧运动的地方，如健身房、运动室、游泳池等。“温泉放松型健康机构”，是指为促进健康而可以安全泡温泉的地方，如可进行泡泡浴、桑拿等的场所。“温泉任务型健康机构”，是指为促进健康而可以安全进行有针对性的泡温泉的地方，如强刺激浴场（或小刺激浴场）。

3. 健康食品

健康食品与一般食品不同，指以促进健康为目的生产加工的食品，包括“保健功能食品”“辅助性健康食品”。“保健功能食品”又被细分为特定功能保健食品和营养补充保健食品。特定功能保健食品通常被称为“特定保健品”，是劳动局通过审查特别许可生产的食品。营养补充保健食品则是专为补充人体所必需的维生素、微量元素的食品。

相对于保健功能食品，辅助性健康食品则是指对人体无针对性作用的食品，也就是无法量化其保健功能、营养功能的食品。因为它的产品名称不受法律定义，可以自由命名，所以它的销售名称多种多样，如功能性食品、营养辅助食品、健康辅助食品、自然食品等。

### （二）国家与地方自治区的政策

自20世纪70年代起，日本社会老龄化日益严重，因此日本健康产业的相关政策也在不断变更。最初为预防老年病，实施了以健康产业三要素“营养、运动、修养”为重点的健康政策。这些政策反映了国家基本方针，在都道府县和城镇乡村各级政府得到推广。以下是具体的政策。

1. 国家的政策

日本自2002年《健康促进法》颁布以来，一直致力于发展国家健康产业。基于该法律，国家提出了“面向21世纪的国民健康产业运动（健康日本21）”。2013年，又开展了修正后的“健康日本21（第2次）”运动。“健康日本21（第2次）”运动的基本方针包括5个方面：①延长健康寿命和缩小健康差距；②预防生活习惯病和重大疾病；③为维持正常生活进行基本保健；④为保持健康而创造良好的社会环境；⑤改善关于营养（饮食）、身体活动（运动）、休息、饮酒、吸烟、牙齿口腔健康的生活习惯及社会环境。2017年，安倍晋三首相在“未来投资战略2017——社会5.0”成长战略中，也提到了要“延长国民健康寿命”。虽然日本男性平均寿命为80岁，女性平均寿命为87岁，属于世界前列，但日本男性的健康寿命仅有71岁，女性的健康寿命则为74岁。男、女平均健康寿命与健康寿命分别相差了9年和13年。所以，日本也把加大医疗、护理的投入作为重要的国家战略。

2. 地方自治区的政策

日本的地方政府分为广义上的都道府县自治体和基本自治单元城镇村自治体。各级地方政府都灵活运用各项区域居民健康相关指标，因地制宜地设定地区目标，定期评估健康政策实施情况。

在都道府县，地方政府根据国家基本方针，因地制宜地针对该地区居民制订健康计划，整体把握该区域城镇村居民的健康状况，缩小健康差距。同时，各级都道府县政府尽力支持其下城镇村的健康工程，根据需要提供理论、政策及其他支持。最后，都道府县也积极推进多项健康计划，如医疗计划、医疗费用合理化、支持发展护理保险事业等。

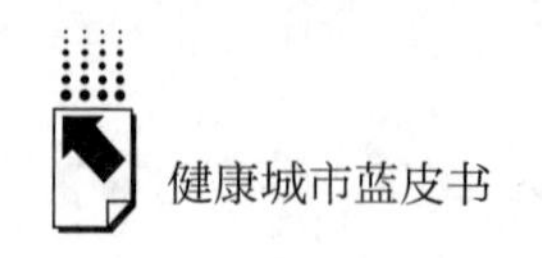


在城镇村，地方政府根据国家及上一级政府制定的各项目标，制定具体的各项政策。同时，城镇村也与上一级政府及地方医疗机构共同携手制订地区健康计划，调整健康诊查计划、健康促进计划等。最后，城镇村也会根据各个健康工程需要，来落实、调整本地健康政策，找准定位。

总之，都道府县及城镇村各级政府会设定健康目标，详细制订过程指导计划并进行目标阶段评估；同时各项计划也以地方居民为主体，接受群众监督。

## 二　日本健康产业的特征

日本的经济发展模式不同于中国的宏观指导经济发展模式，而是实行自由市场经济和少量国家参与的模式。

最初日本的“健康产业”并非指一般的“健康产业”，而更多的是指“健康经济”。

一般来说，中国的“健康产业”包括医疗、护理、养老等健康商业行为。但是在日本，医疗护理领域不属于市场经济的一部分，而是属于全民保险制度之下的非市场部分。因此，此处所指的日本健康产业并不属于商业范畴。

1. “健康”的定义

成立于1948年的世界卫生组织在其《宪章》前言中提出了对“健康”一词的定义：“健康不只是指身体非疾病、非虚弱的状态，而是指身体、精神、社会完全处于良好的状态。”

日本最高法律《宪法》第二十五条明确指出：“全体国民都享有健康生活的权利。国家必须在生活的一切方面为提高和增进社会福利、社会保障以及公共卫生而努力。”

日语词典《广辞苑（第七版）》对健康的解释如下：“健康是指身体无不良病症，身心均保持健康、良好、健壮。”

2. “产业”的定义

日语词典《广辞苑（第七版）》中对“产业”有如下定义：①为生活

而进行的工作、生产；②和英语中的“工业”同义；③生产事业，如对自然的加工，为创造、增加其使用价值而对其形态进行的变更等的经济行为，农业、畜牧业、林业、水产业、矿业、工业、商业、贸易活动等。该词典并没有对“健康产业”一词做出具体解释。在网上检索图书时，并没有以“健康产业”为名的日语出版物，但是把“产业”用“商业”一词代替并进行检索的话，可以找到一本叫《健康商业的动向》的出版物。因此，这里以该书内容作为参考。后文将从产业的“盈利”视点和健康产业相关的“商业”视点和“销售”视点来讨论健康产业。

3. 日本政府的政策

日本政府从2013年起开始实施“健康日本21（第2次）”政策。其中，关于“营养（饮食生活）”“身体活动与运动”“修养（身心健康）”，又分为前文提到的健康相关器械、健康相关机构、健康食品三个部分。

## 三　日本发展健康产业的成功经验

### （一）健康相关器械

此处所指“健康相关器械”与后文的健康相关机构关联，包括衣物鞋履等。

1. 血压计

血压测量作为基本医疗行为，在医疗领域占有重要地位。现在，为满足家庭健康需求及日常使用的需要，家用电子血压计也逐渐普及。日本对国内制造的家用电子血压计有两项法律，分别是厚生劳动省负责的“药事法”和经济产业省负责的“计量法”。

随着人口老龄化，人们越来越意识到日常血压管理的重要性。因为血压测量计操作简单，易上手，所以血压测量也得到了广泛普及。

（1）A公司目前是日本血压计市场的龙头企业，占有过半的市场份额。它发明的上臂式血压计一经上市就迅速席卷市场。它可以通过血压计向手机发送健康数据，管理便捷，操作简单。虽然该公司已有44种相关商品，但上臂式血压计一直是其核心产品。它的价格合每台300~600元人民币，一般家庭均可负担。

（2）B公司为该行业第二，占有20%左右的市场份额。它的主打产品是手腕式血压计。它具有界面简洁、显示清晰、穿戴方便的优点，同时具有最大可储存60次健康数据，可显示平均值、脉搏记录、运动记录等多项数据的功能。其市场价格每台在150元人民币左右。

（3）C公司为该行业第三，占有约20%的市场份额。它同样以上臂式血压计为主，具有易清洁、易穿脱、左右手均可使用的优点。它具有提供使用教程、健康数据比较、显示时间、最大储存90次健康数据、大液晶屏超清显示等特点。其市场价格每台为300元人民币。

2. 计步器

日本政府大力提倡国民“日行一万步”，奖励运动出行。因此，最初由“日行一万步”目标而产生的这类产品被称为“万步器”，现在多被称为“计步器”。

尤其是在高龄人群中，已有不少人养成了外出则戴“万步器”的习惯。它作为一种信息类器械，代表了技术革新的成果。它的发展呈现小型化、长时间待机、价格低廉化的趋势。

（1）D公司研发的计步器自重仅为23克，仅用一个按钮进行操作。这款计步器操作简单，界面大方清晰。同时，它还可以显示使用者的前三位步行距离历史，掌握自己最高步行记录，从而作为步数奖励依据。并且，它本身的售价仅为75元人民币。

（2）E公司的代表产品是多功能计步器。与仅有单一功能的计步器相比，它可以记录更多数据。只要将它戴在身上，就可以自动记录日常生活、运动、通勤、工作等不同状态下的运动状况，同时向手机传送消耗的卡路里和其他数据。其价格根据型号不同，为180~600元人民币。

同时，E公司生产销售的商品还有体脂称、体重秤、血压计、电子体温计等。除此以外，E公司在东京市中心也经营着一家“E餐馆”，以菜品健康美味而广受好评。目前，它在日本全国各地共经营了9家连锁餐馆。

3. 按摩椅

按摩椅可以代替人工按摩，通过器械来达到按摩放松的目的。如今，按摩椅也逐渐商品化、多功能化。在健身房、温泉旅馆、公共澡堂等很多地方，均可看见按摩椅。随着社会老龄化的加剧，物美价廉的按摩椅也受到人们的青睐。

（1）F公司的主打产品按摩椅售价每台将近3万元人民币。它有针对不同部位的12项按摩功能和个人定制的12种自动按摩套餐，可以进行脚底按摩、肌肉拉伸放松、加热放松等。

（2）G公司生产的按摩椅产品是该公司第二大主打产品，它的定价不到18000元人民币，普通家庭均可负担。它是一款充分平衡强大按摩功能和外观设计美观的产品，拥有促进血液流通、感温调节、舒缓脚底、缓解疲劳、按摩腰椎等多项功能。

4. 室内跑步机和健美单车

人们期待能在安全的室内环境下活动手脚、提高心肺功能，同时还期望它所占空间小、价格低廉、不受时空局限。因此，包括老年人在内，人们都期待室内运动器材进一步普及。

例如，H公司的电子跑步机具有组装方便、操作简单、噪声小、内含程序等优点。它的电子健美单车拥有16档不同模式，适合健身锻炼，可进行体质测量，平均价格约为每台18000元人民币。

## （二）健康相关机构

这部分将介绍与运动相关的竞技、娱乐等健康机构。厚生劳动省最初将健康相关机构分为三类。

1. 运动型健康机构

据厚生劳动省统计，日本全国有343家机构被认定为运动型健康机构，其中东京有26家，下面介绍其中的2家。

（1）I公司旗下拥有设施完善的健身房、健身工作室、泳池等。它还可

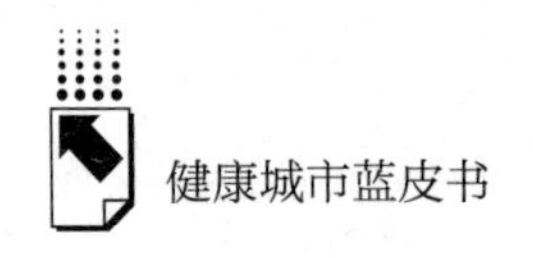


以从 4 个营养领域为顾客量身定制健身计划。公司周围交通便利，距离日本新干线中央线中心车站仅 3 分钟，平常日的工作时间为早上 7 点到晚上 11 点，节假日营业至晚上 8 点。无论是上班族还是学生族，均可轻松抽出时间。根据健身需求不同，会员的健身价格在每月 290～1200 元人民币。I 公司在东京市内的涩谷、市谷、赤坂、六本木等地均设有分店。

（2）J 公司内游泳池、健身房、放松室、接骨院等设施一应俱全，平常日营业时间为早 10 点至晚 11 点。会员费用为每月 580 元人民币，到地铁站有免费接送的巴士。

2. 温泉放松型健康机构

据厚生劳动省统计，全国有 21 家机构被认定为温泉放松型健康机构。

K 公司既是一家宾馆，也是一家温泉旅馆。它利用地下 1500 米涌出的温泉，可提供公共澡堂、露天温泉等服务。它坐落于神奈川县三浦市，京滨快速火车可直达。由于宾馆毗邻相模湾，客人们从客房也可眺望海景。宾馆还设有会议室和宴会厅，可承办研修旅行等活动。住宾馆一日一夜带两餐的标准价格约为 580 元人民币，不同房型价位不同。

3. 温泉任务型健康机构

据厚生劳动省统计，全国有 25 家机构被认定为温泉任务型健康机构。

L 公司并不在东京内，而是开设在东京旁的神奈川县。它坐落在东京的通勤圈内（上班族会在通勤途中经过此地），周围被居民区环绕。单次天然温泉和岩石热疗服务仅需约 60 元人民币。L 公司内还设有餐厅、休息间、土特产超市等。

4. 未认证的一般运动机构

（1）健身俱乐部。健身俱乐部是快捷方便的运动场，现在逐渐走向商业化，在日本全国各地普及起来。例如，有一家 M 俱乐部，以“定制属于你的运动”为口号，在全国多地开有分店。它可以满足客户对减肥、增肌、锻炼心肺等多方面的需求。东京目前有 35 家分店。它同时提供健身工作室私教课、游泳课程、器械锻炼、儿童健身等服务，费用根据课程内容会有不同。月卡一般为 180～870 元人民币，定价较为合理。

（2）游泳池。游泳是一项可以活动全身的运动，在学校体育课等都得到了广泛普及。目前在全国都开设有民营、公营儿童游泳教室。

（3）滑雪场。目前，日本全国都开设有滑雪场，主要集中在长野县北部、新潟县、山梨县这种降雪集中区。滑雪场周围通常有旅馆住宿、餐厅、特产店，甚至温泉等配套设施。这种滑雪场不仅冬可滑雪、夏可爬山，还可以进行滑翔伞等多项户外体育运动，也有向度假村和避暑山庄发展的趋势。

（4）棒球场。棒球从明治时期开始在日本普及。大多数日本人从儿童时代就开始参加棒球运动。棒球作为一种观赏性体育娱乐活动，和相扑、足球运动一样得到了商业化普及。

虽然最近春夏高中生棒球大会的人气不如从前，但东京六大高校棒球比赛等也正在兴起。转播棒球比赛也成了地方广播电视台的经济来源之一。

许多人在学生时代的梦想是成为棒球选手，收入高的棒球手也成为受大众欢迎的理想职业。有不少优秀的日本棒球手走出国门，参加了美国棒球联盟。

目前全国主要城市均建有棒球场。棒球场分为公营和私营，为了夜间和雨天也能顺利打棒球赛，甚至还建了许多非露天棒球场，如东京巨蛋体育馆、后乐园球场等。因为日本棒球具有超高人气，所以它还被称为“日本的美式橄榄球”。

（5）足球场。在日本，足球在学校和各地区人气很高。1993 年，由日本 18 个主要足球队组成了“J 足球联盟”。其在 1999 年开始引入联赛制，于 2015 年正式更名为“J1 足球联盟”。正因为如此，可以说每一个抱着成为足球明星梦想的孩子都希望加入这个足球联盟。

（6）网球场。因为网球运动在各项体育运动中相对适合高龄人士，所以日本各地也有多处公营、私营网球场。在都市中有不少设备完善的天台网球场，也可以满足大多数工薪族等的需求。因其场所便利，网球产业也在迅速发展。

（7）武道场。武道是一项包括剑道、柔道、空手道、合气道等项目的运动。

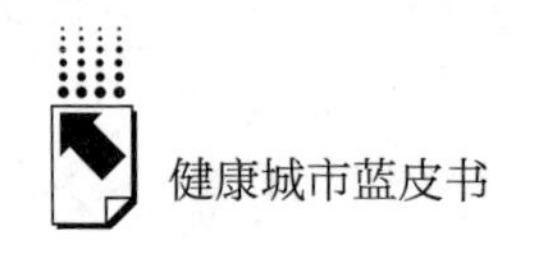


剑道作为学校教育的一部分已经被纳入学校课程中。市区内的剑道馆通常都由高段位的剑道者经营，且由其教授门下弟子。如今剑道已经得到了商业化发展。

柔道是一项从日本走向世界的体育运动，如今它已经成了奥运会的项目之一。1882 年，故嘉纳治五郎汲取各流派之精华，自创了一套灵活运用身体力量，强调“以柔克刚”的体育运动，也就是今天的柔道。

空手道则是发源于冲绳的一项格斗运动，因其具有防身术和减肥的作用，所以颇受女性青睐。如今在城市中也多开有空手道馆。

5. 关于修养机构

（1）超级洗浴中心。在第二次世界大战前，日本的普通家庭中并没有浴室，所以民间流行一种叫“钱汤”的公共浴室。但是，随着战后经济的发展，公寓式住宅等新型住宅增加，一般住宅中都配有浴室，所以人们对公共浴室的需求减少，多数公共浴室也因经营困难而倒闭。

但是，日本人是典型的热爱泡澡的民族。他们所追求的泡澡并不是指泡在自家小浴缸里，而是指在大型水池中泡澡放松。人们想要享受桑拿浴、药浴、泡温泉等服务，所以东京市中心和日本各地的泡澡相关产业也在蓬勃发展。

（2）别墅休养。和欧洲相比，日本的暑期时间很短，所以日本少有夏季度假别墅。由于房地产价格不断升高，人们也很少专门开发土地作为别墅度假区。也许在未来日本应该更多从超长劳作的劳动者出发，颁布带薪休假政策，刺激别墅度假市场的需求。

（3）用声音发泄压力的卡拉 OK。现在人们不仅重视身体的休养，还注重心灵的修养。在职场中，卡拉 OK 可以作为维系人际关系的重要手段；在家庭中，也可以利用家庭卡拉 OK 来促进家庭和谐。因此，卡拉 OK 放松方式也逐渐流行。

（4）“服高住”——面向高龄人士的服务型住宅登录制度。随着老龄化的日渐加剧，日本的大龄单身人士和丁克夫妇数量也逐渐增加，与此相应，他们对护理、医疗服务需求也日益增加。这类为高龄人士设置的无障碍住宅也逐渐增加。开发商仅需在都道府县知事处登记即可经营“服高住”。

作为一项服务型制度，确保安全和友好沟通服务是最低标准。从事“服高住”行业的人享有税收方面的优待政策，现在日本全国约登记有23万户“服高住”住宅。

### （三）健康食品

日本关于食品安全的法律十分严格。目前已有1947年颁布、厚生劳动省所管的《食品卫生法》，1950年颁布、农林水产省所管的《关于农林规格的法律》（简称JAS法）。在保护消费者合法权益方面，有消费者厅所管的几项法律，分别是1968年颁布的《消费者基本法》、1994年颁布的《制造物责任法》、2002年颁布的《健康促进法》、2003年颁布的《视频安全基本法》、2009年颁布的《消费者安全法》、2013年颁布的《食品表示法》。

《食品表示法》是对《关于农林规格的法律》《食品卫生法》《健康促进法》三项食品相关法律的整合。里面详细规定了必须义务标注的食品各项指标，包括名称、原材料、含量、原产地、生产日期、保质期、保存方法、制造者销售者名、添加物、潜在过敏物、主要营养成分等。

国家制定的《保健功能食品制度》分为以下三类：根据申报生产的功能性食品、自我认证的营养功能食品、个别许可的特定保健用食品。

1. 个别许可的特定保健用食品

（1）N公司的产品可以冲入水、茶、咖啡中服用。一个月分量的价格约为350元人民币。

（2）O公司的产品含有食物纤维和维生素C，有微甜的水果口味，可以用来调节肠胃。

2. 自我认证的营养功能食品

P公司的产品都带有高丽参的“断货王”营养饮品。一袋中有5粒，30日分量包邮价格仅为6元人民币。

3. 申报生产的功能性食品

（1）R公司生产“精选蔬菜”的蔬菜汁，其内含有西红柿、胡萝卜、

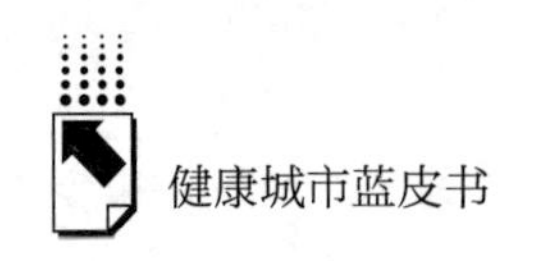


芹菜等6种国产蔬菜成分。350毫升的真空包装蔬菜汁售价为每瓶400元人民币。

（2）S公司生产的产品是一种带有柑橘苦甘清香的碳酸饮料，共有4种容量规格。

4. 不在法律规定范围内的“健康食品”

（1）T公司将其生产的产品推荐给每日养生的人、生活不规律的人、蔬菜摄入不足的人群等。这款产品中含有53种果蔬原料，利用万田发酵而成。其内含有苹果、柿子、香蕉等水果，白米、黑米、糯米等谷物，羊栖菜、海带、紫菜等海产品，以及胡萝卜、蒜、牛蒡等蔬菜。

（2）U公司以“轻松过上健康生活”为口号，主打产品为“优格雷纳”。它含有50种不同的营养元素，使用了3种国产蔬菜，仅需服用一颗胶囊，即可满足人体每日的营养需求。

5. 基本的日常饮食——四成靠进口

在人们的“衣食住行”中，“食”是不可或缺的。全世界都知道日本的食物是“和食”，以米饭为主食。副食则是以“鱼”为中心的各类水产品。第二次世界大战后，日本饮食逐渐欧美化，牛肉、猪肉、鸡肉等肉类也逐渐成为主流。

## 四　日本健康产业未来发展战略

今后，顾客的需求也会随时代发展慢慢由“商品”转向“事件+信息”，因此包括医疗、护理、预防的健康产业、健康经济可能会在经济发展方面起到越来越重要的作用。

从事健康产业的人，则可以抓住以信息技术、人工智能为主的第四次产业革命机遇，积极开发新产品，提供新服务，提前谋划产业发展蓝图。

# B.21 世界长寿人口聚集区域研究

王思涵　王利娟*

**摘　要：** 21世纪是一个老龄化时代，中国的老龄化也是不可逆转的趋势。如何保持健康长寿，不仅成为许多老年人关注的问题，同时也引起学术界、政府及民众的关注。全球五大长寿之乡被称为“蓝区”，包括意大利的撒丁岛、希腊的伊卡里亚岛、哥斯达黎加的柯雅半岛、美国的加州洛马林达、日本的冲绳。本文介绍了“蓝区”的地理环境特征、长寿人口的特点，通过分析影响长寿的因素，试图揭秘长寿的秘诀，使更多的老年人能够延年益寿。研究显示，影响寿命的因素主要包括遗传因素、性别因素、自然环境、疾病；长寿者的秘诀在于合理均衡饮食、科学运动、睡眠充足、心态平和、戒烟限酒、退而不休、情感需要等。

**关键词：** “蓝区”　长寿秘诀　老龄化

## 一　背景

自古以来，健康长寿就是人们不懈追求的目标。21世纪以来，随着经

* 王思涵，原名王秀君，现任潮汕民俗文化馆馆长，中级工艺师，2016年任中国先秦史学会周公思想文化研究会副会长，长期从事文化、健康产业工作；王利娟，首都经济贸易大学城市经济与公共管理学院研究生。

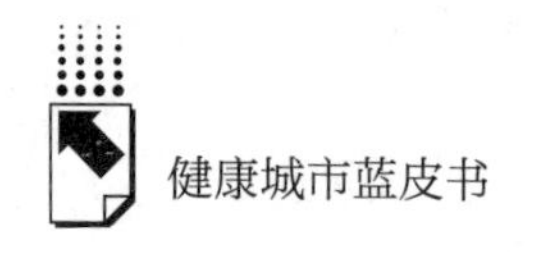


济发展水平的提高、人们生活质量的提升、医疗卫生设备的完善，人们的平均寿命逐渐延长，出现了越来越多的长寿人口。

目前，世界上绝大多数发达国家都已经进入老龄社会，许多发展中国家正在或即将进入老龄社会。人口老龄化指的是人口群体的老化，说明的是总体人口结构的动态变化和老年人口比重上升的过程。联合国用60岁和65岁为起点年龄标准定义老龄化：60岁及以上人口占总人口比重超过10%的，或65岁及以上人口比重达到或超过7%的国家或地区，可被认定为老龄化社会。①

2015年，中国新修订的《老年人权益保障法》第二条规定："老年人是指六十周岁以上的公民。"可见，60岁是中国老年人的起点年龄。到2017年末，中国约有2.41亿60周岁及以上老年人口，65周岁及以上人口数约为1.58亿人，分别占总人口的17.3%和11.4%（见表1），相比2016年都上升了0.6个百分点。国家老龄办公布的《中国人口老龄化发展趋势预测研究报告》预计，到2020年中国有超过2.48亿老年人口，老年人口比重为17.17%，其中，12.3%为80岁及以上高龄老年人口。预计到21世纪中期，中国老年人口规模将超过4亿人，老年人口比重达到30%以上，届时中国将进入深度老龄化社会。②

世界人口老龄化、高龄化趋势越来越明显，许多地区出现了长寿老人。③长寿老人又呈现区域聚集的特点，出现了许多长寿地区。④本文将探索世界长寿人口聚集区域，揭秘长寿的秘诀，回答长寿老人为何能够活到90岁甚至100岁以上，如何才能健康地活着，在90多岁甚至100多岁时仍思维清晰、活动轻巧，没有生病或很少蒙受病痛折磨。

---

① 王坤：《积极老龄化视角下低龄老年人再就业研究——以深圳市M区为例》，深圳大学硕士学位论文，2017。

② 穆光宗、张团：《我国人口老龄化的发展趋势及其战略应对》，《华中师范大学学报》（人文社会科学版）2011年第5期。

③ 世界卫生组织（WHO）将90岁及以上的老人定义为长寿老人。

④ 联合国规定，长寿地区的标准是每百万人口中有75位以上百岁老人。

**表 1　中国 2017 年年末人口数及其构成**

| 指　标 | 年末数(万人) | 占比(%) |
|---|---|---|
| 全国总人口 | 139008 | 100.0 |
| 城镇 | 81347 | 58.52 |
| 乡村 | 57661 | 41.48 |
| 男性 | 71137 | 51.2 |
| 女性 | 67871 | 48.8 |
| 0~15 岁(含不满 16 周岁) | 24719 | 17.8 |
| 16~59 岁(含不满 60 周岁) | 90199 | 64.9 |
| 60 周岁及以上 | 24090 | 17.3 |
| 　65 周岁及以上 | 15831 | 11.4 |

资料来源：国家统计局：《中华人民共和国 2017 年国民经济和社会发展统计公报》，国家统计局网站，http：//www. stats. gov. cn/tjsj/zxfb/201802/t20180228_ 1585631. html，最后访问日期：2018 年 9 月 28 日。

## 二　世界长寿人口聚集区域："蓝区"

"蓝区"（Blue Zones）是世界公认的长寿区，是百岁老人生存较多的区域。"蓝区"一词首先由比利时人口学家米歇尔·普兰（Michel Poulain）提出。他发现意大利撒丁岛某地长寿老人特别集中，于是用蓝笔在地图上画了个圈，由此出现世界长寿区——"蓝区"一词。后来，美国作家丹·比特纳（Dan Buettner）又在美国创立了致力于探索健康长寿奥秘的"蓝区"机构，丹·比特纳在 2000~2007 年多次召集人口方面的专家（包括医学家、流行病学家、人类学家和人口统计学家），在世界各地找寻并探访耄耋老人、期颐老人，以期揭露长寿的奥秘。丹·比特纳在美国《国家地理》杂志发表了《蓝区方式：像世界上最健康的人们那样饮食和生活》。在这份研究报告中，他把全球五大长寿之乡概括为"蓝区"，包括意大利的撒丁岛、希腊的伊卡里亚岛、哥斯达黎加的柯雅半岛、美国的加州洛马林达、日本的冲绳。在这五大"蓝区"，因为生活方式、饮食习惯和世界观相同，许多老人都健康地生活到了 90 岁以上。

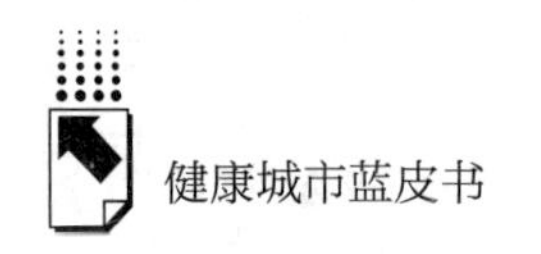


撒丁岛位于意大利半岛海岸以西200公里，坐落于地中海中部，是一个庞大和孤立的岛屿。在撒丁岛东南部一个名叫奥里亚斯特拉的地方，以“盛产”百岁老人而闻名世界。据英国《每日邮报》报道，这一地区人口平均寿命在71岁，每2000人中就有1名百岁老人，这一比例较之英国和美国要高出5倍。撒丁岛边远地区还有一个长寿小镇，该镇约有2000个居民，共有370个百岁老人，集中了撒丁岛的大多数百岁老人，远超世界其他地区。撒丁岛的梅利斯家族被吉尼斯世界纪录认定为世界上最长寿的家族。梅利斯有8个同胞弟妹，其中4个年龄超过90岁，3个在80岁以上，最小的也有78岁，而且每一位身体都很健康，还能下田劳作。

伊卡里亚岛被称为“人们忘记死亡的岛屿”，位于爱琴海东南部海外，坐落在希腊半岛与小亚细亚半岛之间。伊卡里亚岛上的居民多长寿，是世界上老人平均寿命超过100岁的地区之一。该岛居民长寿得益于良好的饮食、运动和生活习惯。在饮食方面，当地居民偏地中海风格，食用较多的水果、蔬菜、全麦谷物、鱼类及当地的野生绿色植物，并且当地居民会在早晨和晚上喝该岛盛产的五六种药茶；在运动方面，由于岛屿山多坡陡，人们出行自然而然就进行了锻炼；在生活方面，伊卡里亚岛上的居民养成了定时午睡的习惯。

哥斯达黎加的柯雅半岛拥有最多的百岁老人，是拉美最长寿的地区，也是世界上最大的“蓝区”。世界卫生组织一份名为《全球疾病负担研究》的报告显示，哥斯达黎加人口预期寿命为80.98岁，在世界上位居前列。在这里，86岁的老人卖自制玉米粉蒸肉，102岁的老人自己劈柴，96岁的老人每天骑车外出拜访邻居的景象随处可见。长命百岁和他们饮用的水有很大的关系，他们饮用当地的山泉，山泉富含丰富的矿物质，对骨骼的健康发展有很大的帮助，而骨骼的健康对于长寿有非常重要的作用。

美国的加州洛马林达位于洛杉矶东部，是美国最长寿人口的聚集地。该地长寿得益于居民提倡健康的生活和饮食，摒弃吸烟、饮酒、吃肉和食用含有添加剂的食品。当地人认为，精神寄托和健康有密切关系，他们经常会与志同道合的朋友聚会，并且参加志愿活动，等等。

日本冲绳位于中国台湾和日本九州之间，是日本长寿人口的主要聚集地。世界卫生组织发布的2015年版《世界卫生统计》报告显示，日本为最长寿的国家，2013年日本平均年龄84岁，蝉联全球第一，并且日本女性全球平均寿命最高，为87岁。日本冲绳县人长寿的原因与他们的生活、饮食都有关系，如他们坚持每天锻炼和耕种，饮食以豆腐、鱼和蔬菜为主。

丹·比特纳通过与《国家地理》合作，通过实地调研，深入研究了五大“蓝区”，试图发现这些地方的居民健康和长寿的秘诀。经过调研发现，他们并没有特殊的基因，没有十分先进的现代技术，没有服用大量的补充剂，真正的秘诀是他们的生活方式，包括饮食健康、日常锻炼、生活低压力、心态平和、家庭美满等。

## 三　影响寿命的客观因素

### （一）遗传因素

长寿受到许多因素的影响，但寿命的长短首先取决于内在因素，即遗传因素，人体的不同基因组合决定了寿命长短的个体差异。长寿人口的基因和遗传研究涵盖了较多领域，包括历史地理学、人口资源与环境经济学、卫生统计学和生命科学、医学等领域。寿命的长短与某一地区人口中独特的遗传等生物学因素有很大关系，其中最重要的生物因素是遗传基因，这是长寿的先天优势。世界卫生组织认为，在影响寿命的因素中遗传因素占比15%，85%为非遗传因素。现代医学把世界卫生组织这一标准细化，认为人的寿命15%取决于遗传，10%取决于社会因素，8%取决于医疗条件，7%取决于气候环境，而60%取决于自己。[①] 这表明，遗传因素与寿命的长短有密切的关系，但并不是最主要的影响因素。

---

① 王洪强、贾汉·沙比提：《长寿影响因素的研究进展》，《新疆医科大学学报》2011年第11期。

## （二）性别因素

研究数据表明，性别因素会对寿命产生影响。在通常情况下，女性比男性长寿者多。女性比男性更加健康长寿的原因，除女性的性染色体比男性性染色体长得多、拥有更多的免疫调节基因外，男性排解压力渠道少、缺少健康意识和自律能力、意外伤害较高发、应酬多增加发病率、不当喝酒、吸烟诱发肺癌等，也是导致男性寿命较短的重要原因。①

## （三）自然环境

世界长寿人口聚集区的形成，一般与自然环境等因素有关。人类生活在一定的自然环境中，其健康状况和长寿水平必然受到各种自然因素的影响。撒丁岛的地理环境与主要内陆隔绝，当地群众形成了自己独特的风俗习惯，造就了撒丁岛人的长寿。世界长寿地区的地理环境优美，海拔一般位于平原或者 1500 米以下的山区；气候凉爽舒适，平均气温 20℃左右；植被覆盖度高，一般在 60% 以上；水量充沛，水质良好；离工业生产开发区较远，空气清新，污染少。例如，被誉为“世界长寿中心”的厄瓜多尔的比卡尔班巴村坐落在安第斯山山谷，海拔为 1370 米。

## （四）疾病

疾病对长寿的影响是最直接、最致命的。疾病能够摧毁人的身体，破坏人体健康，加速人的衰老，导致人体未老先衰，直至死亡。近年来，影响人们寿命的最主要的疾病是高血压、糖尿病等慢性病，这种慢性疾病的发病率和死亡率都明显上升。尤其是高血压，发病率高，且危害性大，已经成为威胁老年患者寿命的主要疾病。最新调查数据显示，中国的高血压患者人群庞大，约有 1.6 亿人。其次，糖尿病也是老年人常见的疾病，其中以高血糖为

---

① Driver C., Georgiou G., “The Contribution by Mitochondrial Induced Oxidative Damage to Aging in Drosophila Melanogaster,” *Biogerontology*, 2004, 5 (3): 185 - 192.

主要标志，主要表现为多尿、多饮、多食、消瘦等，即“三多一少”症状，严重影响老年人健康。除上述疾病外，脑血管疾病、冠心病、帕金森氏症、风湿、骨质疏松、老年性耳鸣等老年病都是影响老年人健康和长寿的因素。

## 四　长寿的秘诀

### （一）饮食合理均衡

食物多样少量，追求营养均衡。营养学专家建议人们在饮食上要平衡膳食，平衡膳食最重要的是食物尽量多样化。一是类的多样化，在日常饮食中要尽量保证摄取粮食、肉类、奶类、蛋类、豆类、蔬菜、水果、油脂类等各类食物；二是种的多样化，在每一类中要尽量吃各种食物，比如蔬菜类，要吃黄瓜、胡萝卜、芹菜、白菜、茄子、西红柿、食用菌等。日本冲绳是世界五大“蓝区”之一，也是世界上预期寿命最长的人群之一。日本冲绳之所以拥有很多百岁长寿老人，与当地饮食有着密切关系，食物种类多样，主菜、副菜、水果、甜品俱全，都用小碟、小碗盛装，每顿饭既不过饱又都摄入多种而且均衡的营养成分。“要长寿，吃七成饱”，也是重要的饮食原则，适当控制饮食是长寿的重要因素之一。

粗茶淡饭，杂粮为主。世界五大长寿区的百岁寿星，大多以五谷杂粮为主食，五谷包括稻谷、麦子、大豆、玉米、薯类。中医古籍《黄帝内经》中说：“五谷为养，五果为助，五畜为益，五菜为充。”[①] 在五谷中稻米、小麦被认为是细粮；粗杂粮主要为玉米、荞麦、燕麦、小米、高粱、薯类等。粗杂粮富含丰富的微量元素，对人体健康非常有利。大多数的长寿老人在饮食上限制高盐高糖高脂肪，少精加工食物，少肉少酒，少炸烤熏腌食物，少精细食物，多食粗杂粮，多纤维蔬菜，多新鲜水果，多饮无污染的天然山泉水，等等。

多吃豆子和坚果。豆子中 21% 是蛋白质，77% 是复合式碳水化合物，

① 金香兰：《〈黄帝内经〉的养生理论》，《中国中医基础医学杂志》2012 年第 5 期。

只有少量的脂肪，能够缓慢且稳定地提供能量。长寿老人普遍爱吃豆子，他们每天食用豆子的数量比一般人多4倍。坚果是植物中的精华部分，含较多的蛋白质、油脂、矿物质、维生素，营养丰富，对人体生长发育、增强体质、预防疾病、保持健康有极好的功效。据美国医生健康研究项目基于2万名男性消费坚果的特点进行的调查结果，每周食用坚果2次以上，能够降低人们患致命心脏病的风险。世界卫生组织资助的一项五国研究发现，每天吃20克豆子，可以把任何年龄段人的死亡风险降低大约8%。哈佛大学类似研究发现，坚果食用者的死亡率比非坚果食用者低20%。每天适量食用坚果对于预防和治疗心脏病、癌症、血管病等有重要作用，同时还可以健脑。松仁被称为“长寿之果”，杏仁是“抗癌之果”，板栗是“肾之果”，葵花籽是“抗忧郁之果”。伊卡里亚岛和撒丁岛的人普遍爱吃扁桃仁，尼科亚人爱吃开心果。

天然食物，少加工。“全天然食物”是生长在自然界中，未经加工或仅经过少量加工的食品。这些食物在生长期仅靠有机肥料，不施化学肥，加工过程中也不会人为添加各种防腐剂、乳化剂、人工色素等化学添加剂。对全世界的“蓝区”居民来说，吃天然食物是他们的传统，他们不会从水果中榨出果汁，扔掉富含纤维的果粒；不会往食物里添加额外的原料，改变其本来的营养价值；也不会专门吃维生素或其他补品，而是从富含营养、纤维的全天然食物中摄取所需的东西。在“蓝区”居住的人们只吃全天然食物，很少会摄入人工防腐剂，这也是“蓝区”长寿老人较多的重要原因。

### （二）科学运动

“生命在于运动”是法国思想家伏尔泰的一句名言。古代中亚西亚哲学家、医学家伊朋·西拿也说过：“保持健康的因素主要是靠体育运动消除疾病的治疗，体育运动是预防各种病痛的最有利的因素。”[①] 人的生命，从形成经生长、成熟、衰退、老化直到死亡，是一个完整的过程。在这个过程

---

① 毋效斌：《运动与健康》，《体育世界》1996年第4期。

中，各器官组织的生理功能，从45岁开始逐步下降，到60岁以后衰老更加明显。科学适度的健身运动不仅是健康长寿的生理因素，而且是保持健康长寿重要的心理因素。运动不仅使人锻炼身体机能，更重要的是运动让人保持心情愉悦。[①] 长寿老人普遍爱活动，几乎都是劳动能手和运动爱好者，或出门溜达，或在自家后院种菜、做园艺。在全球五大长寿之乡的巴马，60岁和70岁的年轻老人依然是壮劳力，80岁和90岁的老人算半劳力，90岁以上的老人才退出生产劳动。撒丁岛长寿老人喜欢日常劳动，在山脉地区放羊是当地老人经常从事的活动，对身体有很大益处，特别是对心脏有很好的作用。要想健康，每天要锻炼一小时，运动几乎可以代替任何药物，但一切药物都不能代替运动的作用。

对于老年人来说，应尽量选择非对抗、匀速、运动幅度小的温和运动，例如散步、打太极、抖空竹等，不仅可以锻炼身体，还能调节心情。此外，还应兼顾力量和平衡训练。

### （三）睡眠充足

睡眠在人的一生中占有1/3的时间，一天当中要有8小时左右是用来睡觉的。正是由于睡眠充足，人的大脑才能够得到充分休息，保持精神舒畅、思维敏捷、反应灵敏，提升身体免疫力，减少疾病的发生。但是，如果睡眠不足或者睡眠不规律，就会干扰身体的各项生理功能，导致人的健康受损，增加多种疾病的患病风险。对高龄老人健康长寿因素的研究发现，健康长寿的老人都保持着早睡早起的良好睡眠习惯，大多数在晚上9点半之前睡觉，早上7点半之前起床。在世界长寿聚集区域“蓝区”居住的老人，均保持着良好的作息时间，早睡早起，精神饱满。

### （四）心态平和

老年人拥有平和的心态也是健康长寿的秘诀。美国哈里斯调查中心数据

---

① 林清江：《健身运动与健康长寿的关系再辨析》，《体育科学研究》2008年第4期。

显示，人一生中多数疾病与压力处理不当有关。过多的压力会导致大脑神经调节紊乱，造成早衰、记忆力和注意力下降等；神经系统受到悲观情绪影响，会导致心率加快、血压和血糖升高等；心血管系统可能出现急性应激反应的反复发作，引起冠状动脉炎症。如果能用积极心态面对压力，大脑中改善或增加积极情绪的物质，身体获得放松，长寿的可能性就更大。老年人应保持冷静，避免与人争论，心情不好时可写日记、与亲朋好友交谈或做些能让身心放松的运动，如深呼吸等。

老年人可以通过养德、养性的方式保持心态平和。德指道德、品德及修养。养德就是要内心趋于平稳，做到心胸开阔，乐观豁达，不计得失，不求名利。养性就是要有良好的性格、性情。百岁老人大多性格开朗，性情平和，很少生气，遇事心胸豁达，极少与人发生争执，为人厚道，不在小事上计较。几乎所有长寿老人的秘诀都是知足常乐，衣食随缘，与世无争，不计较一时一事的荣辱得失。

### （五）戒烟限酒

吸烟对健康的危害一直为国际社会所关注。据美国心脏学会报告，排除其他引起冠心病的危险因素，吸烟者猝死的比不吸烟者多4.7倍。统计资料表明，吸烟史大于10年者，90%～95%的人患肺癌，80%～85%的人患慢性阻塞性肺病、肺气肿，20%～25%的吸烟者死于心脏病、中风等疾患。在百岁老人中，除极个别老人吸烟外，多数老人从不吸烟、极少饮酒。规律的生活、良好的习惯，对健康长寿大有益处。

世界卫生组织倡导人们要有健康的生活方式，不仅包括“合理饮食，不吸烟、锻炼身体”，同时还提出“不过量饮酒”。过度饮酒是损害健康的罪魁祸首，可引起急性酒精中毒，严重者可危及生命。过量饮酒还会加重心脏负担，导致心血管病大量增加。“蓝区”的人们会定期并适度饮酒，适度饮酒的人比不喝酒的人更长寿，尤其是每天饮用适量葡萄酒对有着“生命杀手”之称的心脏病，预防效果更为明显。意大利撒丁岛地区人们长寿的一个重要原因是喝红酒比较多。

## （六）退而不休

大脑是一个很神奇的器官，常用则灵敏，不用则迟钝，长期不用大脑甚至会得老年痴呆症。经常思考的人，脑细胞的衰老会大大延缓，从而增加活力，延长寿命。美国研究表明，老年人有自己人生目标，患大面积脑梗死的可能性更低。日本研究发现，有明确目标且积极付诸实践的人，早亡风险会更低。那些百岁老人之所以老而弥坚，就是因为他们觉得自己还被他人需要，被社会需要。人生有目标，日子有奔头，才能健康长寿。有目标还会让生活变得充实，避免心理危机的发生。老年人退休以后，大脑不可退休，可以根据自己的实际情况和兴趣爱好制订计划，学习一些新的知识和技能，如学外语、学开车、学电脑等。

居住在世界长寿区“蓝区”的日本老年人认为，退休或者不退休没有什么区别，他们即便到了退休年龄，离开工作岗位，也仍然乐于保持积极向上的进取精神，在新岗位上发挥余热。许多日本老人认为，退休之后，如果每天赋闲在家，无所事事，精神十分空虚，生活没有奔头，所以会找一些有意义的事情来干。于是，大部分的日本老年人在退休后会选择继续从事自己喜欢的事业。在日本的很多公司里，经常能看到满头银丝的老人在埋头工作。

## （七）情感需要

社会心理学认为，老年人健康幸福生活的基本前提是拥有良好的精神寄托。家庭美满、子孙陪伴，对老人在经济上给予支持，在精神上给予慰藉，在生活上给予照料，这种良好的家庭环境是保证老人身心健康的重要因素。然而，现在空巢老人日益增多，老年人与家庭和社会隔离大大降低了他们的幸福感。为此，最新修订的《老年人权益保障法》规定：“家庭成员应当关心老年人的精神需求，不得忽视、冷落老年人。”“与老年人分开居住的家庭成员，应当经常看望或者问候老年人。”

老年人对情感的需要不仅仅在家庭，还包括自尊自重、社会交往、亲密

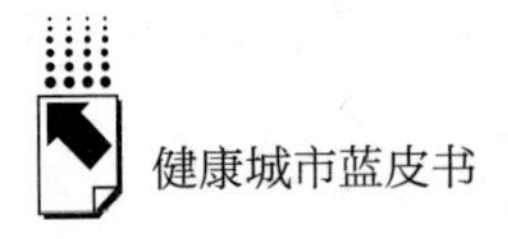


忠诚的关系、独立自主、安静的生活环境、内在精神生活、爱抚和关怀。科学家认为，结识朋友可以扩展视野，了解世界的多样性，从而更易接纳自我，有利于内心和谐。因此，多结交朋友并经常交流，也是老年人长寿的秘诀。老年人应该多与朋友走动、与邻居交流、参加社区活动等。尝试交一些“忘年交”，与年轻人为友，保持年轻心态，可以为老年人的内心世界注入青春活力。日本冲绳老人社交圈活跃，社群关系紧密，有助于减轻压力，增强归属感，这也是日本老年人长寿的重要因素。

## B.22

# 伦敦停车管理的主要经验及启示

张 燕*

**摘 要：** 停车难、停车乱是超大城市发展中面临的普遍难题。伦敦把停车管理作为民生保障的重要内容，采取分级分类精细化管理措施，免费保障特殊群体的停车需求；划设居民停车区，发放限量停车券，保障居民停车需求，采取市场化手段，提高停车位利用率和流转率等，不仅有效解决了停车问题，还有效地控制了交通流量、降低交通拥堵、保障道路安全、保护城市景观，其经验值得借鉴。对于北京等大型城市而言，要解决好停车难、停车乱等问题，就需要精准摸查需求，按照限量增长思路，合理配置中心城区停车位；大力推进停车分级分类管理；适当扩大各区停车管理自主权；进一步增强违停整治执法力度。

**关键词：** 英国 停车管理 分级分类保障 精细化管理

伦敦作为国际大都市，中心城区人口密度高，机动车保有量大，长期面临停车难问题。近年来，伦敦市政府按照精细化管理思路，大力整治停车秩序，较为有效地缓解了停车难问题，具有一定的启示意义。

---

* 张燕，首都社会经济发展研究所社会处副处长、副研究员，国家行政学院公共管理专业博士后，主要研究方向为社会治理、社区治理，先后主持和参与国家级、省部级项目6项，3项调研报告获得北京市委主要领导批示，并转化为政府工作部署，发表《社区治理研究》等20余篇理论文章。

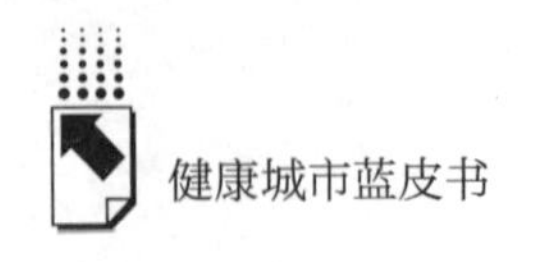


## 一　伦敦治理停车难的主要经验

### （一）指导思想和工作原则

伦敦市政府认为，中心城区的停车需求不能无限满足，增设停车位不但不能解决停车难问题，反而会吸引更多自驾车进入，加剧交通拥堵，威胁行人和骑行者安全，影响市容市貌。因此，伦敦在中心城区对停车位采取限制增长的指导思想，将规范停车管理视为控制交通流量、降低交通拥堵、保障道路安全、保护城市景观的重要手段。2017 年，伦敦公布《伦敦交通战略》（征求意见稿），明确了如下停车管理指导原则：严格限制新建建筑配套机动车停车位建设，同时增设自行车存放区域，在公共交通便利区域推行无车化发展；制定新的停车标准以推动整个城市少车化发展；全部居民停车位配套充电设施，推进零碳出行；为残障人士提供适当数量的专用停车位；设置部分会员制汽车租赁企业停车位，减少个人保有车辆和私人停车位需求；在中心城区道路旁划设更多便利的自行车停车位，配建数量不得低于《伦敦发展规划》制定的标准。

伦敦各区严格贯彻以上指导思想和工作原则，对于划设停车位十分慎重，不但审慎评估划设停车位，特别是路面停车对行人和车辆驾驶者视线遮挡等交通安全方面的不利影响，还综合评估其对车辆流量、交通拥堵、空气污染等方面的影响，并将停车管理作为静态交通管理的重要手段，纳入交通整体规划。以纽汉区为例，为实现 2020 年前儿童交通事故伤亡率降低 40% 的目标，提出严控学校和幼儿园周边停车位数量，仅设置部分短时停车位，以鼓励居民选择其他交通方式接送孩子，缓解高峰期交通拥堵。同时，在高危区域划定禁停区，周一至周五早 8 点至晚 5 点禁止一切车辆停放，以确保过往车辆能够清楚观察到准备横穿道路的儿童。

### （二）管理体制

伦敦行政管辖面积为 1569 平方公里，几乎全部为建成区，人口约为

880 万人，共划设 33 个区级行政单位，其中面积最小的区级行政单位伦敦城仅有 2.9 平方公里，人口约为 7000 人，面积最大的区为 150 平方公里，人口约为 32 万人，各区经济社会发展、道路建设、交通需求存在较大差异。为此，伦敦市政府不断下放停车管理权，鼓励各区根据自身情况因地制宜实施精细化管理。

伦敦市政府根据《道路交通管理法》（1984 年）、《道路交通法》（1991 年）、《伦敦地方权力法》（1996 年通过，2000 年修订）以及《大伦敦权力法》（1999 年），制定城市交通发展规划，明确停车指导原则，确定新建建筑配套停车位等标准，同时还负责规范全市道路交通干网停车行为。各区按照市政府停车管理指导原则，划设路旁停车位、依照标准确定新建建筑配套停车位数量，制定差异化区内路旁停车和公共停车场收费标准，审批开设私营停车场，规范市政设施及公共停车场内停车秩序，处罚违停行为等，确保区内交通安全、便捷、顺畅。

### （三）分级分类保障

伦敦市政府认为，停车位是一种特殊商品，兼具公共产品的属性，在严格控制停车位总量的同时，要对中心城区不同群体的停车需求实施分级保障，优先次序依次为残障人士、区内居民、居民访客、区内企业、区内企业的供货商和服务商、区内企业客户及购物者，并据此设定停车管理政策目标。以纽汉区为例，其停车管理目标如下：一是优先满足本地居民、残障人士、当地企业及其客户的停车需求；二是优先保障行人、骑行者等群体的安全通行；三是减少进入及穿行该区的自驾车数量；四是降低重点区域交通和停车对环境及城市景观的影响；五是确保公平严格执法。

在各类群体停车需求多目标管理上，伦敦具体采取如下措施。

一是免费保障特殊群体的停车需求。伦敦为公共交通出行不便的残障人士划设专用停车位，符合条件者可向居住地政府部门申领被称为“蓝证”的残障人士专用停车证，持证可在全市残障人士专用车位及绝大部分普通停车位依章停放。患有慢性疾病、需要医护人员上门服务的居民可申请医护专

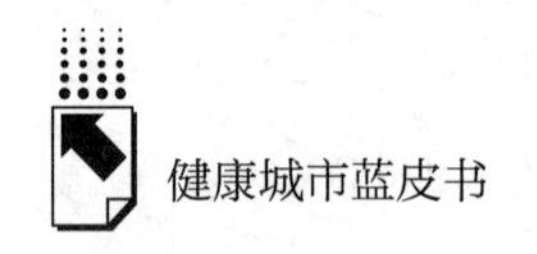



用停车证，考虑到部分患者需不同专业医护人员上门服务，该证不与特定车辆捆绑，但仅限患者住宅所在居民停车区使用。

二是划设居民停车区，保障居民停车需求。居民停车区覆盖中心城区大多数停车位，占路旁停车位的80%以上。例如，伦敦威斯敏斯特区共划定8个居民停车区，居民可持证停放车辆，各停车区车证一般不能通用。停车区内划设三类停车位：居民专用停车位仅限持有本停车区居民停车证者使用；共享停车位可供持有本停车区居民停车证者免费停放，无证者可付费停放；付费停车位供本停车区持证者在早9点半以前和下午5点半以后免费停放，其余时间付费停放。纽汉区则划定18个居民停车区，覆盖区内65%的道路，停车区内每个住宅地址可免费申请一张停车证用于停放长度不超过5. 0米、高度不超过2. 3米的车辆，申领第二张停车证需每年支付100英镑，申领第三张以上停车证需每年支付200英镑。在本区缴纳市政税的居民每年可免费申领10张一次性访客停车票，并可根据自身需要额外购买不同时长的访客停车票。

三是分类保障区内政府和企事业单位停车需求。伦敦公务人员如需驾车处理公务，可申领公务人员停车许可证，该证与车辆捆绑，可在辖区内所有居民停车区使用。在辖区内注册的企业可申领商用停车许可证，此证与企业保有车辆绑定，可用于所在辖区内所有居民停车区，以便企业开展商业活动，一般需缴纳较高的申领费用，以纽汉区为例，收费标准为每年600英镑。如企业所在地点公共交通不便，可为其员工申领商用通勤停车许可证，该证与员工车辆捆绑并仅限企业所在居民停车区使用，通常不收取费用。设立在居民停车区内的学校可通过公函向市政机构申领访客临时停车证，纽汉区规定每10张收费15英镑，持证车辆可在对应的居民停车区内停放不超过3个小时。此外，为了满足居民和企业需求，各区还划设部分装卸货专用车位，仅限车辆进行装卸货活动期间临时停靠，包括“蓝证”车辆在内的一切机动车均不得占用。

四是采取市场化手段，提高停车位的利用率和流转率。伦敦中心城区根据区域交通流量状况和停车需求对停车实行差异化收费。以威斯敏斯特区为例，停车收费价格从每小时1. 7英镑到4. 9英镑不等，部分地区对于2015

年前的柴油车停车收费高达每小时 7.95 英镑。计费收费全部实现自助操作，并正在大力配建电子缴费设施，进一步提高缴费便利性。除价格杠杆外，各区还普遍规定停车时长上限，以纽汉区为例，部分短停车位停车时间不得超过 30 分钟，大部分停车位停车时间不得超过 2 小时，最长不得超过 4 小时。停车一旦超时即面临违停处罚，从而进一步提高了停车位的利用率。

### （四）严格执法

伦敦高度重视并严格、公正执法。一是分级制定违停处罚标准。伦敦各区针对不同地点的违停处罚力度各不相同，从 60 英镑至 130 英镑不等。以兰贝斯区为例，该区将违停行为区分为严重违停（如在路旁停车位外占道停放）和一般违停（如在停车位超时停放），将违停地点区分为重点道路和一般道路，发生在重点道路的严重违停处以 130 英镑的罚款，发生在一般道路上的一般违停处以 60 英镑罚款。二是规范执法行为。伦敦各区均严格要求执法人员处罚违停车辆必须一视同仁，不得以任何理由进行选择性执法，并详细界定了近百种违停行为，明确其认定标准，对违停执法程序进行标准化，如规定处罚学校周边禁停区停车行为前需进行两分钟的观察认定等。三是加大执法力度，努力做到违停必罚。据统计，伦敦交通管理局及各区 2017 年共开具违停罚单近 354 万份，仅威斯敏斯特区开具的违停罚单就超过 27 万份，有力地遏制了侥幸违停的现象。对于严重影响交通安全的违停行为，迅速拖离，2017 年全市拖车 3 万余次。四是加大人技结合的违停取证。除由执法人员现场核查并开具处罚通知单的传统手段外，伦敦各区近年来加大了摄像取证处罚力度，执法人员可通过固定摄像头或者安装在车辆上的移动摄像头对违停行为进行取证处罚，提高了执法效率，降低了执法成本。

## 二　主要启示及建议

停车乱、停车难一直是制约中国大城市城市精细化管理的难题，借鉴伦敦相关管理经验，对整顿大城市停车秩序提出如下建议。

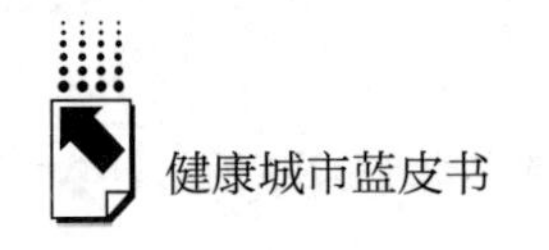



### （一）精准摸查需求，按照限量增长思路，合理配置中心城区停车位

中国部分大城市中心城区与伦敦中心城情况较为类似，居住人口规模大，商业、医疗、教育资源密集，停车需求远超过现有停车供给能力。在此情况下，一味地增加停车位供给只会吸引更多车辆进入中心城区，不但无助于缓解停车难、停车乱问题，反而会加剧交通拥堵，加大交通事故风险。因此，在中心城区增设停车位需慎重，应将停车管理重点放在盘活现有停车资源，满足当地居民刚性停车需求上。2015 年，北京市交通委在全市进行了停车资源普查，但对停车需求的普查仍然缺乏，亟待细致摸查，在全面掌握中心城区停车刚性需求的基础上，科学有序配置停车位。

### （二）大力推进停车分级分类管理

应按照政府民生保障与有偿使用、产业化发展、市场化运作协同的原则，深入推进停车分级分类管理。一是对本地居民、政府、企事业单位不同群体需求排定优先保障次序，适当借鉴伦敦划设居民停车区、发放专用停车许可证等做法，对不同群体停车需求实施差别化精准保障。二是综合运用价格和行政手段对商业区、医疗卫生机构、学校等繁忙区域的停车位实行精细化管理，特别是增设短时停车位，提高车位的流转速度。三是推进停车位信息化改造，大力推进停车电子收费和停车位状态信息联网，通过“互联网+停车”帮助机动车驾驶员迅速找到适当的停车位，进一步提高车位使用效率。

### （三）适当扩大各区停车管理自主权

大城市中心城区人口密度高，交通压力大，停车管理的重要目标是确保交通安全，减少交通拥堵和空气污染；远郊区经济社会发展压力较大，停车管理的重要目标是吸引人流物流，服务经济社会发展。因此，可在制定市级停车管理规划、明确停车管理总体指导思想的前提下，研究向区进一步下放停车管理权，在停车位配置、停车收费标准制定等方面给予更大的自主权。

### （四）进一步增强违停整治执法力度

一是要对各类违停行为进行更加清晰的界定，明确认定标准；二是要变运动式执法为常态化执法，加大路面巡查力度，更多运用固定和移动摄像等手段进行违停取证，提高执法效率；三是要在违停取证处罚程序方面加强标准化建设，加大违停执法人员培训力度，确保公平执法。

# B.23
# 后　记

2016 年 10 月 25 日，中共中央、国务院根据党的十八届五中全会战略部署制定、印发并实施《“健康中国 2030”规划纲要》。2017 年 10 月 18 日，习近平总书记在党的十九大报告中明确指出：“实施健康中国战略……要完善国民健康政策，为人民群众提供全方位全周期健康服务。”2018 年 3 月 28 日，为深入推进健康城市、健康乡村建设，全国爱卫会组织制定了《全国健康城市评价指标体系（2018 版）》。该指标体系紧扣中国健康城市建设的目标和任务，旨在引导各城市改进自然环境、社会环境和健康服务，全面普及健康生活方式，满足居民健康需求，实现城市建设与人的健康协调发展。该指标体系共包括 5 个一级指标、20 个二级指标、42 个三级指标，能比较客观地反映各地健康城市建设工作的总体进展情况。

“大卫生”引领健康中国；“大健康”保障人民生活。在《中国健康城市建设研究报告（2018）》付梓之际，看到党中央和国务院对健康问题高度重视，同时“健康中国”建设取得重大进展，我们深感责任重大，并且备受鼓舞。

本书由中国城市报·中国健康城市研究院、中国医药卫生事业发展基金会、首都社会经济发展研究所、北京健康城市建设促进会和北京健康城市建设研究中心共同组织编写完成，由中国城市报·中国健康城市研究院名誉院长王彦峰，人民日报·中国城市报社总编辑杜英姿，中国医药卫生事业发展基金会会长杨利明担任编委会主任，中国城市报·中国健康城市研究院院长、北京健康城市建设促进会理事长、北京健康城市建设研究中心主任王鸿春，首都社会经济发展研究所所长盛继洪担任主编。整个研创工作是由王彦峰、杜英姿、杨利明、王鸿春和盛继洪集体策划组织实施完成的。

感谢全国爱国卫生运动委员会办公室在本书策划和编辑过程中的政策指导，以及在沟通协调方面给予的大力支持。

感谢社会科学文献出版社社长谢寿光先生、社会政法分社社长王绯女士、分社总编辑曹义恒先生、分社副社长周琼女士的大力支持和耐心指导。

北京健康城市建设促进会宣传部副主任夏吴雪和北京健康城市建设促进会办公室主任范冬冬做了大量的组织协调工作。

本书编辑委员会谨代表全体成员，对为本报告做出贡献、给予支持、提供帮助的各位领导、专家和同仁表示由衷的感谢！

《中国健康城市建设研究报告（2018）》

编辑委员会

2018 年 10 月于北京

# Abstract

This book is composed of nine parts: the General Report, the Chapter of Healthy Environment, the Chapter of Healthy Society, the Chapter of Healthy Service, the Chapter of Healthy Culture, the Chapter of Healthy Industry, the Chapter of Healthy Population, Cases Study and International Reference.

The General Report focuses on the analysis of new opportunities and challenges facing the construction of healthy cities under the background of implementing the strategy of healthy China. This paper summarizes the basic experience of many years' research on healthy city construction, emphasizes the basic strategy of optimizing the research on healthy city construction, puts forward the following suggestions: grasping the "seven emphases" and grasping the "seven links"; speeding up the transformation of research results to better serve the healthy development of China; condensing wisdom to offer suggestions to the Chinese government, and help the construction of healthy city in full swing.

The Chapter of Healthy Environment introduces the implementation of *the Action Plan for the Prevention and Control of Air Pollution* , summarizes the successful experience of the prevention and control of air pollution, and deduces the water quality health standard which can basically represent the characteristics of the environmental exposure of the population in China by studying and analyzing the population exposure parameters.

The Chapter of Healthy Society focuses on the vivid practice of precise and healthy poverty alleviation, and puts forward three strategies and Implementation Paths to improve rural health level; analyzes and studies the food safety in China, and suggests that the hidden dangers of food safety should be minimized by increasing the intensity of punishment, focusing on solving outstanding problems, and encouraging public participation.

The Chapter of Healthy Service analyzes the internal causes of the imbalance of the development of the health service supply system, and puts forward the countermeasures and suggestions to promote the balanced development of the health service demand and supply. Focusing on the overall situation of healthy Beijing construction, innovative models have promoted the transformation from "treating disease" to "preventing disease" and from "disease-centered" to "health-centered".

The Chapter of Healthy Culture introduces the current situation of Chinese health culture, and puts forward five suggestions to promote the construction of healthy cultural ecology. Taking Hainan Province as an example, it discusses the basic concept, main characteristics and important role of health culture.

In the Chapter of Healthy Industry, the active healthy ecological construction and healthy industrial development are discussed, which provides a "China plan" for the creation of health value. The current situation and existing problems of China's energy-saving and environmental protection industry are analyzed, and policy recommendations for the development of China's energy-saving and environmental protection industry are put forward.

The Chapter of Healthy Population introduces the connotation and theoretical basis of "integrating health into all policies" and puts forward some policy suggestions to further strengthen the implementation of "integrating health into all policies" in healthy cities; studies and analyzes the interactive relationship between the Beijing National Fitness Program and the Winter Olympic Games and their mutual influence, and summarizes the interactive strategy of the Winter Olympic Games on Beijing community, enterprise and school.

Six typical scenic spots are selected in the Case Study: Sanya City of Hainan Province, Pujiang County of Chengdu City of Sichuan Province, Hangzhou City of Zhejiang Province, Boao Town of Qionghai City of Hainan Province, Karamay City of Xinjiang Autonomous Region and Yuping Mountain in Hongya Forest Farm of Sichuan Province. This chapter makes and in-depth analysis of the experience and existing problems of these cities in the construction of healthy cities and puts forward targeted policy recommendations.

The International Reference section first introduces the research on Japan's health industry and related policies; then studies the world's longevity population agglomeration area, analyzes the geographical environment characteristics of the world's longevity population agglomeration area, the characteristics of the longevity population and the secret of longevity; and finally discusses the experience of London's central city to control parking difficulties.

**Keywords**: Healthy China; Healthy City; Health Environment; Health Society; Health Service

# Contents



## Ⅰ General Report



**Abstract**: This report focuses on the analysis of the new challenges and opportunities facing the construction of healthy cities under the background of implementing the strategy of healthy China. The health goal will be the direction and starting point of the efforts of the competent departments and health workers at all levels. It is timely to strengthen the research on healthy city construction. This paper summarizes the basic experience of many years'research on healthy city construction, emphasizes the basic strategy of optimizing healthy city construction research, and holds the "seven points of attention"; in the new era, healthy city and healthy rural construction will step into the fast lane, focusing on the "seven links" . Among them, special attention should be paid to the construction of a number of new think tanks of healthy cities with professional advantages, adhere to the major practical problems in the field of healthy cities as the main direction of attack, accelerate the transformation of research results, and better serve the development of healthy China.

**Keywords**: Healthy City; Health China; Think Tank

# Ⅱ Healthy Environment

## B. 2 Study on Implementation Effect of *the Action Plan for the Prevention and Control of Air Pollution*

*Chai Fahe, Zou Tiansen and Xu Yaozhong* / 018

**Abstract**: In September 2013, the State Council promulgated and implemented *the Action Plan for the Prevention and Control of Air Pollution* in order to effectively deal with China's severe and complex air pollution situation. After five years' efforts, the goal of the plan was reached on schedule. The study shows that the air quality in the whole country has improved significantly, and the air quality in key areas has been improved. In terms of policies and measures, we should strengthen top-level design, promote comprehensive air pollution control as a whole; highlight key industries and implement emission reduction projects in key areas in an all-round way; improve laws and regulations, strengthen the legal construction of air pollution prevention and control; and strengthen supervision to promote the implementation of key work. In terms of scientific and technological support, scientific measures should be taken to promote the fine management of air pollution prevention and control; a joint air attack and association center should be set up to start atmospheric key projects; and a "2 + 26" urban tracking and research mechanism should be established to accumulate rich experience for future air pollution prevention and control work in China.

**Keywords**: *The Action Plan for the Prevention and Control of Air Pollution*; Air Quality; $PM_{2.5}$; Pollution Control

B. 3 Study on Water Environmental Health Standard Based on Exposure Parameters of Chinese Population

*Zhao Xiuge, Tao Yan, Wang Danlu and Li Zhenglei* / 031

**Abstract:** In order to fill the gap of water quality criteria for human health and supplement the water quality criteria system in China, water quality criteria for the protection of human health were deduced by using the exposure factors of our country and the relevant parameters quoted from deriving the water quality criteria in the United States, in which the water quality criteria of arsenic, PCBs and benzo (a) pyrene were derived from linear formula of carcinogen when the water quality criteria of mercury and nickel were derived by formula of non-carcinogen. The water quality criteria based on exposure factor of our country of mercury, nickel, arsenic, benzopyrene and PCBs are 0.028μg/L, 374μg/L, 0.011μg/L, 0.003μg/L and 0.000033μg/L, respectively. Owing to the difference of water quality, exposure factors of Chinese population and exposure conditions, the water quality criteria of China is different from that of USA, Japan, EU and WHO. The water quality criteria derived in this paper can basically represent the environmental exposure characteristics of Chinese population, and can be used as a reference for relevant departments and researches before authoritative data are available.

**Keywords:** Exposure Factor; Water Quality Criteria for the Protection of Human Health; Environment Health

## Ⅲ Healthy Society

B. 4 The Vivid Practice of Precision Health Poverty Alleviation
—*Building Healthy China, Helping to Tackle Poverty*

*Zhang Jicheng, Wang Meng and Shi Wei* / 046

**Abstract:** Poverty caused by illness and poverty due to illness are the biggest obstacle to China's poverty alleviation. The root causes of rural health problems are: insufficient high-quality health resources in rural areas, lagging behind the three-level health service network; some diseases occur frequently in specific rural areas; the low proportion and narrow scope of reimbursement for rural cooperative medical care. From the perspective of improvement strategies, first, we should strengthen the capacity building of township health centers and grasp the source of poverty alleviation by medical treatment; second, we should make full use of digital telemedicine services to improve the accuracy of poverty alleviation by medical treatment; third, we should give full play to the power of public welfare organizations to effectively promote poverty alleviation by telemedicine. The "Yudu Model" provides effective experience for effectively solving rural health problems in terms of promotion ideas, implementation process and future planning.

**Keywords**: Rural Areas; Health; Precision Poverty Alleviation



**Abstract**: In recent years, the CPC Central Committee has attached great importance to food safety, and General Secretary Xi Jinping has given important instructions on food safety work for many times. In order to understand the food safety situation, residents' evaluation and demands on food safety and find out the problems in food safety, the Beijing General Investigation Team of the National Bureau of Statistics carried out a survey on food safety public satisfaction in Beijing for three consecutive years. The survey result shows that the food safety situation in Beijing is generally stable, and the residents have a high evaluation of the "four most stringent". At the same time, food safety risks and hidden dangers still exist, and food safety assurance has a long way to go.

**Keywords**: Food Safety; Satisfaction; Full Chain Regulation; Food Fraud

# Ⅳ Healthy Service

## B. 6 Research on the Balance Between Demand and Supply of Health Services for China Residents

*Hao Xiaoning, Liu Zhi, Bo Tao and Liu Zhiye* / 073

**Abstract**: Based on the analysis of two aspects of the development and changes of the residents' health demand as well as the current service supply system, this paper aims to characterize the imbalance and inadaptability between the current supply and demand, and to find the cause of it. It is believed that now is just at the right time to shift from treating diseases more to preventing diseases and injuries first, and paying more attention to maintaining and improving public health. We should further create a policy environment that gives priority to health, optimize the allocation of health resources, promote the development and innovation of health science and technology, enrich and expand the content of health services, so as to improve the national health level and realize the strategic goal of healthy China.

**Keywords**: Health Demand; Health Service Supply; Balance Analysis; Healthy China

## B. 7 Practical Exploration of Preventive Treatment of Chinese Medicine and the Construction of Healthy Beijing

*Tu Zhitao, Wang Xin and Zhao Yuhai* / 096

**Abstract**: Focusing on the guiding principle of healthy Beijing construction and the unique advantages and unique role of traditional Chinese medicine in healthy city construction, the Beijing Administration of Traditional Chinese Medicine (Beijing Administration of Traditional Chinese Medicine)

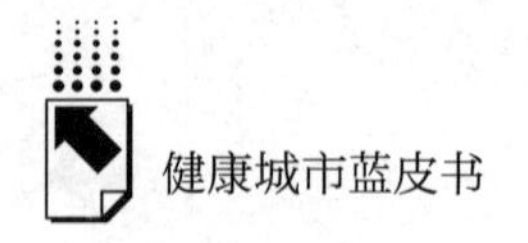


has carried out the project of promoting the disease-free health in 7 districts of Beijing. By making bold innovations in academic model, service model and management model, we have promoted the transformation from "treating disease" to "treating disease" and medical and health services from "disease-centered" to "health-centered", highlighting the core role of traditional Chinese medicine in the treatment of disease and creating a new era of healthy Beijing construction.

**Keywords:** Healthy Beijing; Preventive Treatment of Chinese Medicine; Chinese Medicine Service

# V Healthy Culture



**Abstract:** Health culture is getting more and more attention. Building healthy culture and ecology should become an important task in the new era. The ultimate goal of healthy culture is to integrate the concept of health and healthy action into people's lifestyle, and to exist in reality in an appropriate way, through the exchange and interaction between people and things, to achieve a scientific and benign operation mechanism and environment. There are widespread problems in China, such as the lack of health culture, general practitioners and the serious shortage of health media. There is still a big gap between China and developed countries. The 19th National Congress of the Communist Party of China put forward the policy of supporting the society to run a medical service and develop a healthy industry. Great health is no longer just a concept, but a policy encouraged by the government and ultimately implemented. After natural disasters and public health incidents, China's related mechanisms are gradually improving. In order to promote the construction of healthy cultural ecology, this paper also puts forward five targeted constructions: strengthening the support work of health industry, consolidating the promotion plan of medical and health system, attracting enterprises to enter the health market, training general practitioners with the help of the whole society, strengthening school health education, and cultivating community health culture.

**Keywords**: Health Culture; Cultural Ecology; Health Concept

## B. 9 Research on the Implementation Path of Health Culture

*—Based on the Practice and Exploration in Hainan Province*

*Liu Xuejun* / 116

**Abstract**: Healthy culture refers to all aspects which are beneficial to maintaining and promoting people's physical, psychological, moral, social adaptation and so on. Its main characteristics lie in the inheritance and epochality of rich content, diversity and pertinence of manifestations, richness and innovation of communication carriers, universality and scientificity of practical results. Its function is that health culture is an important cornerstone of the construction of healthy China, an important content of the construction of healthy cities, and an important inheritance of the cultivation of healthy people. Hainan Province actively explores the integration of health culture into the cause of culture and sports, and takes various measures to develop health culture and promote health literacy. Haikou, Qionghai, Lingshui and other places have accelerated the exploration of health culture construction, and accumulated experience: first, we should plan as a whole and vigorously strengthen the organization and leadership of health culture construction; second, we should strengthen management and control, and give full play to the important role of health culture dissemination; third, we should classify and guide, and strive to meet the various needs of health culture services. Fourthly, we should encourage and guide, and pay attention to creating excellent works of health culture products; fifthly, we should build and share together, and strive to improve the actual effect of health culture utilization.

**Keywords**: Health Culture; Health China; Health Hainan

# Ⅵ Healthy Industry

## B. 10 The Construction of Active Healthy Ecosystem and the Development of Healthy City

*Li Weidong*, *Li Jia* / 132

**Abstract**: With the continuous improvement of economic development level, the level of human health development is synchronously upgrading, and the connotation of health is constantly enriched. At the same time, chronic diseases caused by environment, lifestyle and behavior gradually replace acute diseases as the key factors affecting personal health. It will be an inevitable trend to replace the traditional model of disease prevention and treatment with active health centered on creating health value. Active health involves four scenarios: health care, exercise, nutrition and environment that affect human health. Advanced scientific and technological achievements should be used to promote supply and demand coordination, to achieve full life cycle, full health process, full service radius coverage, and to provide a "China program" for health value creation.

**Keywords**: Active Health; Supply and Demand Synergy; Health Value Creation; Healthy City

## B. 11 Thoughts on the Development of Energy Conservation and Environmental Protection Industry in China

*Feng Huijuan*, *Pei Yingying and Xue jie* / 143

**Abstract**: As one of the seven strategic emerging industries in China, energy-saving and environmental protection industry has become an important new momentum to promote economic development. The current situation and problems of China's energy-saving and environmental protection industry development are as follows: obvious expansion of industry scale and weak market competitiveness; acceleration of market-oriented process and imperfection of market order; basic formation of diversified investment and financing pattern, capital shortage is still an important bottleneck; dramatic improvement of technology level, inadequate original innovation ability and motivation. From the perspective of development trend, China's energy-saving and environmental protection industry will continue to show a high growth trend. Industrial structure will be upgraded to both equipment manufacturing and service industries. Industry integration, mergers and acquisitions and cross-border integration will lead to changes in industrial structure, and the pace of "going out" will accelerate. It is suggested to strengthen market supervision and create a fair competitive market environment; optimize the guiding role of government funds, improve market-oriented mechanisms such as PPP and green finance; strengthen technological innovation drive, speed up energy-saving and environmental protection technology assessment and results transformation; expand and strengthen enterprises and industrial agglomeration areas, and promote industrial scale and intensive development. We should speed up the introduction of supporting measures for the industry's "going global" strategy and expand the international market.

**Keywords**: Energy Conservation and Environmental Protection Industry; Technology Drive; Market Supervision

# Ⅶ Healthy Population



**Abstract**: "Integrating health into all policies" is the theme of the eighth global health promotion conference of WHO. In 2013, the theory and practice of

"Integrating Health into All Policies" was introduced into China, which is highly consistent with the practice experience of the Patriotic Health Campaign in China for many years. It has been continuously developed and applied in the construction of healthy cities and health cities everywhere, and has gradually become an important guiding principle for the construction of healthy cities. In the process of building a healthy city, the implementation of "integrating health into all policies" is not smooth, but there are still some difficulties and problems. Next, we should unswervingly implement the policy of "integrating health into all policies" in the process of building healthy cities; strengthen the ability of leaders of healthy cities to implement "integrating health into all policies"; strengthen cross-sectoral cooperation to solve the social determinants of health; and strengthen the implementation of "integrating health into all policies" in healthy cities. Monitoring and assessment of the effectiveness of health integration into all policies.

**Keywords**: Health in All Policies; Action Across Sectors; Healthy China

## B. 13 Study on the Mutual Aid Mechanism of National Fitness and Winter Olympics in Beijing

*Shi Jiangping, Huang Yaling, Ding Bing, Zhang Yun and Lang Yue* / 169

**Abstract**: National fitness activities are an important way and means to achieve national health, is the basic guarantee for all the people to enhance their physique and happy life. Implementing national fitness program is an important development strategy of the country. Beijing has entered the Olympic cycle, the 2022 Winter Olympics for Beijing to further develop the people's fitness opportunities for the development of ice and snow sports to create favorable conditions. From the perspective of the mutual aid mechanism between the Beijing National Fitness Program and the Winter Olympic Games, this paper draws the following conclusions: from the impact of the Winter Olympics, to carry out comprehensive fitness sports is conducive to improving the scientific and technological level of ice and snow projects, expanding the number of Olympic talents, creating a good atmosphere for the Winter Olympics; bidding and organizing the Winter Olympics is conducive to expanding the mass base of winter sports in Beijing, and strengthening the infrastructure construction of ice and snow sports in Beijing, and enrich the contents of the national fitness program. We suggest that all kinds of targeted measures should be taken from the community, enterprises and schools to improve the mutual assistance mechanism between the national fitness campaign and the Winter Olympic Games.

**Keywords**: National Fitness; National Health; 2022 Winter Olympic Games; Mutual Aid Mechanism

## Ⅷ Case Study



**Abstract**: Hygiene city is the upgrade version of health city. The construction of healthy city should be separated from the construction of health city in theory and practice. In Sanya City of Hainan Province, "Chuangwen Gongwei" enters a critical period, explore the path of healthy urban construction is to promote the economic and social development of Sanya City to a new height of the inevitable choice. Starting from the theoretical connotation, this paper discusses the difference and connection between health city and healthy city; combine Sanya's practice experience and work achievement, combine central and local policies, Sanya's own development advantages, analyze its development opportunities; based on the six plates of healthy city construction, this paper summarizes the practice and exploration, analyzes the situation of Sanya's healthy city construction, finds out the starting point and puts forward the task objectives of Sanya's healthy city construction, so as to lay a solid foundation for Sanya's healthy city construction. The study finds that Sanya takes the consolidation of the national health city as its grasp, consolidates the foundation of a healthy city in an all-round way, takes the establishment of healthy cells as its focus, and actively popularizes healthy life; take the six major ecological protection as the main attack, and strive to create a healthy ecological environment; based on the development of public health, improve health management; aiming at improving the health literacy of the whole people, strive to promote the spread of health culture; with the mode of "three combinations and three cooperation", we explore a new way to build healthy villages. Next, Sanya should start from creating a healthy environment, building a healthy society, optimizing health services, cultivating healthy people, and promoting healthy culture to effectively promote the transformation from building a Hygiene city to a healthy city.

**Keywords**: Hygiene City; Healthy City; Sanya Hainan

## B. 15 Taking "Three Overall Health" as the Core, Promoting the Construction of "Healthy Pujiang" in the Whole Region

—*The Practice of Healthy City Construction in Pujiang*

*Huang Guowu*, *Zhang Jinmei* / 201

**Abstract**: In order to implement the new concept of comprehensive and healthy development, Pujiang County integrates the construction of healthy cities with the economic and social development of the whole county from four aspects: strengthening the integration of scientific planning, strengthening the protection of green ecosystem, creating a healthy and livable ecological environment, and implementing the "green + agriculture" action. From the overall route planning to the construction of system and mechanism to the landing of health-building projects, we always adhere to the development path of overall planning and coordination, and ultimately achieve the healthy integration of the whole region. Always adhering to the people-oriented concept of development, to enhance citizens'sense of health and happiness as a starting point and a foothold. Formed a

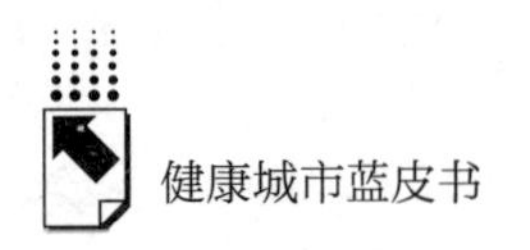


B. 17 Displaying the Characteristics of Rural Towns and Accelerating the Construction of Healthy Villages and Towns

—*Experience in the Construction of Healthy Villages and Towns in Boao Town, Qionghai, Hainan*

*Zhuang Huilie*, *Wu Jin* / 229

**Abstract**: The construction of healthy cities and healthy villages and towns is an important part of promoting the construction of healthy China and building a well-off society in an all-round way. The Party and the state attach great importance to the construction of healthy cities and towns. Boao Town, as one of the first batch of pilot towns in the construction of healthy villages and towns in Qionghai City, Hainan Province, has attracted much attention. Boao Town, in accordance with General Secretary Xi Jinping's important instructions on the construction of Boao Pastoral Town, combined with local conditions, formulated the "Boao Town Health Town Construction Plan (2017 – 2020)". By strengthening the construction of healthy villages and towns, Boao Town has improved the rural infrastructure conditions, strengthened the transformation of water and toilets in the countryside, carried out in-depth environmental sanitation and tidiness actions, strengthened the rural medical and health services, and improved the civilized and hygienic quality of the masses. By strengthening the construction of healthy villages and towns, Boao Town has improved the rural infrastructure conditions, strengthened the transformation of water and toilets in the countryside, carried out in-depth environmental sanitation and tidiness actions, strengthened the rural medical and health services, and improved the civilized and hygienic quality of the masses.

**Keywords**: Healthy Villages and Towns; Boao Town; Health Promotion

**Abstract**: The project of monitoring the physical and mental health of students has been carried out in both primary and secondary schools actively in Karamay, which has greatly promoted the construction of the healthy campus and raised the health awareness of the teachers, students, parents and even the public. In the article, the physical and mental monitoring indicators framework, evaluation standard and implementation process along with some typical cases and some improvement measures are presented based on the discovery issues in individual schools. In the end, some suggestions are given in combination with the typical problems that are reflected by monitoring and evaluation: Actively propagandize and establish the concept of physical and mental health of primary and secondary school students, attach great importance to the physical and mental health of primary and secondary school students, strengthen the training of professional personnel of physical and mental health of primary and secondary school students, promote the professional construction of physical and mental monitoring and evaluation of primary and secondary school students, and increase the support of physical and mental health of primary and secondary school students.

**Keywords**: Health Monitoring; Health Campus; Health Education



**Abstract**: "Healthy China" has become a national strategy, and forest recuperation plays an important role in building a healthy China. Through typical investigation, this paper takes Sichuan Zhanxiang Sports Culture Communication Co. , Ltd. as an example to discuss five aspects of forest health service system, including policy, capital, technology, talent, product and market, in order to provide a basis for sustainable development of forest health industry in China. At the policy level, to develop forest health, we should not only make full use of existing relevant policies, but also promote the introduction of some new policies conducive to the development of forest health. On the financial level, we should not only use the existing forestry policy funds and government funds, but also widely absorb social funds. At the technical level, a hierarchical service system should be established to meet the requirements of unified technical standards for the development of forest health industry. At the level of talents, solving the problem of talents is an urgent task for the development of forest health. To solve the problem of talents, we must first solve the problem of cognition. At the product and market level, we should do a good job in market analysis on the basis of the introduction of appropriate forest health service products, and do a good job in promoting marketing.

**Keywords**: Healthy China; Forest Health Care; Health Service

# Ⅸ International Reference

## B. 20 Research on Japan Health Industry



**Abstract**: In China, "Health Industry" may contain industries concerned medical and care. But In Japan the medical system and the care system are both a part of social guarantee systems, and are different from the general market economy. Although Japanese average life span is the top-level degree of the world, it is not in proportion to the health life span, therefore Japanese government has some plans to cut down medical costs and care costs, to enlarge the health life span, and to reduce health gaps. We divide "Health Industry" into "Health" and "Industry". "Health" is a condition or situation of being not sick. "Industry" means businesses to produce and sell goods or services that people desire for their life. We decided to select 3 fields from "Industry" as follows. (1) Equipment for health is products to use personally such as a tonometer, a pedometer, a massage-chair, an aerobike and so on. (2) Facility for health contains a gymnasium, a stadium, a pool, a spa, a skiing ground, a base-ball ground, a soccer ground, a tennis-court etc. (3) Food for health is divided two parts, one is food to be regulated by law, another is general food.

**Keywords**: Health Industry; Health Life Span; Equipment for Health; Facility for Health; Food for Health



**Abstract**: The 21 Century is an age of aging. China's aging is also an irreversible trend. How to maintain a healthy and long life has not only become a concern of many elderly people, but also aroused the attention of academia, government and the public. The world's five longevity towns are known as the "Blue Zone", including Sardinia in Italy, Icaria in Greece, Koya Peninsula in Costa Rica, Loma Linda in California in the United States, and Okinawa in Japan. This paper introduces the geographical and environmental characteristics of "Blue Area" and the characteristics of the longevity population. By analyzing the factors affecting longevity, the author tries to reveal the secret of longevity, so that more and more elderly people can prolong their life. Research shows that the main factors affecting life span include genetic factors, gender factors, natural environment, and disease; The secret of longevity lies in a reasonable and balanced diet, scientific exercise, adequate sleep, a calm mind, quitting smoking and restricting alcohol, going back and forth, emotional needs and so on.

**Keywords**: "Blue Zone"; Longevity Tips; Aging

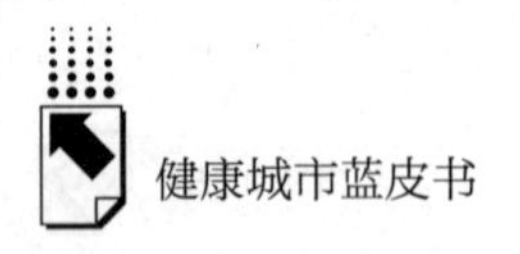




**Abstract**: Parking difficulties and parking chaos are common problems in the development of mega cities. London regards parking management as an important part of people's livelihood and adopts graded, classified and meticulous management measures to guarantee parking demand of special groups free of charge; Setting up residential parking areas, issuing Limited parking vouchers, ensuring residential parking demand, adopting market-oriented measures to improve the utilization rate and turnover rate of parking spaces not only effectively solve the problem of parking, but also effectively control the traffic flow, reduce traffic congestion, improve road safety, and protect the city landscape. Its experience is worth learning. For large cities such as Beijing, to solve the problems of parking difficulty and parking disorder, it is necessary to find out the demand accurately, rationally allocate parking spaces in central urban areas according to the idea of limited growth, vigorously promote graded and classified parking management, properly expand the autonomy of parking management in various districts, and further strengthen the law enforcement of parking violations.

**Keywords**: Britain; Parking Management; Classified Classification Guarantee; Meticulous Management

## 皮书起源

“皮书”起源于十七、十八世纪的英国，主要指官方或社会组织正式发表的重要文件或报告，多以“白皮书”命名。在中国，“皮书”这一概念被社会广泛接受，并被成功运作、发展成为一种全新的出版形态，则源于中国社会科学院社会科学文献出版社。

## 皮书定义

皮书是对中国与世界发展状况和热点问题进行年度监测，以专业的角度、专家的视野和实证研究方法，针对某一领域或区域现状与发展态势展开分析和预测，具备原创性、实证性、专业性、连续性、前沿性、时效性等特点的公开出版物，由一系列权威研究报告组成。

## 皮书作者

皮书系列的作者以中国社会科学院、著名高校、地方社会科学院的研究人员为主，多为国内一流研究机构的权威专家学者，他们的看法和观点代表了学界对中国与世界的现实和未来最高水平的解读与分析。

## 皮书荣誉

皮书系列已成为社会科学文献出版社的著名图书品牌和中国社会科学院的知名学术品牌。2016 年，皮书系列正式列入“十三五”国家重点出版规划项目；2013~2018 年，重点皮书列入中国社会科学院承担的国家哲学社会科学创新工程项目；2018 年，59 种院外皮书使用“中国社会科学院创新工程学术出版项目”标识。

## 中国社会发展数据库（下设 12 个子库）

全面整合国内外中国社会发展研究成果，汇聚独家统计数据、深度分析报告，涉及社会、人口、政治、教育、法律等 12 个领域，为了解中国社会发展动态、跟踪社会核心热点、分析社会发展趋势提供一站式资源搜索和数据分析与挖掘服务。

## 中国经济发展数据库（下设 12 个子库）

基于"皮书系列"中涉及中国经济发展的研究资料构建，内容涵盖宏观经济、农业经济、工业经济、产业经济等 12 个重点经济领域，为实时掌控经济运行态势、把握经济发展规律、洞察经济形势、进行经济决策提供参考和依据。

## 中国行业发展数据库（下设 17 个子库）

以中国国民经济行业分类为依据，覆盖金融业、旅游、医疗卫生、交通运输、能源矿产等 100 多个行业，跟踪分析国民经济相关行业市场运行状况和政策导向，汇集行业发展前沿资讯，为投资、从业及各种经济决策提供理论基础和实践指导。

## 中国区域发展数据库（下设 6 个子库）

对中国特定区域内的经济、社会、文化等领域现状与发展情况进行深度分析和预测，研究层级至县及县以下行政区，涉及地区、区域经济体、城市、农村等不同维度。为地方经济社会宏观态势研究、发展经验研究、案例分析提供数据服务。

## 中国文化传媒数据库（下设 18 个子库）

汇聚文化传媒领域专家观点、热点资讯，梳理国内外中国文化发展相关学术研究成果、一手统计数据，涵盖文化产业、新闻传播、电影娱乐、文学艺术、群众文化等 18 个重点研究领域。为文化传媒研究提供相关数据、研究报告和综合分析服务。

## 世界经济与国际关系数据库（下设 6 个子库）

立足"皮书系列"世界经济、国际关系相关学术资源，整合世界经济、国际政治、世界文化与科技、全球性问题、国际组织与国际法、区域研究 6 大领域研究成果，为世界经济与国际关系研究提供全方位数据分析，为决策和形势研判提供参考。

# 法律声明